右は，目次構成を大まかにカテゴリー分けしたツメです．読みたい箇所にすばやくたどり着けます．

下は，転倒・転落の原因に着目したマークです．とくに主要な原因は赤のマークで示しています．各原因別に，ケース，背景，アセスメント，対応法を検索することができます．また，順に項目を読むすすめるときにも，それぞれどのような原因が（ときには複合的に）関連しているかを確認・整理することができます．（ADL低下，低血圧，視覚障害，認知障害・意識障害，体調不良・疲労，意思疎通の不自由，くすりの影響，トイレ行動，不適切な環境，転倒経験，“自分はできる”という思い込み，動きたい欲求，をおもな原因としました．）

転倒

急性期のケース

慢性期・回復期のケース

ターミナル期のケース

認知症高齢者のケース

在宅要介護高齢者のケース

転倒・転落発生時の救急対応

ヒヤリハット・インシデント報告の書き方のポイント

法的責任と裁判事例からみる 転倒・転落予防と対応Ｑ＆Ａ

おさらいキホン技術

アドバンス技術/方法論・理論

アセスメントツールの上手な活用のしかた

ADL　低血圧　視覚　認知・意識　体調・疲労　意思疎通　くすり　トイレ　環境　転倒経験　思い込み　欲求

ベッドサイドですぐにできる！

転倒・転落予防のベストプラクティス

編集 鈴木 みずえ 浜松医科大学医学部看護学科

南江堂

編　集

鈴木みずえ　浜松医科大学医学部看護学科・教授

執　筆（項目順）

鈴木みずえ　浜松医科大学医学部看護学科・教授
金森　雅夫　立命館大学スポーツ健康科学部・教授
末永　裕代　武蔵野赤十字病院・看護師長
加藤真由美　金沢大学医薬保健研究域保健学系・教授
塚田　勝代　介護老人保健施設緑樹苑・副施設長
銭谷　洋子　金沢脳神経外科病院・看護部長
吉村　洋子　やわたメディカルセンター・看護師長
中野　厚子　元桑名病院・看護師長
水澤　貞子　桑名病院・看護部長
小原　　淳　川越市 双葉薬局・薬剤師
杉山　良子　パラマウントベッド株式会社技術本部・主席研究員
津田　好美　訪問看護ステーションぬくもり・管理者
渡辺　由佳　総合リハビリテーションセンターみどり病院・看護師長
田道　智治　西武文理大学看護学部看護学科・専任講師
倉田　貞美　浜松医科大学医学部健康社会医学・研究員
柴本　千晶　聖隷デイサービスセンター三方原・所長/理学療法士
井ノ口佳子　訪問看護ステーション住吉・所長/看護師
松井　順子　聖隷福祉事業団在宅福祉サービス事業部・在宅浜松ブロック長/主任介護支援専門員
神野都志乃　元国立病院機構静岡医療センター・看護師長
望月浩一郎　虎ノ門協同法律事務所・弁護士
山下　智子　心臓血管センター金沢循環器病院・看護職
中間　浩一　霞ヶ関病院地域リハビリテーション推進部・作業療法士
小松　泰喜　日本大学スポーツ科学部競技スポーツ学科・教授
小林小百合　駒沢女子大学・教授
茂木　淳子　爪切り屋メディカルフットケア大阪・代表
阿部　邦彦　医療法人社団和恵会湖東病院・通所リハビリテーション所長/作業療法士
梅川　由紀　松山市民病院・看護課長
斎藤　　真　三重県立看護大学看護学部看護学科・教授
征矢野あや子　佐久大学看護学部・教授

推薦のことば

いまやわが国の65歳以上の高齢者は，3,000万人を突破し，総人口の24.1%を占め，「超高齢社会」(高齢者比率が総人口の21%以上)となった．

75歳以上の高齢者も1,500万人を超える状況であり，高齢者1人を何人の現役世代でどのように支えるかが，重要かつ深刻な社会的課題となっている．高齢者の課題は，現在の高齢者ばかりではなく，青壮年，そして子どもまでを視野に入れた中・長期的な理念と対応が求められている．

高齢になっても，健康で自分らしく生きたい．誰もがそう願っており，高齢者とともに生きる家族，地域社会も，そう願っている．しかし，現実には，さまざまな疾患・障害を抱えたり，寝たきり・要介護状態にいたる高齢者も数多い．とりわけ，転倒・転落による骨折などの結果，寝たきり・要介護状態を生じたり，現存の心身の病状を増悪させることも少なくない．

病院や介護施設などに入院・入所している高齢者の看護・ケアを中心的に担う看護師の皆さんは，施設内の転倒・転落事故を予防・低減するために，日々努力を重ね，それに必要な知識・技術・経験を共有しあい，さらに合理的な対策を講じようと前進している．

本書は，長年，看護・介護の臨床現場に密着し，理知的でかつ人間味豊かな学術的・実践的な転倒予防の研究・教育活動を推進してきた鈴木みずえ教授が，いま伝えられる最良の看護実践の内容をまとめた『看護師のための最新 転倒予防事典』ともいうべき図書である．

わかりやすいイラスト，文献の明示，「なぜ？，アセスメント，対策とコツ」の構成を通した実践主義など，鈴木教授の緻密かつ温かな研究姿勢の面目躍如である．

転倒予防にかかわる看護師はもちろん，研究者，臨床医，実践家に大いに推薦する次第である．

2013年7月

(学)日本体育大学 日体大総合研究所所長/
東京大学名誉教授/
転倒予防医学研究会世話人代表
武藤 芳照

現場の安全を担う皆様へ

転倒は誰にでもおこりうるささいな日常的なできごとです．本来，二足歩行をしている私たち人間にとっては，避けることができないことなのです．高齢者の転倒は，それまでさまざまにバランスをとって生活していた心身機能のバランスが崩れた徴候であり，同時に歩行機能の低下や失禁などもおこしやすくなります．その結果，骨折や寝たきりをひきおこしやすく，高齢者の日常生活をさまざまに脅かすようになります．

近年，わが国は超高齢社会において高齢者の入院患者が増大し，要介護の高齢者が入院することから，歩行障害や認知症の症状，せん妄などの症状によって，高齢患者はさらに転倒をおこしやすくなっています．とくに病院や施設で高齢者が転倒をおこして骨折すると，その後の生命予後にも影響することから，けがをしなくても，“転倒”は重要なヒヤリハット事例として扱われるようになりました．医療安全管理からは，転倒は医療の質の重要なアウトカムであり，医療安全の側面からさまざまな取り組みがなされています．看護の質という側面からも，看護実践の質を示す指標ともいわれています．いままでは医療者側の一方的な視点で行動制限などが当然のように行われてきました．しかし，転倒を予防するためには個別の状況をふまえ，高齢者の視点に立ったその人独自のケアでないと根本的な予防にはなりません．まさに看護が重要な役割を担う場面です．それゆえに，転倒予防のための看護実践は，高齢者看護の実践の質を反映しているといえるでしょう．

本書は，それぞれの場所や立場で転倒予防に取り組んでこられた専門家の皆様に貴重なご経験を通して培われてきた看護実践―とくに本来ならばあまり言語化されてこなかった部分を執筆していただきました．各担当者のご努力の結果，転倒予防の看護の実践のポイントと工夫を体系化することができました．もちろん，防止できない転倒・転落もあります．しかしながら，転倒・転落を予測し，早期にリスクをアセスメントし，高齢者の視点からの看護を転換することで，予防できる転倒・転落を減少させる必要があります．本書は高齢者の生きる価値観や人生などの尊厳の側面も維持し，身体機能を保つために，さらに発想を転換して，転倒予防を看護実践するさまざま工夫と看護実践が盛り込まれています．転倒予防に関する書籍はたくさんありますが，看護実践につながるケアの工夫を盛り込んでいるのが本書の大きな特徴です．

本書が看護師の皆様にとって，日常の実践のうえで参考になれば何よりもない喜びであります．本書執筆に関してご協力いただきました方々に深く感謝申し上げます．編集担当をしていただいた南江堂 梶村野歩雄氏には多大なご協力をいただきましたことを感謝申し上げます．

2013年7月

鈴木みずえ

目 次

推薦のことば…………iii　現場の安全を担う皆様へ…………iv

第1章
おさえておきたい
転倒・転落予防のキホンの知識 …… 1

1 はじめに
なぜ転倒・転落が問題か？　鈴木みずえ 2

2 まず全体像を把握する
転倒・転落原因マップ　金森雅夫 6

3 よくあるケースを確認する
転倒・転落のおもな原因とアセスメント・対策　金森雅夫 12

原因1 術後などの筋力低下・まひによって"身体が動きにくい"
ADL（日常生活動作）の低下　谷杉裕代，加藤真由美，塚田勝代 13

原因2 自己の認識と実際の身体機能とのずれ
自分でできるという思い込み　加藤真由美，谷杉裕代，銭谷洋子，吉村洋子，中野厚子 15

原因3 単独行動が転倒をまねく
排　泄　鈴木みずえ，中野厚子，水澤貞子 18

原因4 転倒の記憶が恐怖になり，自信喪失をまねく
転倒経験　谷杉裕代 21

原因5 長期間の臥床がふらつきをまねく
起立性低血圧　谷杉裕代 22

原因6 服薬後のふらつきに注意が必要な
くすり（睡眠薬など）　谷杉裕代，小原　淳，加藤真由美 23

原因7 伝え方がわからない/声をかけづらくて遠慮してしまう
看護師に意思を伝えにくい　中野厚子，加藤真由美 25

原因8 ベッド上にとどまっているのがつらい，動いて気をまぎらわしたい
体調不良　銭谷洋子 27

第2章
ケースで理解しよう
場面別 転倒・転落予防のアセスメントと対策 …… 29

1 ケースでみる①
病院における転倒・転落予防　杉山良子 30

1 急性期における転倒・転落予防　杉山良子 35

ケース1 生命への危険が大きい
手術後のせん妄　谷杉裕代 36

ケース2 起立性低血圧のふらつきが危ない
手術後の鎮痛薬　谷杉裕代 40

2 慢性期・回復期における転倒・転落予防　加藤真由美 42

ケース1 運動の欲求が転倒につながる
リハビリテーション中の脳卒中患者　津田好美 43

ケース2 「すくみ足」や「小股歩行」
パーキンソン症状による歩行障害　吉村洋子 45

ケース 1人で歩き出す
3 症状の日内変動が激しいパーキンソン症候群患者 渡辺由佳 47

ケース 半側空間無視，注意障害，失語など
4 高次脳機能障害 塚田勝代，銭谷洋子，谷杉裕代 50

3 ターミナル期における転倒・転落予防 谷杉裕代 55

ケース 痛み・しびれ・意識障害によりリスクが高まる
1 疼痛と麻薬 谷杉裕代 56

2 ケースでみる② 認知症患者への転倒・転落予防

鈴木みずえ 59

ケース 寝る環境が自宅とちがう
1 ベッドから起きようとして転倒 田道智治 60

ケース 思ったほど動けない
2 車椅子から立ち上がろうとして，立ち上がれず転倒 鈴木みずえ 62

ケース 座位姿勢が不安定でモゾモゾする
3 車椅子からずり落ちそうになった 田道智治 64

ケース 身体機能・記憶・注意力の低下
4 車椅子のブレーキをかけ忘れて転倒 田道智治 66

ケース ほかの何かに気持ちを奪われて
5 歩行補助具の使用を忘れて転倒 田道智治 68

ケース 注意を向けさせないのはかえって危険
6 点滴があることを忘れて歩こうとして転倒 田道智治 70

ケース 過剰な感情反応のあらわれ
7 興奮状態で転倒 田道智治 72

ケース 障害物にぶつかる，疲労する
8 徘徊中に転倒しそうになった 田道智治 74

ケース 1人ですませたいけどむずかしい
9 トイレに行こうとして転倒 田道智治 77

ケース 1人ですませたいけどむずかしい
10 身のまわりを片付けようとして転落 田道智治 80

認知症高齢者のための
転倒・転落予防の実践のポイント 鈴木みずえ 82

3 ケースでみる③ 在宅要介護高齢者への転倒・転落予防

倉田貞美 87

ケース 意外と疲れている，段差が見えない
1 慣れているはずの自宅の玄関で転倒 倉田貞美 88

ケース 浴室は危険がいっぱい
2 つい長湯して風呂場で転倒 倉田貞美 91

ケース 身体機能の低下が大きく影響
3 慣れ親しんだ自宅トイレで転倒 柴本千晶 94

ケース “ベッドの近く”でも危険
4 ポータブルトイレへの移乗時に転倒 柴本千晶 97

ケース “いつもとちがう”が危険
5 日常とちがう，慣れない状況に混乱して転倒 井ノ口佳子 99

ケース 動きたい・誰かと話したい気持ちがつのる
6 日中は1人．介助がなく転倒 倉田貞美 102

ケース 無理な行動がリスクになる
7 家庭での役割を果たそうとして転倒 松井順子 105

ケース 要介護者だけが問題ではない
8 介護者の不適切な介護で転倒 松井順子 108

在宅要介護高齢者のための
転倒・転落予防の実践のポイント 倉田貞美 111

第3章 もしも転倒・転落事故をおこしたら

もしも転倒・転落事故をおこしたら …… 113

1 発見したとき何をすればよい？
転倒・転落発生時の救急対応 神野都志乃 114

2 転倒・転落の再発予防につなげるために
ヒヤリハット・インシデント報告の書き方のポイント 鈴木みずえ 117

3 法的責任と裁判事例からみる
転倒・転落予防と対応Q＆A 望月浩一郎 124

Q1 防げる事故と防げない事故はどう区別できる？ 126
Q2 施設の“つまずきやすさ”は，どこまで医療者側の責任か？ 127
Q3 施設の“すべりやすさ”は，どこまで医療者側の責任か？ 128
Q4 自動ドアなどを原因とする転倒事故は，どこまで医療者側の責任か？ 129
Q5 介助の方法によって，転倒事故がおきたときの責任はかわる？ 130
Q6 介助者なしの移動中におきた転倒事故は，医療者側の責任となる？ 132
Q7 夜間など見守りが困難な状況下での転倒事故も，医療者側の責任となる？ 133
Q8 転倒によるけがを大きなものとしないための措置とは？ 134
Q9 紛争を予防（あるいは対応）するために看護記録に記載しておくべきことは何？ 136

第4章 転倒・転落予防のためのおさらいキホン技術

転倒・転落予防のためのおさらいキホン技術 …… 139

1 動く経路・ベッド・車椅子などの
環境整備 加藤真由美，谷杉裕代，銭谷洋子 140

2 転倒予防のための
センサーの活用 山下智子 143

3 転倒・転落予防のための
歩行・移動能力のアセスメントと補助具の選択 中間浩一 147

4 やむをえないときは行ってもよい？
身体拘束（考え方と実施できる要件） 杉山良子 154

5 転倒を予防する
排泄介助のキホン 小松泰喜 158

6 転倒を予防する
入浴介助のキホン 小松泰喜 160

7 転倒の危険を患者に気づかせる
注意喚起の技術 塚田勝代 162

8 転倒を予防する
高齢者への生活リズムの援助 小林小百合 164

第5章
転倒・転落予防のための
アドバンス技術/方法論・理論 ……… 167

1 認知症 BPSDに対するケアの基本
パーソン・センタード・ケア 鈴木みずえ 168

2 転倒を予知する感性をみがく
実践的 KYT（危険予知トレーニング） 杉山良子 171

3 ベッドサイドですぐにできる
運動プログラム 金森雅夫 173

4 認知症高齢者の非言語的コミュニケーションツールとしての
タクティール® ケア 鈴木みずえ 176

5 転倒予防のための
メディカルフットケア 茂木淳子 179

6 アセスメントして，環境を整え，誘導する
集団活動のなかで行う転倒予防 阿部邦彦 183

7 チームでとりくむ
リスクの情報共有とその生かし方 梅川由紀 187

8 現場で活用したい
インシデントレポートの分析法 斎藤 真 192

9 転倒・骨折の退院後，地域で連携する
転倒予防のための地域サポートシステム 金森雅夫 200

付 録
アセスメントツールの上手な活用のしかた …… 征矢野あや子 205

時間がないなかで
数多い・複雑なアセスメントツールをいかに活用するか 206

1 転倒リスク全般①
泉らの改訂版アセスメントツール 209

2 転倒リスク全般②
転倒予測アセスメントツール（改訂版） 210

3 転倒リスク全般③
アセスメントシート（武蔵野赤十字病院看護安全委員会） 211

4 移動・歩行能力①
10m（5m）全力歩行時間 212

5 移動・歩行能力②
Timed Up & Go Test（TUG） 213

6 バランス能力
ファンクショナルリーチ（FRT） 214

7 認知症高齢者の身体機能・行動①
認知症を有する高齢者における移動能力評価尺度 SMA 日本語版 215

8 認知症高齢者の身体機能・行動②
Stops walking when talking 217

索 引 …… 218

第1章

おさえておきたい 転倒・転落予防の キホンの知識

具体的なケースに基づいた転倒・転落予防対策をみる前に，基本となる知識を確認しよう．多くの医療現場で「転倒・転落予防」が問題になっているが，なぜだろうか．その背景について考えてみよう．また，転倒・転落事故はさまざまな場面で発生するが，一方で，それぞれの原因に共通項を見出せることもある．実践の場で個々に応じたケアをするためにも，まずは基本の場面（共通の原因）をおさえておく．

1 はじめに なぜ転倒・転落が問題か？

- いま，**「転倒・転落予防」という言葉をよく耳にする**．そもそも“転倒すること”は，人間が，歩行など，なんらかの動作を行うかぎり，必ずつきまとう危険である．そして，その事故は，おそらく現在までの人類史のなかで，頻繁におきてきたことだろう．なぜ，人間の社会生活上あたりまえのようにおこる「転倒・転落」が，とくにいま注目を集めるのだろうか．

いま，転倒・転落が注目されている理由は？

- 注目される理由について，1つには，**社会全体として医療安全に対する意識が高まった**ということが考えられる．さらに大きな理由として，**転倒・転落をおこす直接的な原因が多くなってきた**ということが挙げられる．具体的にみてみよう．

原因① 高齢者も高度医療を受けるようになった

- 人口の高齢化にともなって入院患者もますます高齢化し，たとえ後期高齢者であっても，手術などの高度医療を積極的に受けるようになってきている．もともと身体・意識に障害をおこしやすい高齢患者は，**高度な手術・治療によって，ますます，術後せん妄，治療による副作用，合併症などおこしやすく**なる．その結果，転倒事故や，転倒事故にともなう骨折が増加している．
- **手術・治療にともなう入院**の影響も見逃せない．点滴治療，留置カテーテル，ドレーン挿入は，**長時間“寝たまま”の姿勢を強いる**ため，**廃用症候群から下肢筋力を低下**させ，**姿勢バランスをわるくさせる**．時間の経過とともに，転倒しやすい身体状況へと変化する．

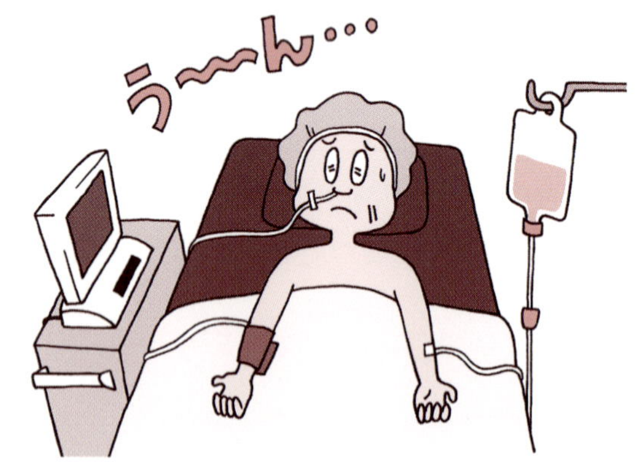

入院によるストレス　筋力の低下

原因② 身体拘束を禁止した—尊厳や自律性を重視したケアへの転換

- **高齢者を「寝たきりにさせない」ためには「転倒して骨折させない」ことが**いちばん大切である．医療スタッフの立場からすれば，高齢者を身体拘束してでも防ぎたいが，一昔前までは，実際に**身体拘束**，**抑制**によって転倒事故を防いでいた．
- ところが，介護保険制度のある現在，高齢者の尊厳や自律性を尊重する目的から，緊急やむをえない場合を除いて，**身体拘束は禁止**されている．
- 身体拘束という行動を抑制することばかりを行うのではなく，転倒を引き起こす原因を解決する必要がある．そうしなければ，身体拘束の結果，廃用症候群のためにさらに転倒のリスクは高まり，悪循環に陥るばかりである．根本原因に着目したケアプランやシステムを構築する必要がある．
- ただ，実際には，転倒・転落事故の危険性があまりにも高い場合には，身体拘束をすることが認められている．医療スタッフは，**個々の患者の転倒リスクを細やかにアセスメントし，身体拘束が許されるほどの，本当に高リスクの患者のみを，慎重に選び出す**必要がある．また，高リスクではない患者についても，**身体拘束に頼らない個々に見合った転倒予防策**を検討しなければならない．

原因③ 入院期間が短縮化された

- 入院期間が短縮化されたため，**個々の転倒予防策を検討する時間が足りない**，という問題もある．**入院期間の短縮化**によって，医療者は，個々の患者の状況を十分把握できないままに入院治療が開始され，十分把握できないままにその後のケアを行わなければならなくなった．いま目の前にいる患者に，どのような有効な転倒予防策を実施してよいかを把握するには，入院期間が短かすぎる，という問題である．

イタタタ
もう退院します
入院期間が短くて患者さんのことよくわからない…

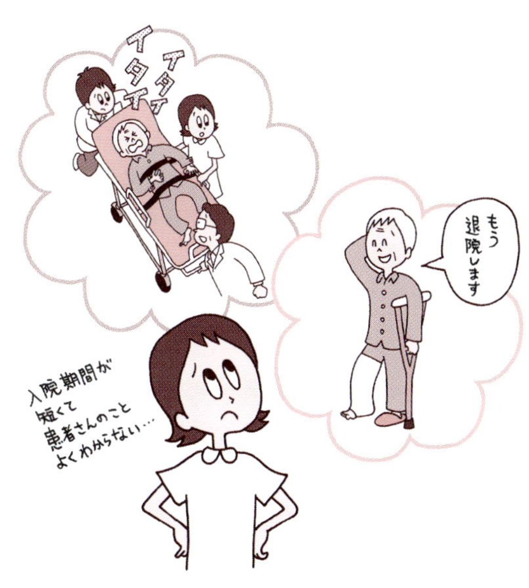

転倒・転落事故はなぜこわい？ 寝たきりにつながる大腿骨頸部骨折

- **転倒**とは，**直立歩行からバランスを崩して，足底以外の体の一部が地面（床面）についた状態**をいう．転倒というと，平面上の立位からの転倒だけではなく，高低差のある場所からの転がり落ちや，ベッドからの転落も含まれている．
- 高齢者の転倒・転落は，地域では20～30％程度あり，そのうち骨折などの外傷をひきおこすのは転倒者の10～20％程度と報告されている．
- しかし，医療施設や高齢者施設などでは，入所者の多くがなんらかの障害をもち，また多くが高齢者であることから，転倒の発生率は20～50%とさらに高く（なお，対象者によって発生率に幅がある），骨折も転倒者の2～10%と報告されている．

- 高齢者の場合には，骨粗鬆症であることが多く，転倒の結果として骨折をおこしやすい．転倒して股関節を打った場合には**大腿骨頸部骨折**，転倒して上肢をついた場合には**橈骨遠位端骨折**，肘を打った場合には**上腕骨外顆頸部骨折**をおこしやすくなる．
- 大腿骨頸部骨折の90%は，転倒が原因であり，年齢が高いほど発生しやすいと報告されている．大腿骨頸部骨折は，回復して身体能力が戻れば，その後はほとんど問題ないが，**身体機能が回復しない場合は，半年以内に死亡する確率が高い**といわれている．
- わが国の場合，人口の高齢化にともなって，25年後には大腿骨頸部骨折は2.3倍，橈骨遠位端骨折は1.3倍，上腕骨外顆頸部骨折は1.6倍にまで増加すると予測されている．したがって，**転倒・転落事故の予防がますます重要となる**．

アイタタ…
死に直結する
大腿骨頸部骨折

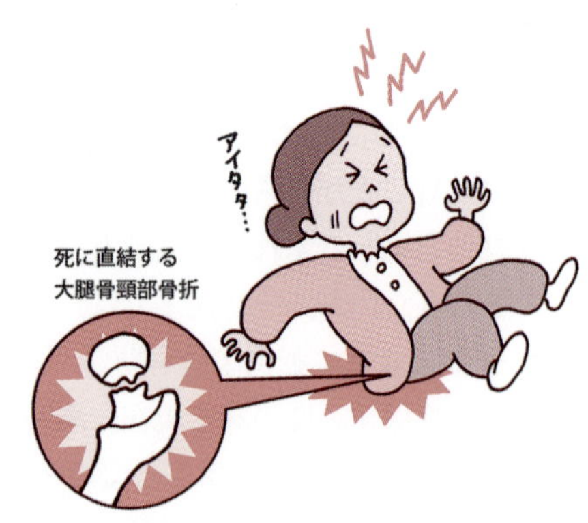

- 転倒・転落事故の予防に向けて，看護師などの医療スタッフはどのように向き合うべきか．また，その過程でどのような迷い（ジレンマ）に直面することになるのか．

看護師が向き合う転倒事故に関するジレンマ

- 病院，高齢者施設，在宅療養のいずれにおいても，**看護師**は人々の生活を身近に支援する立場にあり，**転倒・転落事故を予防する専門家**として重要な役割を果たす．
- 転倒予防を実践するとき，看護師は常に倫理的なジレンマに直面する．看護師は，患者の自立性をできるだけ尊重しようとする立場にあるが，**自立性を重視すればするほど（たとえば，患者の自立的な活動を支援するほど），一方で転倒の危険性も同じように高まる**．どう判断するべきか，とてもむずかしい問題である．

患者さんの自立性も
尊重しなければならない
…かといって
転倒すると大きな問題だ！
あ！
どうすれば
いいんだ…

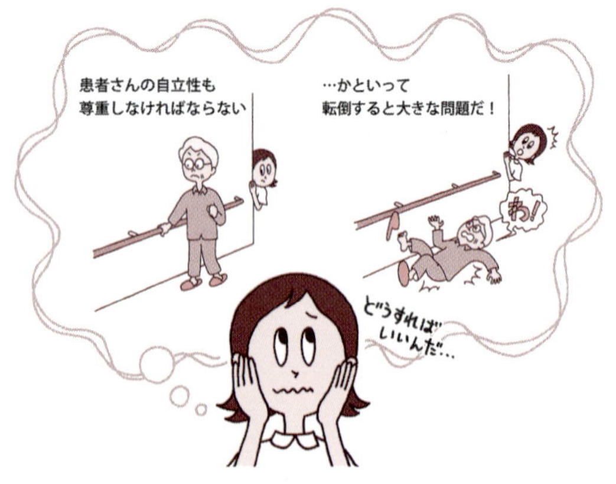

- 転倒・転落事故は，**看護師のいない（観察のない）時間におこりやすい**ことがわかっており，患者1人当たりのケアの総時間が長くなるほど，転倒の発生をより少なくすることができる．
- ただし，実際には，スタッフの人員には限界があり，多くの看護師は，重度の症状にある複数の高齢者を同時にケアする現状にある．つまり，**看護師の配置数の不十分さから，すべての患者への十分な見守りをあきらめざるをえない**．たしかに，こういう事情のもとでは「人数が少ないからしかたない」と割り切ることもできる．しかし，一方で“人を増やす”という単純な対策で解決できたのに，“防ぎえた事故を防げなかった”と悩む看護師も多くいる．

看護師は何ができるか？

- 看護師は，患者が活動的になっても転倒事故を予防できるように，**補助器具を使用したり，転倒してもけがをしないように工夫したりする**必要がある．
- また，転倒予防の目的は，単に転倒を予防することだけではない．もちろん，転倒の頻度を少なくするために看護を実践するが，同時に，残り少ないその人の生活の質（QOL）を高めて意義ある生活を送ってもらうことも重要である．そのためには，看護師が高齢者の視点に立ち，なぜ転倒するのか―つまり高齢者の**「“転倒をひきおこす危険な行動”を行う気持ち」を徹底的に分析する**必要がある．
- 高齢者の転倒・転落の原因には，**それぞれに異なった理由がある**．さらに高齢者の生活の質を高めるためには，その高齢者がどのように生活していきたいのかについて一緒に考えていく必要がある．高齢者が単に自立した生活を支援するだけではなく，その人の価値に基づいた“自律”した生活を支援する必要がある．転倒したあとも，引き続き活発に活動したい人がいるかもしれない．その人がなぜそのように考えるのか，じっくり耳を傾けてみよう．

時間がかかってもいい
わしは一人でトイレに
行けるようになりたいんじゃ！
看護師の立場として
家族に迷惑を
かけるわけにはいかん！
患者の視点に立って
患者の行動の意味を理解する

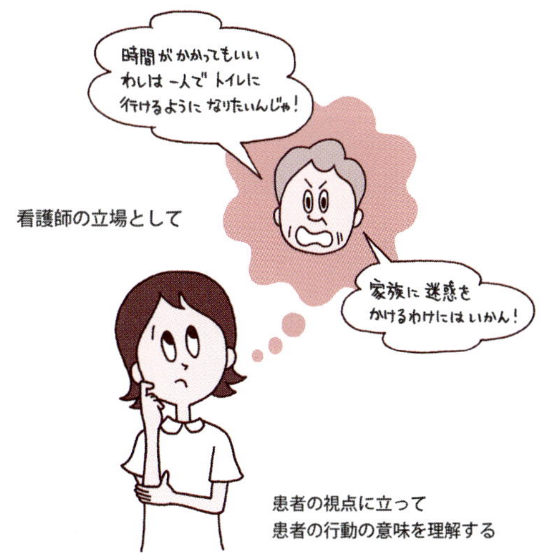

- **転倒・転落予防策は，すぐに効果があらわれるものではなく，また目に見えて効果を実感できることも少ない**．長期間継続することによってはじめて，しかも潜在的に効果があらわれることが多い．忍耐強く地道に予防活動を重ねていくことが重要である．

●文献

1) Rubenstein, et al：Falls in the nursing home. Annals of Internal Medicine **121**（6）：442, 1994
2) 萩野　浩：高齢者の転倒の結果とその予後．転倒予防の知識と実践プログラム（武藤芳照監），12-17ページ，日本看護協会出版会，2006
3) 厚生労働省大臣官房統計情報部 社会統計課国民生活基礎調査室：平成13年国民生活基礎調査．厚生労働省HP http://www.mhlw.go.jp/toukei/saikin/hw/k-tyosa/k-tyosa01/index.html
4) 中島民子，井部俊子：看護師の人員配置とアウトカム研究に関する文献検討．インターナショナルナーシングレビュー **27**（3）：58-67,2004
5) Reason J：Managing the Risks of Organizational Accidents. Ashgate Publishing Limited,1997
6) Morse JM, Morse RM：Calculating fall rates；Methodological concerns, QRB **12**：369-371, 1988
7) 荒川俊行ほか：裁判例から読み解く看護師の法的責任，日本看護協会，2010

2 まず全体像を把握する 転倒・転落原因マップ

- ここでは，過去の**転倒事故のデータ**から**「実際にどのような原因で転倒・転落がおこっているか」**について，全体像（傾向）をつかんでみることにする．
- 転倒のリスク要因は，主に，①運動障害などの**生物学的要因**，②運動不足などの**行動的要因**，③階段の段差などの**環境的要因**，さらに，④病院・施設内での安全管理の不徹底などによる**社会経済的要因**に分けることができる．

1．生物学的リスク要因

年齢・性別

- 転倒事故は，一般的に，**高齢の男性より女性のほうが多く**，転倒事故による入院や救急外来への受診数が**男性の2倍**となっている．しかし，**転倒に関連した死亡率は，男性のほうが高率**である．
- **転倒事故が女性に多いのは，筋肉量が男性より少ない**ためである．とくに閉経直後の数年は，筋肉量が比較的急速に減少するため，転倒リスクはより高くなる．
- **転倒による死亡率が男性に高いのは**，転倒のさいに重症を負う割合が多いことによる．

どっちが転びやすい？
(女) 事故件数が多い
でも
(男) 死亡率が高い

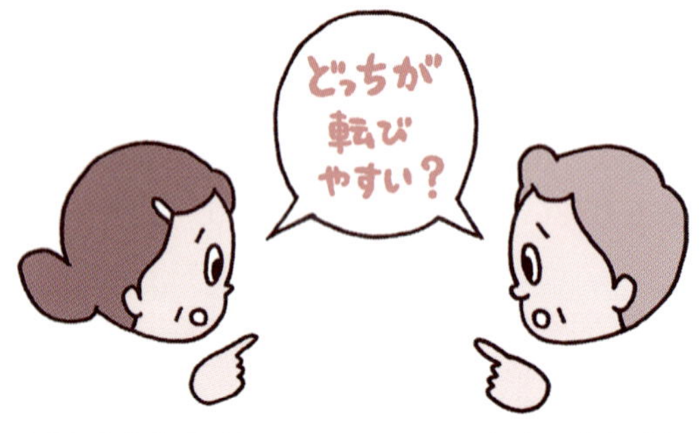

☞・Stevens JA, et al：The costs of fatal and non-fatal falls among older adults. Injury Prevention **12**(5)：290-295, 2006
・Hendric D, et al：Injury in Western Australia；The Health System Costs of Falls in Older Adults in Western Australia, Western Australian Government

運動障害

- **筋力低下**，**バランス機能の低下**，**歩行障害**などの運動障害がある人は，転倒リスクが高い．

☞・Mary E, Tinetti MD, Mark S：Prevention of falls among the elderly. N Engl J Med **320**：1055-1059, 1989
・Haerlein J, Dassen T, Halfens RJ, Heinze C：Fall risk factors in older people with dementia or cognitive impairment；A systematic review. Journal of Advanced Nursing **65**(5)：922-933, 2009

- **ビタミンD**は，**骨折**だけでなく**筋力**などとも関連していることが指摘されている．（サプリメントとしてビタミンDを投与すると，転倒リスクが20％減少するという報告もあるが，過剰な投与は危険なので，専門医の指導を得ること．）

☞・Bischoff-Ferrari HA, et al：Fall prevention with supplemental and active forms of vitamin D：ameta-analysis of randomised controlled trials. BMJ. **339**：b3692, 2009 (doi：10.1136/bmj.b3692.)
・Sato Y, Iwamoto J, Honda Y, Amano N：Vitamin D reduces falls and hip fractures in vascular Parkinsonism but not in Parkinson's disease. Ther Clin Risk Manag. **9**：171-176, 2013 (doi：10.2147/TCRM.S43811.Epub2013Apr22.)

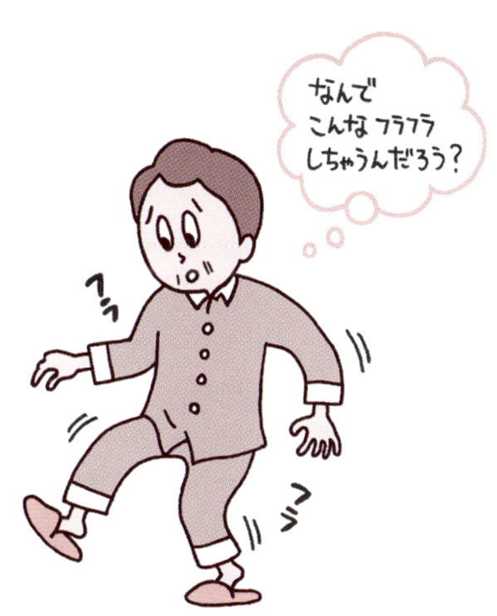

視力障害

- 視力障害に関しては，高齢者の**白内障・緑内障**患者の転倒リスクが高い．

☞・Tanabe S, Yuki K, Ozeki N, Shiba D, Tsubota K：The association between primary open-angle glaucoma and fall；An observational study. Clin Ophthalmol **6**：327-331：2012

- **白内障**のある人は，ない人と比べて3.2倍転倒しやすい．

☞・Yamada M, Mizuno Y, Miyake Y：A multicenter study on the health-related quality of life of cataract patients；Baseline data. Japanese Journal of Ophthalmology **53** (5)：470-476：2009

- **白内障の手術**は，**転倒リスクを減少**させる．

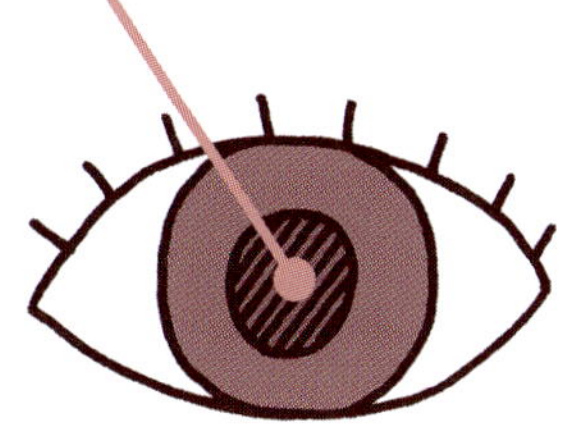

☞・Wood JM, Lacherez P, Black AA, Cole MH, Boon MY, Kerr GK：Risk of falls, injurious falls, and other injuries resulting from visual impairment among older adults with age-related macular degeneration. Invest Ophthalmol Vis Sci **52** (8)：5088-5092：2011

認知症

- **アルツハイマー型認知症**の場合，同じ性・年齢の健常者に比べて3倍転倒しやすく，さらに徘徊がある場合は5倍転倒しやすくなる．
- **レビー小体型認知症**の場合，パーキンソン症状などによって，アルツハイマー型認知症よりも10倍転倒しやすい．

☞・Buchner DM, Larson EB：Falls and fractures in patients with Alzheimer-type dementia. JAMA **257** (11)：1492-1495, 1987
・Kudo Y, Imamura T, Sato A, Endo N：Risk factors for falls in community-dwelling patients with Alzheimer's disease and dementia with Lewy bodies；Walking with visuocognitive impairment may cause a fall. Dement Geriatr Cogn Disord **27** (2)：139-146, 2009

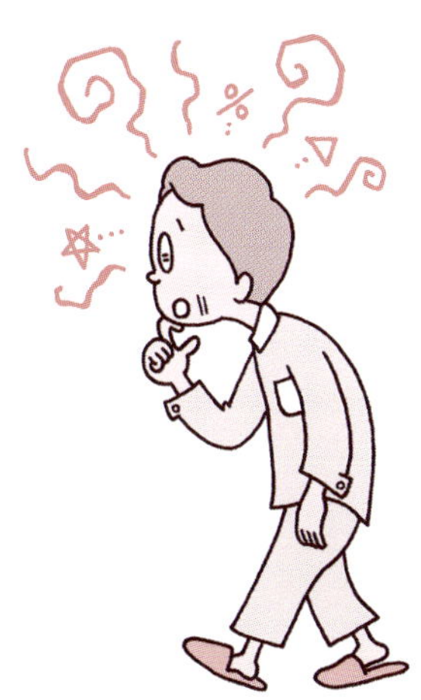

- 軽度認知症患者では，人と話しながら歩くことができなくなるなどの“**二重課題能力の低下**”が転倒リスクになる．

☞・Muir SW, Speechley M, Wells J, Borrie M, Gopaul K, Montero-Odasso M：Gait assessment in mild cognitive impairment and Alzheimer's disease；The effect of dual-task challenges across the cognitive spectrum. Gait Posture **35**(1)：96-100, 2012

- **歩行障害のある認知症高齢者**は，転倒のリスクが高い．

☞・Axer H, Axer M, Sauer H, Witte OW, Hagemann G：Falls and gait disorders in geriatric neurology. Clin Neurol Neurosurg **112**(4)：265-74, 2010

- 認知症高齢者では，徘徊・焦燥などの**行動心理症状のある人**は，ない人に比べて3.6倍転倒リスクが高まる．これらの症状がある場合は，**身体抑制**を行ったときにも転倒リスクが高まる．

☞・Kröpelin TF, Neyens JC, Halfens RJ, Kempen GI, Hamers JP：Fall determinants in older long-term care residents with dementia；A systematic review. Int Psychogeriatr, 1-15, 2012

2. 行動的リスク要因

過去の転倒経験と転倒恐怖感

- 過去に**転倒経験**のある人は，ない人に比べて3～9倍再び転倒しやすい．

☞・Asada T, Kariya T, Kinoshita T, Asaka A, Morikawa S, Yoshioka M, Kakuma T：Predictors of fall-related injuries among community-dwelling elderly people with dementia. Age and Ageing **25**(1)：22-28, 1996
・Haerlein J, Daseen T, Halfens Rj, Heinze C：Fall risk factors in older people with dementia or cognitive impairment；A systematic review. Journal of Advanced Nursing **65**(5)：922-933, 2009
・鳥羽研二，西島令子，小林義雄，山田思鶴，大河内二郎，松林公蔵，高橋 泰，鈴木裕介，高橋龍太郎，佐々木英忠：転倒ハイリスク者の早期発見のための「転倒スコア」の開発と有用性の検討．Osteoporosis Japan **13**(1)：68-71, 2005

- 転倒経験のある人は，再転倒・再骨折をおこしやすい．転倒による恐怖心(**転倒恐怖感**)をもつと，自分の運動能力に自信がなくなり，**体力・バランス機能の維持に必要な活動能力を低下**させ，再転倒のリスクが高くなるからである．

歩くと また
こけるかもしれない…
あれは痛かったぞ
おっくう おっくう
筋力低下につながる

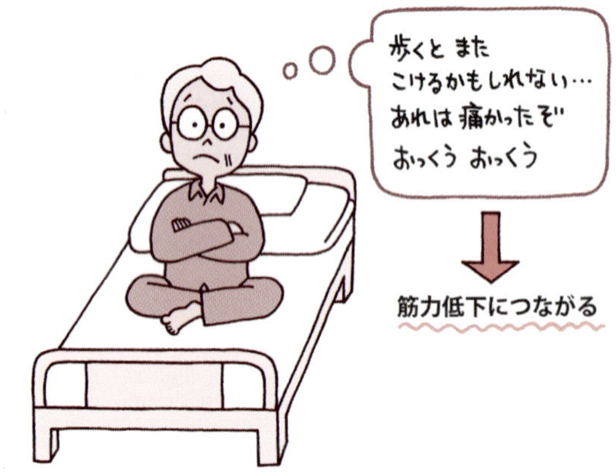

☞・Tinetti ME, Mendes de Leon CF, Doucette JT, Baker DI：Fear of falling and fall-related efficacy in relationship to functioning among community-living elders. J Gerontol **49**(3)：140-147, 1994

運動不足

- 老年期の**廃用症候群**による**下肢の筋力低下**，**バランス機能の低下**などは，転倒のリスクを高める．

☞・Sakuma M, Endo N：Muscle and bone health as a risk factor of fall among the elderly；Vitamin D for prevention of fall and fracture. Clin Calcium **18**(6)：816-820, 2008

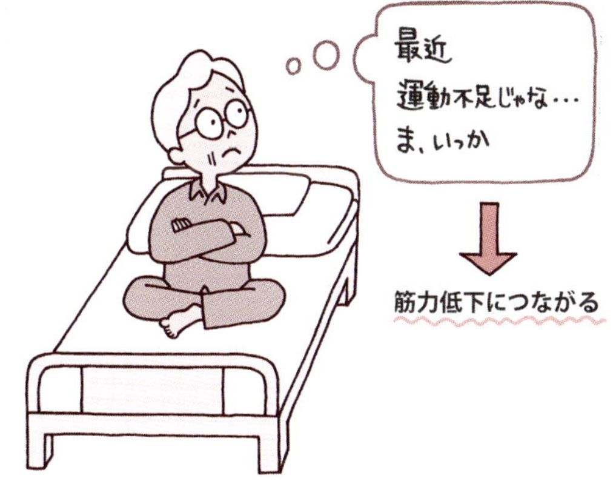

不適切な靴（履物），杖・補助具の使用

- 急性期病院では，**スリッパの使用**，**ベッド柵の不備**などで，転倒リスクが高くなる．

☞・津野良一，元吉　明，福島美鈴，谷岡博人，濱窪　隆，島津美佐：急性期病院における転倒・転落症例の要因分析について—理学療法士の立場からの検討．高知リハビリテーション学院紀要 **13**：17-21，2012

- 転倒の予防のために使用される，**杖**や**歩行補助具**などは，自宅における**使用方法が適切でなかった場合**は，転倒による外傷につながりやすい．欧米の研究では，歩行補助具を原因とする外傷は，杖の7倍であることが報告されている．

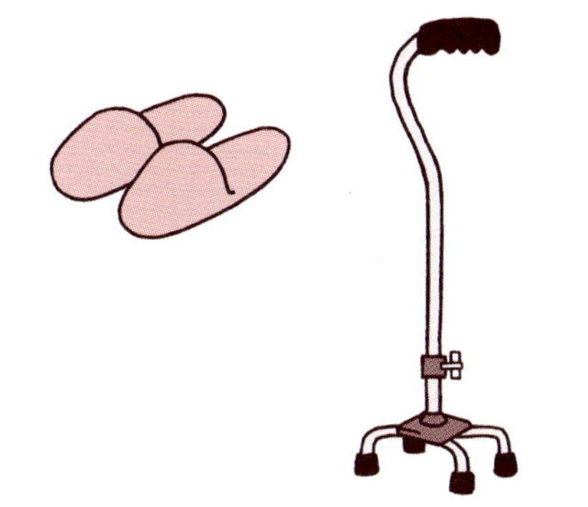

☞・Stevens JA, Thomas K, Teh L, Greenspan AI：Unintentional fall injuries associated with walkers and canes in older adults treated in U.S. emergency departments. J Am Geriatr Soc **57**(8)：1464-1469, 2009

くすり（抗精神病薬など）

- **睡眠薬の内服**，**降圧薬の内服**，**毎日５種類以上の多剤併用**の場合は，注意力・判断力の低下，バランス機能の低下をおこして，転倒リスクが高まる．

☞・Kojima T, Akishita M, Nakamura T, Nomura K, Ogawa S, Iijima K, Eto M, Ouchi Y：Association of polypharmacy with fall risk among geriatric outpatients. Geriatrics & Gerontology International **11**(4)：38-444, 2011
・Hill KD, Wee R：Psychotropic drug-induced falls in older people；A review of interventions aimed at reducing the problem. Drugs Aging **29**(1)：15-30, 2012

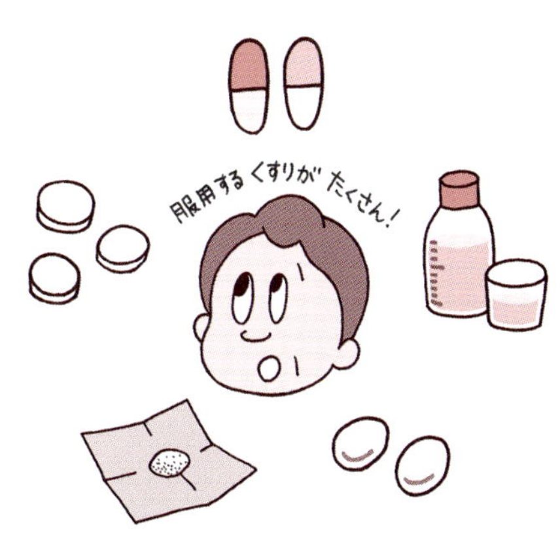

老年症候群

- 筋萎縮，関節拘縮がある廃用症候群や運動器症候群（locomotive syndrome）では，転倒リスクが高くなる．

☞・Tinetti ME, Inouye SK, Gill TM, Doucette JT：Shared risk factors for falls, incontinence, and functional dependence；Unifying the approach to geriatric syndromes. JAMA **273**（17）：1348-1353, 1995

3. 環境的リスク要因

不十分な照明

- **照明の明るさが十分でない**と，とくに視力が衰えた高齢者の場合，転倒リスクが高まる．

☞・Figueiro MG, Plitnick B, Rea MS, Gras LZ, Rea MS：Lighting and perceptual cues；Effects on gait measures of older adults at high and low risk for falls. BMC Geriatr **11**：49, 2011

何か
暗いような
暗くないような…

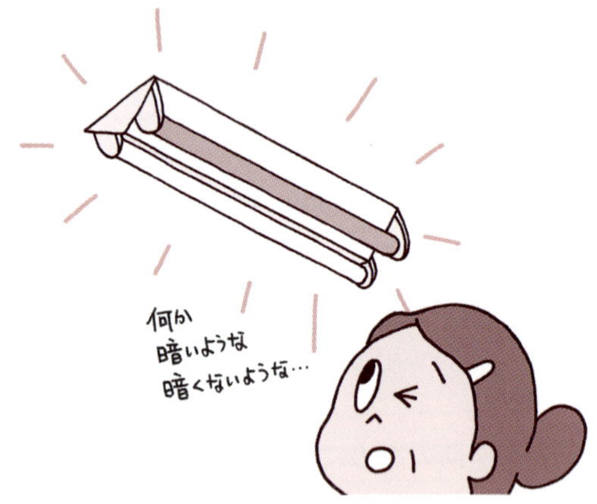

栄養バランスを欠いた不適切な食事

- **栄養不良**は，**筋力の低下**をひきおこし，転倒のリスクを高める

☞・Vivanti A, Ward N, Haines T：Nutritional status and associations with falls, balance, mobility and functionality during hospital admission. J Nutr Health Aging **15**（5）：388-391, 2011

わしは毎日
おかゆだけと
決めとるんじゃ

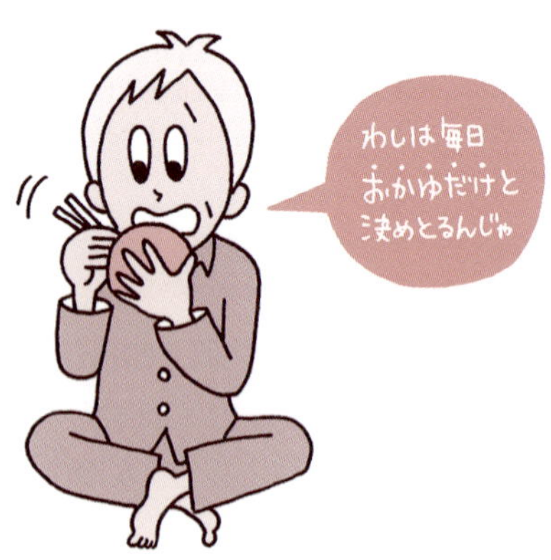

4. 社会経済的リスク要因

病院内施設改善，ヒッププロテクターの装着など

- ①病院での採光などの**物理的環境**の改善，②**転倒予防教育**の実施，③**与薬**の改善，④**ヒッププロテクター**の装着，⑤**運動**の実施，などの転倒予防のための改善を行った効果としては，転倒の発生頻度は18％低下したが，骨折リスクは低下しなかった．ヒッププロテクターに関しては，装着を継続できない場合には転倒による影響を軽減できないため，骨折を予防できなかった可能性がある（なお，これらの効果は複数の改善策による複合的な効果であり，個々の改善策が具体的にどれほどの効果があったかについては不明である）．
- **ケア施設**において，**ヒッププロテクター**の装着によって**大腿骨頸部骨折**が33％低下した．

☞・Oliver D, Connelly JB, Victor CR, et al：Strategies to prevent falls and fractures in hospitals and care homes and effect of cognitive impairement；Systematic review and meta-analysis. BMJ doi：10. 1136/bmj.39049.706493.55, 2006

運動や抗精神薬の除去など

- ①ケア施設・救急施設の中での**筋力**トレーニング，**バランス感覚**トレーニング，②**家庭での転倒を誘発する要因**の改善，③**抗精神病薬**の除去，などの結果，転倒事故は9％低下し，転倒による外傷は10％低下した（個別の効果は不明である）．

☞・Harlein J, Dassen T, Halfens G, et al：Fall risk factors in older people with dementia or cognitive impairment. Journal of Advanced Nursing **65**(5)：922-933, 2009
・Gates S, Lamb SE, Fisher JD, et al：Multifactorial assessment and targeted intervention for preventing falls and injuries among older people in community and emergency care settings；Systematic review and meta-analysis. BMJ **10**：1136, 2007
・WHO：WHOグローバルレポート—高齢者の転倒予防（鈴木みずえ，金森雅夫，中川経子監訳），5-10, 30-39ページ，クオリティケア，2010

5. その他——次のような行動は転倒につながりやすい

- 次のような行動をよくする人は転倒につながる危険性がある．
  ①突発的な行動をとる．
  ②興奮して動き回る．
  ③看護・介護援助に対して抵抗する．
  ④車椅子の座位姿勢バランスが崩れる．
  ⑤危険に対して意識せずに行動する．
  ⑥指示に従わず，1人で行動（移乗・トイレ・歩行）しようとする．
  ⑦実際にはできない行動（歩行，立位，移乗など）を自分1人でできると思って行動する．
  ⑧尿意，便意を感じると突発的にトイレに行こうとする．

☞・Suzuki M, Kurata S, Yamamoto E, Makino K, Kanamori M：Impact of fall-related behaviors as risk factors for falls among the elderly patients with dementia in a geriatric facility in Japan. Am J Alzheimers Dis Other Demen doi：10.1177/1533317512454706, 2012

3 よくあるケースを確認する 転倒・転落のおもな原因とアセスメント・対策

- 第2章で，現場に即した，具体的な転倒・転落の原因・アセスメント・対策を確認するが，その前提となる知識として，すべての場面に共通するリスク（原因）をここでとりあげて確認する．つまり，**普遍性の高い“共通原因編”**である．それぞれのアセスメント・対策も確認しよう．
- 下図は，本来複雑な，転倒の原因とそれぞれの原因間の関連を単純化したモデルである．実際の臨床現場では，これらの原因が，互いに影響しあい，複合的にからみ合って転倒事故となる．したがって，転倒・転落事故をおこしたとき，主要な原因を突き止め，また，それに基づき対策の方針を決定することは簡単でない．
- まずは**大枠をとらえて，そこから細かな部分にアプローチする**順番が大切であり，この図で全体像を把握するとよい．
- 次ページから，各原因を個別にみていく．

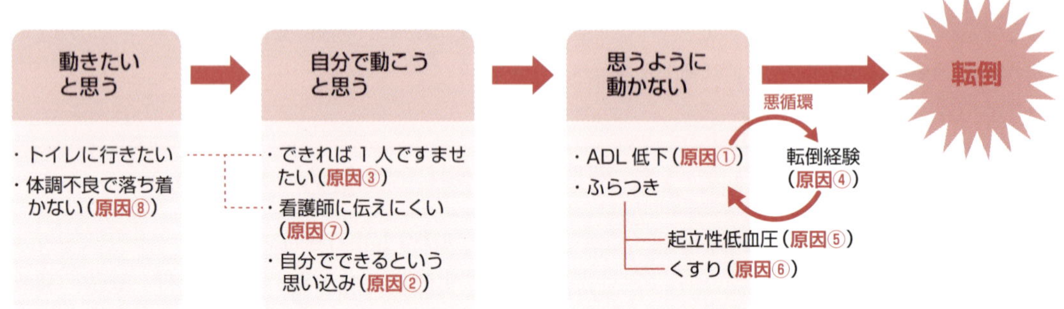

おもな原因 1

術後などの筋力低下・まひによって“身体が動きにくい” ADL（日常生活動作）の低下

1 なぜ転倒・転落する？

1. 入院や術後の安静による筋力低下

- 入院することや手術を受けると安静を強いられ，とくに高齢者は，急速に**筋萎縮・廃用症候群を生じ，ADL**（activities of daily living，日常生活動作）**の低下につながる**．運動しない状態（**不活動状態**）が続くと，筋肉の収縮はおこらず，筋線維は萎縮してしまう．寝たきりの場合，**筋力の低下速度は，1日に3～5%，1週間に20%**ともいわれており，下肢・中殿筋・大殿筋の筋力低下が著しい．
- 高齢者施設において，1年間で20%の高齢者に移動能力の低下がみられ，そのうち50%が転倒していたという報告がある．また，**移動障害のある高齢者の排泄に関連する転倒は，施設内で60～80%**を占めている．尿意・便意があっても移動能力の低下から，トイレやポータブルトイレに移るまでに失禁（機能的失禁）するため，ナースコールを押して職員が来るのを待てず，要介護の状態であっても単独で移動・移乗し，転倒・転落することがある．
- とくに慢性期には，療養にともなう不活発な生活から，筋力低下，バランス機能低下，関節可動域低下，関節変形，足部機能低下，活動耐性の低下が重複しておこりやすい．

①**関節変形**では，膝関節や足関節の伸展拘縮のため足底が車椅子のフットレストに接地できない，円背のためバックレスト（背もたれ）の奥行が短く車椅子に深く座れない，などの原因で車椅子からの転落がおこりやすい．

②**足部機能の低下**では，足底面の接地不良や足趾把持力の低下のため，歩行や立位時に転倒しやすくなる．毎日歩行する習慣のある高齢者でも，足への体重のかかり方が左右不均等な場合が多く，足部機能が十分に保たれていないことがある．

筋力の低下，関節のこう縮

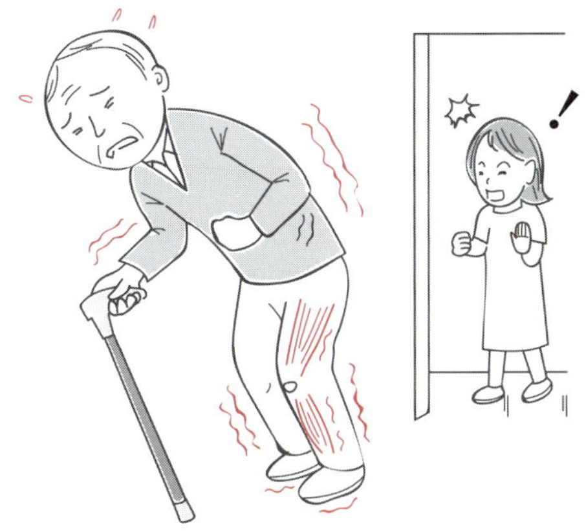

2. まひなどの影響

- **まひや感覚鈍麻**があると，ベッドから起き上がるときに，どうしてもバランスが不安定になる．また，**まひ側の脚を立脚後，膝伸展力の低下**により足底がひっかかり，バランスを崩してしまう．
- **利き手・利き足側のまひ**の場合は，基本的な日常生活動作が不自由なため，物理的にも精神的にも苦痛をともなう．
- なお，関節に低運動状態が続くと，まひ側のみならず**非まひ側**にも，①**筋力低下**，②**関節が硬くなる**ことによる**可動域制限**や**関節拘縮**，が生じ，転倒リスクが高まることに注意が必要である．

2 アセスメントと対策・コツ

1. 歩行・立ち上がりの状態，疾病などの影響による移動能力の低下の程度をみる

- 日中に**歩行や立ち上がりの状態を観察**し，筋力の低下・起立性低血圧の有無について把握する．
- とくに慢性期においては，転倒リスクとなる**病状の進行**（脳梗塞など），**合併症の発症**（運動まひ・失調，知覚障害など），**2次的障害の悪化**（関節変形など）による**移動能力の低下**や**排泄障害**がないかについて，十分にアセスメントする．詳細なアセスメント方法については，巻末アセスメントツールを参照のこと（☞203ページ）．

2. 運動習慣をとりいれる/患者の身体状態に合うように車椅子を調整する

- **バイタルサイン**の変動に注意しながら，日常生活に**運動習慣**をとりいれて，筋力・バランス機能の低下を予防する．
- 関節可動域制限・関節拘縮の予防には，**まひ側**では**他動運動**や**自己他動運動**を，**非まひ側**では**自動運動**や**ストレッチ体操**を行ってもらう．
- 車椅子座位時の姿勢保持については，患者の身体状態に合わせて，車椅子を調整する．①**まひ**により身体が左右のどちらかに傾く場合は，背部にスポンジを入れて体幹が安定するように固定する．②**円背**（腰から背にかけて丸く彎曲（わんきょく）していること）の場合は，彎曲した背部が落ち着く（収まる）ように車椅子のバックレストに緩みをもたせる．③**膝・足関節が伸展し，フットレストに足が乗らない**場合は，フットレストを下げて調整する．④**殿部に**褥創防止用のクッションを使用していることで，**両下肢がフットレストに届かない**場合は，両方のフットレストを上げる（☞65ページも参照）．

●文献

1）貝塚みどり：低活動状態と看護．QOLを高めるリハビリテーション看護（貝塚みどり編），53-57ページ，医歯薬出版，1995
2）加藤真由美，泉キヨ子，川島和代ほか：入院高齢者の転倒予防因子に関する研究—下肢筋力および骨量の追跡調査を通して．老年看護学 4(1)：58-64，1999

おもな原因 2

自己の認識と実際の身体機能とのずれ 自分でできるという思い込み

1 なぜ転倒・転落する？

- 高齢者の場合には「自分でできることは自分でしないと身体がダメになる」という自立に向けた思いが強い．要介助・見守りが必要であっても，**「できるかぎり自分で行う」という気持ちがつのり，危険な行動を行い**，転倒・転落にいたることがある．
- つまり，**ADLの低下自体も問題になる**が，それに加えて，**「自分は動ける」という思い込み自体が，転倒・転落の原因**となる．

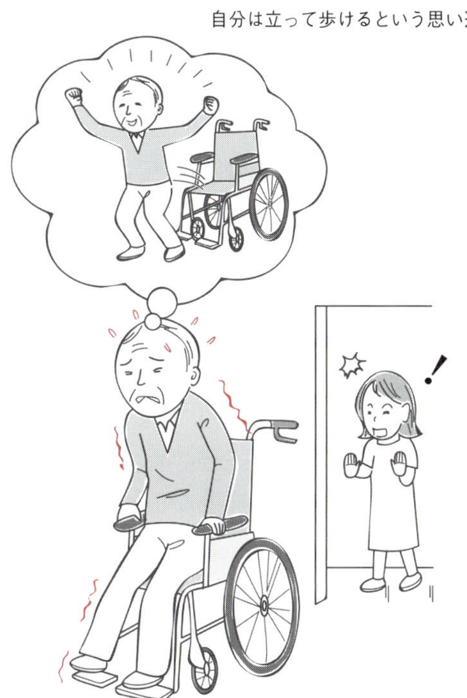

1．根拠のない単なる思い込み

- たとえば，骨折からの回復後，リハビリテーションが始まった段階で，移動・移乗訓練が十分されていないにもかかわらず，目の前に車椅子が置いてあると，**なぜか「このくらいなら自分で動ける（車椅子なしでも歩ける）」と思ってしまう患者がいる**（☞41ページも参照）．当然，思ったように動けないため，転倒・転落してしまうというわけである．

2．注意障害（高次脳機能障害）

- “単なる思い込み”ではなく，脳卒中後の高次脳機能障害の1つである**注意障害**を原因とする場合もある．リハビリテーションで歩行訓練をしているので，**自分１人で歩いてみようと考えるが，注意障害があると自分が転倒するという危険に考えが及ばない．**

3. センサーマットをつけていることが逆効果に

- **センサーマットで行動を見守っていることが，いつも誰かに見張られていると思う気持ちにつながる**ことがある．すると，よけいに「自分で行動しよう」と思う動機につながることがあるため，かえって転倒リスクを高めることがある（☞センサーについて，くわしくは143ページ参照）．

2 アセスメントと対策・コツ

1. 実際の身体機能と患者自身の認識にどれだけへだたりがあるかをみる/見守りが必要なことを認めてもらう

- 問題は，自分がどれだけ安全に動けるのか適切に判断できていないにもかかわらず，いつものとおり行動しようとすることである．そこで，**患者自身が自分の身体機能についてどれだけ正確に把握しているかどうか**をアセスメントする必要がある．
- 身体機能の自覚の程度にかかわらず，トイレなど**孤立しやすい場ではできるだけ1人にしない**ようにする．その前提として，転倒の危険性がある患者には，**他人の“見守り”が必要であることを説明し，それを認めてもらう**必要がある（ただ，一般的に，“見守り”が必要なことを認めさせることはとてもむずかしい）．
- リハビリテーションの進行状況に合わせた援助を行っていく．具体的には，**リハビリテーションの過程**として，①**全介助**で移動，②**つかまり立ち**ができる，③**車椅子への移乗が安全にできる**，などがあり，それに加えて，④**立位時のバランスが安定**している，⑤**ズボンの上げ下げ**ができる，などがある．それらの過程に応じて，とくに，**排泄前後の動作や安定感**がポイントであり，これらの確認・観察の頻度についてメリハリをつけることが重要である．

2. 車椅子を室外に出しておく

- もし1人きりになる状況にあっても，車椅子に乗ろうとすることがないように，念のために**車椅子は室外に出し**，時には“**物理的に不可能な**”**ほどに万全な予防策をはかる**ことも必要である．

3. 本人の行動に環境を合わせる

- 「自分ですませたい」という意思を尊重し，患者自身の身体機能で実施することができる範囲を看護師が見極め，トイレや清潔行動などの**日常生活動作を行う環境を，患者の状況に沿ったものに変えていく**．
- **トイレ**　トイレについては，**センサーマットをベッドに直角に設置し，その横側のベッドサイドにポータブルトイレを設置する**．すくみ足や小股歩行で十分に歩くことができなくても，自分で排泄ができるように工夫する．見守りの**センサーマットは，本人に気づかれないように注意する**．
- **洗面所**　排泄後，手を洗うために洗面所へ1人で歩いて向かおうとする場合では，①**洗面所の近くにベッドを移動する**，②安全な第一歩を踏み出すために，**床にテープを貼り，それをまたぐように一歩を出すことを指導**する，③窓の桟（さん）とベッド柵を両手で支えながら**伝い歩きできるようにベッドの配置を工夫する**，など，“自分でしたい”という意思を尊重し，物理的に環境面を調整する．

4. “見張る”のではなく“見守る”

- **センサーマット**を設置した場合，歩き出す前にセンサーマットが反応するので，**コールがなったらすぐに駆けつけ**，転倒のリスクが高まらないかぎりは，まずは，本人の意思を尊重し，**遠くから見守るのみにとどめておく**のも1つの方法である．転倒のリスクがある場合は，本人に**今から何をするのか聴く**．行動のきっかけは，ほとんどが「トイレ」と「手を洗うこと」である．
- このときに注意しなければならないことは，いかにも **“見張っている”というような接し方は避け，センサーによって駆けつけたことがなるべくわからないようにする**ことである．

カーテン
センサーマットが反応しても，まずは患者に見つからず，しかもすぐに手を出せる位置で見守るにとどめる
センサーマット
ポータブルトイレ

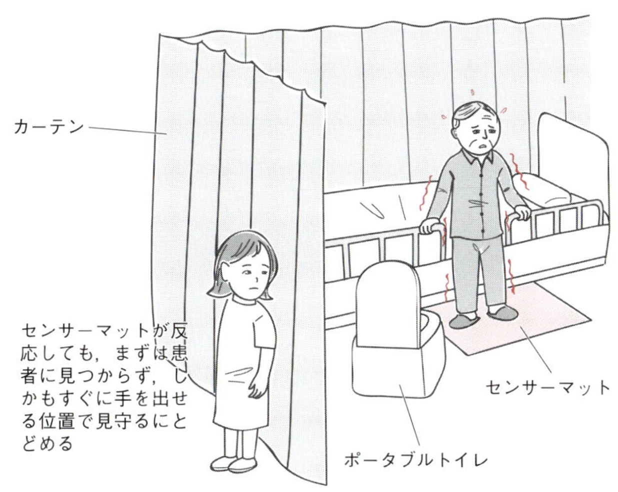

●文献
1) 加藤真由美，泉キヨ子，平松知子：施設高齢者の捉える転倒・転落につながるハザード．日本看護管理学会誌 11 (2)：47-58, 2008

おもな原因 3 単独行動が転倒をまねく 排　泄

トイレに行きたいが
どうすればよいかわからず
あせる

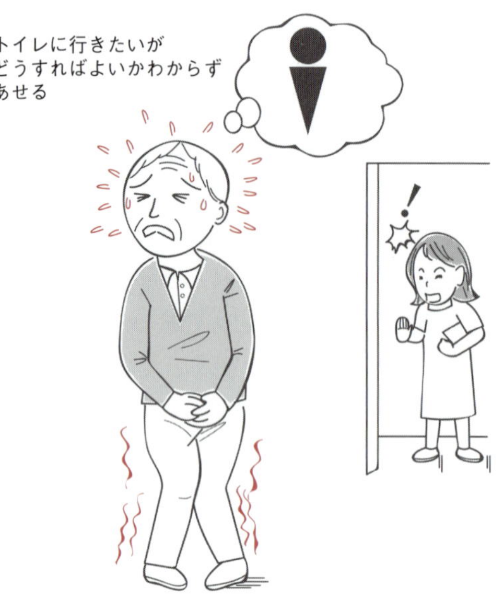

1 なぜ転倒・転落する？

- だれでも，**排泄の場面は，他人に見られると恥ずかしい．できるだけ自立し，自分1人で行いたい行為**である．トイレに行きたい欲求をナースコールで知らせない患者が多いのは，そのような背景がある．自立心をもつことはとても重要なことであるが，本当は援助が必要なのに，**無理して自立心を貫くと，転倒事故をまねく**ことが多い．
- とくに問題になるのが**夜間の排尿**である．高齢者の場合，夜間頻尿となるケースが少なくない．**夜間は，医療スタッフも少なく，患者の観察が手薄になりやすい．**その状況を察知し，また同室者への気遣いから，患者は**「迷惑をかけられない」という心理がはたらき，さらに単独行動をとりやすい**状況になる．その結果，ますます転倒リスクは大きくなる．
- また，**“中途半端な自立”も問題である**．たとえば，尿とりパッドを使って自分で排泄するほどの“自立”は可能だが，尿とりパッドを適切に廃棄処理するほどの“自立”がかなわない場合である．排尿後，適切に処理ができないために不快感がつのり，**排泄後の**尿とりパッドを自分でおむつ内から引っぱり出し，床に捨ててしまうことがある．尿によって床がぬれ，**結果的に，転倒の危険性は，“完全に自立の力がないとき”に比べて高まる．**

①尿とりパッドをベッド上で抜きとり床に捨てる

②尿によって床がぬれ転倒
夜間など病室が暗い場合は，直接尿とりパッドの上に立ってしまう危険もある

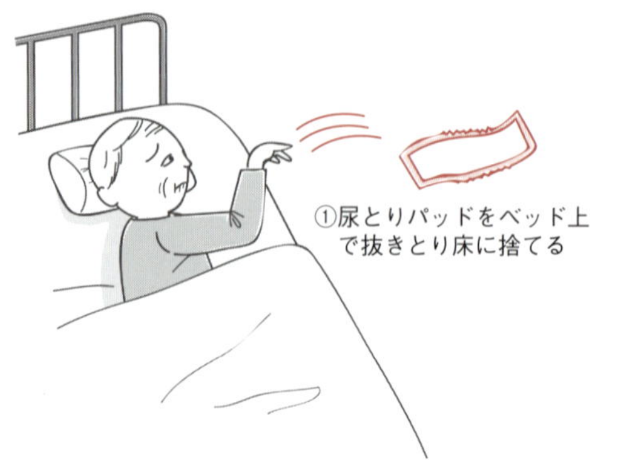

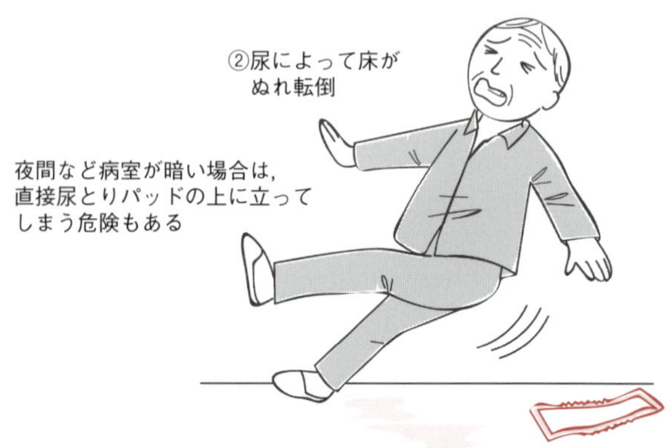

2 アセスメントと対策・コツ

- **前立腺肥大の有無・程度(既往歴)**を把握して，**頻尿傾向にあるかどうか**を確認する．
- 排尿のタイミングは，ルーティン化しやすく，調節することが可能であるため，**"排尿パターン"を把握する**ことが有用である．患者1人で動き出す前に，スムーズに夜間の排尿誘導を行い"事なきをえる"ように，排尿計画を立てるようにする．

1. 排泄パターンや動作の特徴(しぐさ)を記録する/表にする

- **排泄時間・状況に関する表を作成し，排泄パターンをとらえると，複数人で共有することができ，**担当スタッフが替わってもケアの質に差異が生じにくい利点がある．またその際，排泄前後に本人がどのような動作をしているかという点を簡潔に記入しておくことが大事である．

日付	時間	排尿	排便	動作の特徴
○月○日	7：00	○	○	・もぞもぞしたりズボンを触ったりする ・ベッドから降りようとする ・「トイレですか」と聞くとうなずく

2. とくに入院初期においての行動把握を徹底する

- 転倒リスクの高い患者は，とくに**入院後2〜3日間**は，患者の行動把握に努めるため，各勤務帯で**患者行動リスト用紙**のチェックを行い，**転倒・転落防止対策フローチャート**に基づき対策カ

患者行動リスト

勤務時にみた患者の行動にチェックを入れる．
患者の行動を具体的に記入する．
最低でも入院後3日間は情報を収集する．
日勤は黒で，夜勤は赤で記入する．

項目	行動	/（　）	/（　）	/（　）	対策(カンファレンス)
認識力	判断力・理解力・記憶力の低下				
	認知症状がある				
	不穏行動がある 暴行・暴言 落ち着きがない 感情が不安定				
	見当識障害・意識混濁・混乱				
	ナースコールを押さない				
	ナースコールを認識できない				
睡眠	睡眠安定薬の使用				
	昼夜逆転				
麻痺	麻痺　NIHSS 0^+, 1 NIHSS 2, 3				
感覚	めまい・ふらつき				
排泄	尿失禁				
	頻尿(10回以上)				
	夜間排尿回数が多い(2回以上)				
	車椅子介助が必要				
	排尿カテーテル留置				
患者特徴	失語症				
	何事も自分でしようとする				
	ADL拡大				
	症状ADLの悪化				

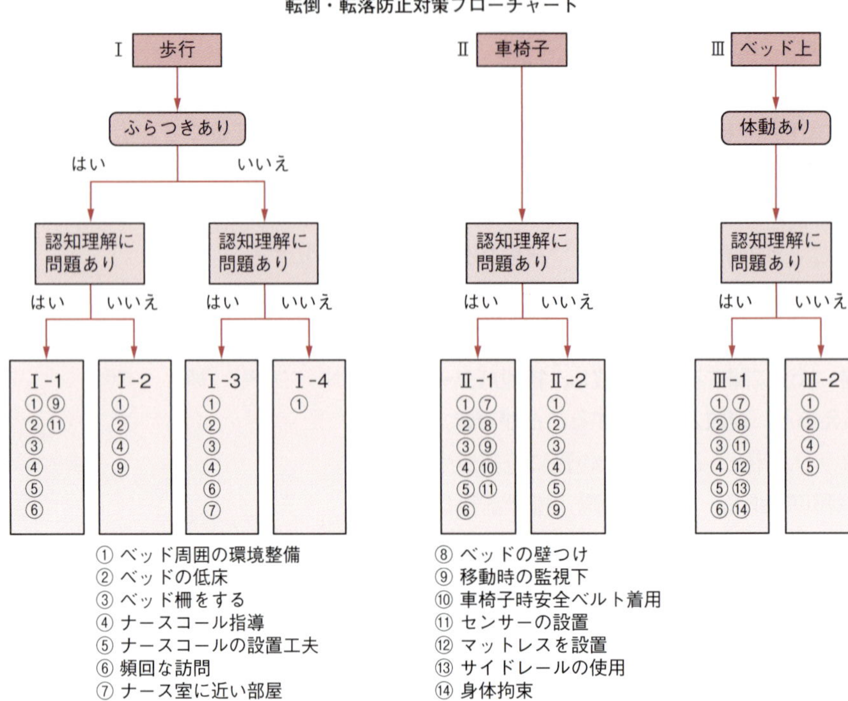

ンファレンスを行うとよい．

3. 排尿介助を必要とする患者の思いを知る

- **ナースコールで意思を伝えることができない場合**でも，容易にナースコールの存在を理解できるように，目につくところにメッセージの書いたカードを貼り，ナースコールを押しやすい位置に下げるとよい．
- 大部屋で「トイレに行きたい」という言葉を人に聞かれることは**恥ずかしい，という気持ち**がある．食事前の排尿誘導は，**看護師のほうから**トイレに誘い，**食後**は歯みがきを終えたあとトイレに誘導するとよい．**就寝前**には，排尿誘導は必ず行い，排尿のない場合でも**30分〜1時間ごと**に訪室し，少しでも**体動**があれば排尿誘導を行う．
- トイレ内では，患者のプライバシーを考慮し，見守りはせず，トイレコールに対応できるようにドアの外で待つようにする．

4. トイレまで行くことが困難な場合

- 筋力低下が著しい場合は，夜間，**ベッドの近くで排泄できるようポータブルトイレや尿びんを設置する**（ベッド周囲の環境整備を行う）必要がある．
- ただし，これらを設置した場合にも，筋力低下が著しいため，少しの動作でも転倒・転落の危険につながることに注意しなければならない．たとえば，①尿器を取ろうとして前のめりになったり，②立って排泄しようとして立てなかったり，③ポータブルトイレに移れなかったり，④下着を下ろせない・上げられない，⑤座ることができても，立ち上がることができない，などが考えられる．
- 対策としては，人手が薄くなりがちな夜間だけでもセンサーを設置しておくとよい．つまり，実際の「見守り」以外の方法で，患者の行動を把握する工夫が必要となる．

おもな原因 4 転倒の記憶が恐怖になり，自信喪失をまねく 転倒経験

1 なぜ転倒・転落する？

- 転倒経験がある高齢者は，①**歩行に対して自信を失い，常に転倒恐怖のなかで行動する**ため，**行動範囲が狭**(せば)**まりやすい**．そのため，さらに②**筋力が低下し転倒のリスクが高まる**．そして，①②を繰り返す悪循環に陥ることが考えられる．

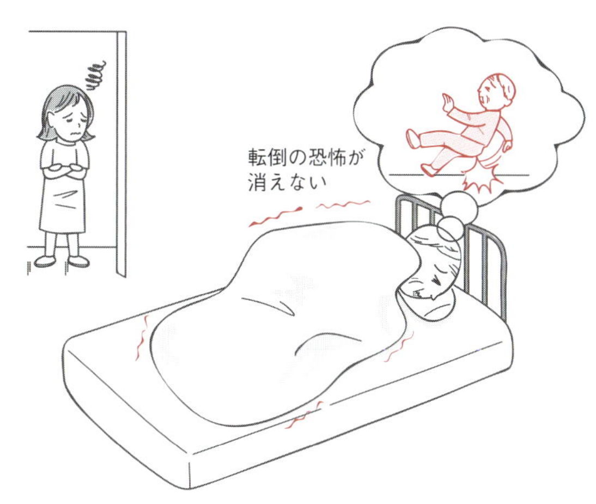

2 アセスメントと対策・コツ

- たとえば，転倒事故により大腿骨頸部骨折を受傷した場合，**恐怖体験から必要なリハビリテーションも怠る**ようになることがある．「また転倒してしまうのでは」というおそれが，**“その人にできること”を，その人自身が過小評価**してしまう．
- そのため，“その人にできること”は，その人の意見を聞きながら，**援助者が客観的に判断する**ことが大切である．

正確なリハビリテーションの目標を立てる

- リハビリテーションの目標の内容はできるだけ正確である必要がある．**見逃しがちなのが，「受傷前の ADL」**である．
- つまり，回復期にリハビリテーションを行う場合には，大腿骨頸部骨折の重症度だけではなく，**現在のリハビリテーションに影響する過去の要因がないかを把握する**必要がある．
- たとえば，受傷前から杖歩行であったか，もしくは，自立歩行ができていたか，あるいは，車椅子の生活であったかなど，これら過去の ADL も，リハビリテーションの目標を左右する要素である．
- 高齢者の場合は，すでに**膝関節変形など骨格の変化**がある場合も多く，痛みの影響についても考慮に入れる必要がある．

おもな原因 5

長期間の臥床がふらつきをまねく 起立性低血圧

1 なぜ転倒・転落する？

- 術後の臥床が長く続くと，**起立性低血圧**の危険性が生じる（降圧薬の服用や，排泄時の努責などによってもおこる可能性がある）．その症状は，おもに“**ふらつき**”であり，転倒事故に直結するリスクである．

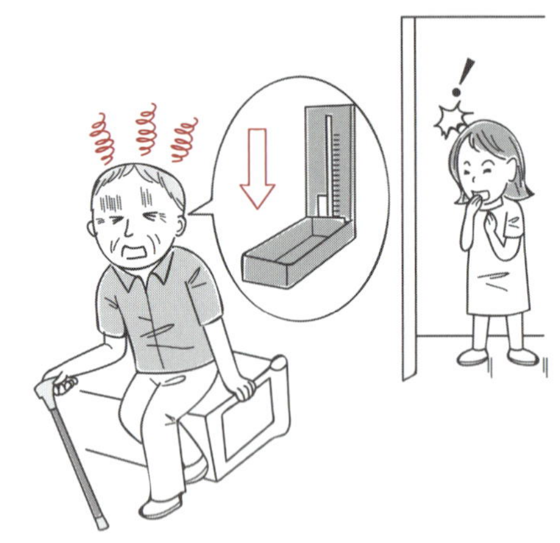

2 アセスメントと対策・コツ

循環動態を把握する

- 患者のADLを把握するためにも，現在の**リハビリテーションの進行状況**，**リハビリテーション時の身体症状**（**疼痛の有無・程度**，**循環動態の変動**）について，あらかじめ理学療法士から情報を得るようにする．
- 理学療法士は，リハビリテーションの際に循環動態の**モニタリング**（**心拍数，SpO2，血圧**）を行っている．モニタリングの結果とともに，**起立性低血圧の有無**や**心負荷の状況**について情報を共有し，ともに日常生活の援助に生かすようにする．

おもな原因 6

服薬後のふらつきに注意が必要な くすり(睡眠薬など)

1 なぜ転倒・転落する?

- **くすり**を服用すると，その副作用として，**ふらつき**などの症状があらわれ，転倒事故の危険性を高める.
- たとえば，夜間の睡眠をはかるために**睡眠薬**を使用する場合には，服用後に，**ふらつき**，**めまい**，**注意力低下**の症状があらわれ，転倒の危険性を高める.
- また，循環動態をコントロールするために使用するくすり(**カルシウム拮抗薬**，**α受容体遮断薬**，**利尿薬**)は，患者の状態によっては**過度の低血圧**をひきおこし，**めまい**，**ふらつき**，**意識障害**，**失神**が原因で転倒・転落事故を誘発することがある.

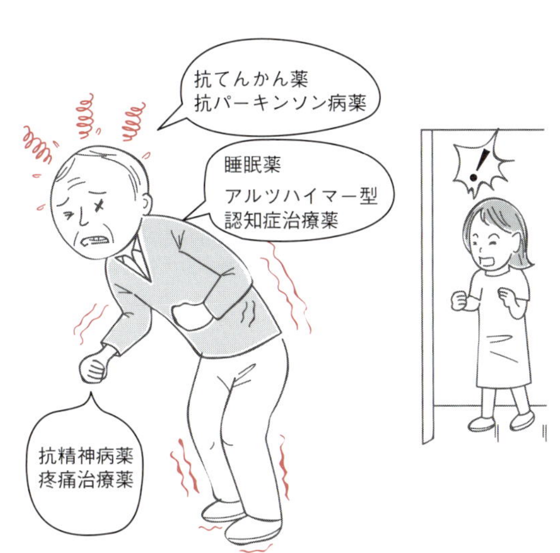

2 アセスメントと対策・コツ

1. 患者の生活パターンを考慮した服用時間を設定する

- **患者の活動時間帯を把握する．その時間帯に睡眠薬の薬効が残り，“ふらつき”がおこらないように服用時間を調整する．**具体的には，「服用したあとはすぐにふとんに入るようにする」「持ち越し作用がおこらないように，とくに服用量超過に気をつける」などの工夫である.

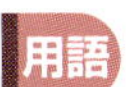
用語 **持ち越し作用**●睡眠薬の服用後，効果が翌朝から日中にかけて継続し，眠気・ふらつき・倦怠感の症状があらわれること.

2. 転倒リスクのあるくすりを把握する

- **どのようなくすりが転倒リスクを高めるか―その主要なものについて“くすりリスト”を把握しておく**ことが便利である．リスクのあるくすりは，数多くあると考えられるが，ひとつの目安として，添付文書に転倒リスクについてなんらかの明記のあるものを把握しておくとよいだろう(**表**)．“とくに注意が必要なくすり，”と考えることができる.

表 「転倒」が副作用として明記されている内服薬と外用薬

薬効群	一般名	おもな商品名
睡眠導入薬	トリアゾラム	ハルシオン®錠，ミンザイン®錠
	ゾピクロン	アモバン®錠，ゾピクール®錠
抗てんかん薬	クロバザム	マイスタン®錠，マイスタン®細粒
	ガバペンチン	ガバペン®錠
抗精神病薬	リスペリドン	リスパダール®錠，リスパダール®内用液
	オランザピン	ジプレキサ®錠，ジプレキサ®細粒
	パリペリドン	インヴェガ®錠
抗パーキンソン病薬	プラミペキソール	ビ・シフロール®錠，ミラペックス®ＬＡ錠
	エンタカポン	コムタン®錠
	ゾニサミド	トレリーフ®錠
アルツハイマー型認知症治療薬	ドネペジル	アリセプト®錠，アリセプト®細粒
	メマンチン	メマリー®錠
	ガランタミン	レミニール®錠
	リバスチグミン	リバスタッチ®パッチ，イクセロン®パッチ
疼痛治療薬	プレガバリン	リリカ®カプセル
	トラマドール・アセトアミノフェン配合剤	トラムセット®配合錠
	ブプレノルフィン	ノルスパン®テープ

各くすりの使用目的（薬効）の疾患自体に転倒の原因があるとも考えられるため，必ずしもくすりの影響のみによって転倒がひきおこされたとは断定できないことに注意が必要である．

3. パーキンソン病治療薬だけでなく，パーキンソン病自体も危険

- ほかにも，たとえば，パーキンソン病治療薬の**レボドパ（L-DOPA製剤）**の副作用によって，①**不随意運動**，②**精神症状**（幻覚，幻想，錯乱），③**効果減弱**，④**ウェアリング・オフ現象**（wearing-off，薬効時間の短縮による症状の日内変動），⑤**オン・オフ現象**（on-off，服薬の時間に関係のない急激な症状の変動）が生じることがあり，急に与薬を中止した場合は，⑥**高熱や著しい筋固縮**などが生じることもある．これらのくすりの作用は，転倒・転落の要因となる．
- さらに，**パーキンソン病**自体も，その進行にともない，**振戦**，**筋固縮**，**無動・動作緩慢**，**歩行障害**，**姿勢反射障害**，**うつ**，**尿失禁**，**認知機能低下**などが生じ（大脳基底核黒質からのドパミン分泌の減少が原因となる），これらの症状は，いずれも転倒・転落の要因となる．
- つまり，パーキンソン病の場合は，その疾患自体も転倒・転落リスクとなるし，その治療薬の作用も転倒・転落リスクとなる．くすりを飲んだり飲まなかったり，飲む時間の間隔が短かったり長かったりしないように，正確に与薬されるような**調整が求められる**．
- そのほかにも，**パーキンソン様症状をひきおこす可能性のあるくすり**があり，同様に注意が必要である．おもには，定型**抗精神病薬**であるレボメプロマジン（商品名：ヒルナミン®，レボトミン®），クロルプロマジン（ウインタミン®），ハロペリドール（セレネース®，リントン®），スルペリド（ドグマチール®），チアプリド（グラマリール®）などや，**ドパミン受容体拮抗薬**であるメトクロプラミド（プリンペラン®），ドンペリドン（ナウゼリン®）などである．

おもな原因 7

伝え方がわからない/声をかけづらくて遠慮してしまう 看護師に意思を伝えにくい

1 なぜ転倒・転落する？

- （転倒の危険のある）患者が，トイレに行くために看護師の助けを借りようと思っても，その伝え方がわからなかったり（①**だれに伝えてよいのかわからない**など），あるいは，困難がともなったり（②**ナースコールが手の届かない位置にある**など），または伝え方がわかっても看護師に声をかけづらい状況である（③**看護師の顔がこわい**など）とすれば，「声をかけるのが面倒だから自分でやってしまおう」ということになり，患者は**単独行動をとりがち**になる．当然，転倒のリスクも高まることになる．
- そのため，**ナースコールの位置・高さ**や，また，**看護師の“愛想のよさ”**なども，転倒・転落防止の観点からとても大事な要素となる．怒っているような表情の看護師に，自分のトイレを手伝ってもらおうと思う人は少ないだろう．患者に「伝えてよいのかな……」と迷わせてしまうと，**結果的に，患者に無理を強いて，転倒・転落のリスクを高める**ことになる．
- 遠慮の気持ちをもつ対象は，看護師だけではない．たとえば，ポータブルトイレを使用するときなど，「大便を捨てるのに人に迷惑になる」「スイッチの音や明るさでほかの人が目を覚ますから，電灯を点けない」といった，とくに**排泄にかかわることに関しては，同室の患者に対して遠慮する**こともある．これも転倒・転落のリスクとなる．

トイレに行きたい……
でも伝えられない
話かけにくい看護師
届かないナースコール
?!

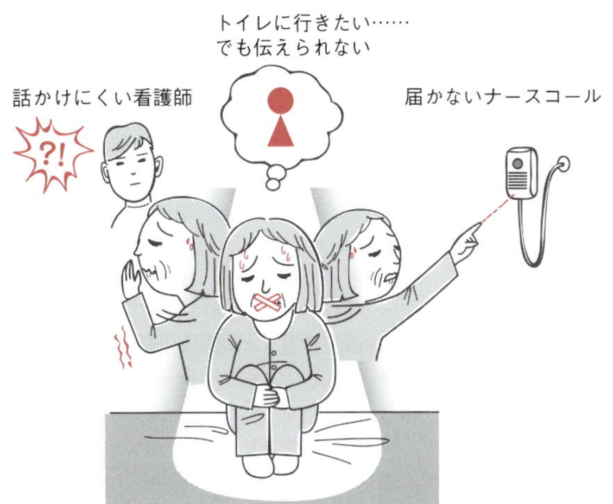

2 アセスメントと対策・コツ

1. ナースコールの位置が適切かどうかをみる

- **ナースコールの位置が適切かどうか**は，**それぞれの患者の立場に立って考える**必要がある．たとえば，ナースコールは，**まひのない側の手で押せる位置に置く**必要がある．左まひ患者には右枕元に置き，右まひ患者には左枕元に置く．

- つまり，「どの場所に配置するのがもっとも適当か」は，患者が看護師に意思を伝えるための手段を確保するためにかなり重要なことなので，それぞれの患者の立場からアセスメントして決定する必要がある．

2. 遠慮の強い患者への対応

- たとえナースコールの位置に十分配慮し，意思を伝えやすい雰囲気をつくったとしても，それでも遠慮が強い患者がいて，**自分のしたいことを看護師に伝えるのが苦手な人がいる**（“遠慮のある・なし”に関係なく，罹患する疾患の症状として，意思伝達に困難のある患者もいる）．
- そのような場合は，看護師のほうからはたらきかけ，**患者が何をしたいと思っているのかを積極的に把握する**．場合によっては，そのしぐさから，言葉では表現されない“声なき声”を察知することが求められる．

3. 本人が何をしたいかを確認する

- 言語能力は残されているものの，自分の欲求をきちんと伝えることがむずかしい場合は，**視線を合わせ，ゆっくりと大きめの声で，はっきりとした口調**で言葉をかけ，本人のニーズをていねいに聴く．
- 行きたい所やしたいことがある程度理解できる場合は，**そこに一緒に行き，実際に実物を見せて確認する**ことも有効である．

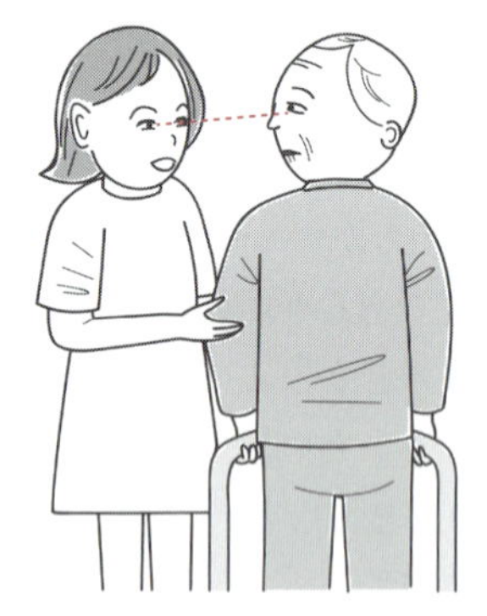

目を合わせ，ゆっくりと大きな声で，「どうされましたか？　散歩ですか？　お買い物ですか？　それともトイレですか？」と聞く．

4. しぐさから，本人の“したいこと”を察知する

- “遠慮”の強い患者は，言葉で訴えないままに日常生活動作を行う傾向にある．尿意など患者の意思を察知することは容易ではないが，**言葉の代わりに，その動作から患者の意思を読みとることができる**場合がある．そのような**“意味をともなう”しぐさは，①多くの患者に共通するものと，②それぞれの患者に特有のものがある**ので，それらを区別しながら考えるとよい．

①多くの患者に共通するもの：

「何の脈絡もなくベッドから降りようとする」

「しきりにおむつに手を当てる」

「日ごろに比べ多弁で，落ち着きがない」

☞何となく居心地がわるい気持ちであり，トイレに行きたい欲求のあることが多い．

「何も言わず，ベッド上でもぞもぞと動く」

☞おむつ内に排泄していて，自分でなんとか処理しようとしていることが多い．

「同室者に大きな声を出す人や騒ぐ人がいて，その人に向ける視線の回数が多い」

☞その人が気になっていて，何とかしてほしいと心で訴えていることが多い．

②それぞれの患者に特有のもの：記録に残し，スタッフ間でその特徴を共有しておくと便利である．たとえば，19，86ページのような方法で排泄行動のパターンを示しておくと，スタッフが交代しても一貫性のある援助が可能となる．

おもな原因 8

ベッド上にとどまっているのがつらい，動いて気をまぎらわしたい

体調不良

1 なぜ転倒・転落する？

- ベッドを離れようと思う原因は，何もトイレばかりではない．**体調不良で落ち着かない**という理由で，**ベッドにとどまれない**ということもよくある．たとえば，発熱，下痢，悪心，腹痛などである．

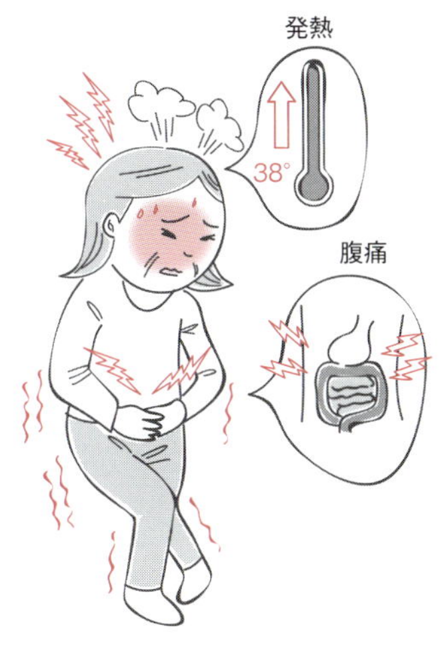

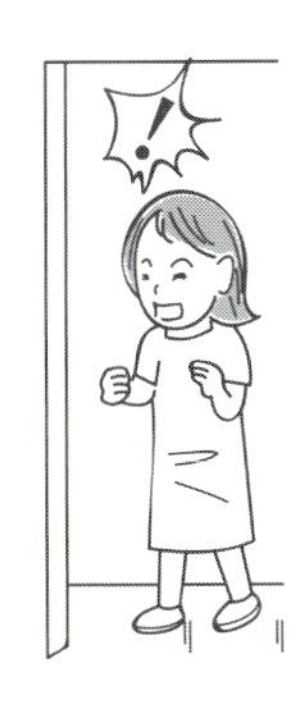

2 アセスメントと対策・コツ

- **ADLの低下**などがある患者に対しては，患者が**自分からベッドを離れる前に，その動きを察知し適切な介助を行う**必要がある．そのためには，患者が**体調不良であることを見抜く**こと，さらにはそもそも**体調不良をおこさせない**ようにすることが重要である．そのためにも看護師は，常に患者の全身状態をアセスメントすることが大切である．

- 患者が「動いて気をまぎらわしたい」と思うような体調不良には，①**排泄**に関する体調不良，②**発熱・悪心**，などがある．それぞれについて，アセスメント・対策のポイントをみてみよう．なお，以下のアセスメントを有効に行うためには，患者の通常時の状態を把握していることが重要となる．

1. 排泄に関する体調不良について

- **便秘**　毎日のお通じがあるか.
- **下痢**　便の回数・性状, 腹部グル音の有無・程度, 腹部の緊張状態, 腹痛の有無・程度・部位
- **排尿**　尿量（オムツ・尿とりパッド内の排尿状況）, 排尿間隔（頻尿, 6～8時間以上排尿がない）, 下腹部緊満（尿がたまっている可能性）, 下腹部痛の有無・程度

[対　策]

- **水分摂取**をうながし, **食事内容**を工夫する. **運動**, **腹部マッサージ**などを行い, それでも排便がなければ, 医師の指示の下, 適切な**排泄コントロール**を援助する.

2. 発熱・悪心などについて

- **発熱**, **四肢冷感**, **冷汗**の有無・程度.
- **悪心・嘔吐**の頻度, **吐物**の性状.

第2章

ケースで理解しよう 場面別 転倒・転落予防のアセスメントと対策

具体的な臨床場面別に，①転倒・転落の原因，②アセスメント方法，③対策，をみてみよう．患者の状態の経過（急性期・回復期・慢性期・ターミナル期）ごとに特徴の異なる転倒・転落の原因があるため，同じ病院内とはいえ，すべての患者に同じ対応をすることはできない．具体的にどのように対応方法を変えていくか，“みるべきポイント”“具体的な対策”をみてみよう．また，認知症が関連する場合には，特別な注意が必要となり，さらに在宅の場面では，病院とは異なった生活環境，自宅にいることの慣れと油断なども影響し，特有の注意が必要となる．

1 ケースでみる①
病院における転倒・転落予防

- 病院において，転倒・転落事故の件数は，与薬事故とならんで多く，防止対策に苦慮している．転倒・転落事故が，他の医療事故に比べて特異なのは，医療スタッフによってではなく，**患者自身によってひきおこされているケースがはるかに多い**ことである．
- その理由を考える場合，病院という療養の場（環境）は，具体的にどうなっているのかということをまず見極めておく必要がある．そして，療養環境のなかで発生する転倒・転落事故は，患者自身にとって，また，医療者にとってどんな問題であるかを認識する必要がある．
- 転倒・転落事故は，いつでも，どこでも，どんな患者にも発生する事故であるが，とくに**高齢の患者において，その影響が深刻**である．その理由は，①転倒によって，大腿骨骨折などをおこした場合には，身体機能が急速に悪化し，寝たきりや廃用症候群をきたしてしまうこと，②もともと罹患している疾患が，転倒・転落をきっかけにして悪化し，また，新たな合併症をきたすこと，そして，③転倒・転落により身体に深刻な影響を与える（たとえば，頭部打撲によって急性硬膜下血腫となれば，短時間で生命の危機的状況に陥る）ことである．
- また，医療者においては，**自分が見ていないところで発生している**ことが多いだけに，事故によって患者に大きな障害が生じたときに，「もっと注意しておけばよかったかもしれない……」というように，自らのなすべき責任やケア方法に対する自責の念にさいなまれることが多い．
- とくに急性期では，疾病の治療・回復を目的とした医療が行われているため，転倒・転落事故という２次的障害の発生は，患者の病状をきわめて困難な状況に置くことになる．転倒によるリスクをとくに軽減していかねばならない場面である．

なぜ病院で転倒・転落事故がおこるのか？

- 病院における転倒・転落事故の原因について，具体的にみてみよう．

患者の行動がおおもとになる

- 転倒・転落事故は，**患者側（患者行動）によってひきおこされる**ことが多いことから，患者側にある要因が大きく影響する．
- そのため，医療スタッフによってひきおこされる事故—すなわち，医療者の手順の誤りによるプロセス型の事故（与薬事故など）に対して，転倒・転落事故は，**非プロセス型の事故**ともいわれている．非プロセス型の事故には，ほかに，チューブの自己抜去や誤嚥などの事故がある．
- 転倒・転落事故は，事故の形態としての「結果」であるが，その要因としての患者行動には，いくつかの種類ある．すべる，つまずく，ふらつく，よろける，転ぶ，ぶつかる，ずり落ちる，などである．こうした**患者行動を防ぐ**ことが，病院における転倒・転落事故を防止するうえで重要な前提となる．
- **センサーで見守りを補う**　転倒・転落事故をゼロにすることはできないが，減少させることはできる．そのためには，物的対策をアセスメントすることが大切となる．基本的には，転倒防止のいちばんの対策は，誰かが見守りをすることであるが，実際には**転倒につながりうる患者のすべての行動を見守ることは不可能**である．そこで，**離床センサー**の使用が有効となる．

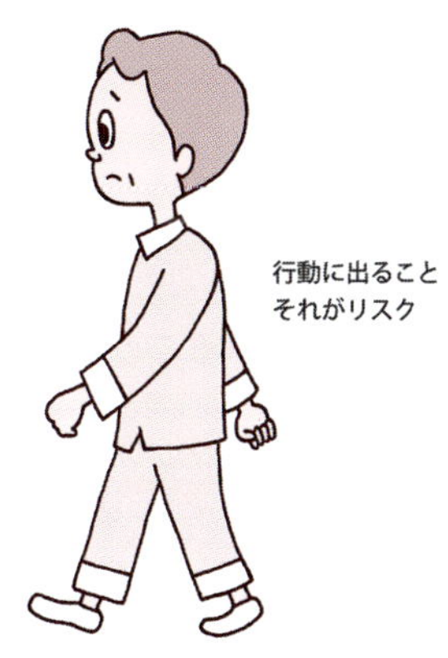

- 臨床センサーは，直接的な転倒防止具ではなく，看護師の見守りを補佐してくれるものである．こうしたセンサー類を上手に活用していくことも転倒予防のうえで大切である．ただし，たくさんセンサーをつければよいというものではない．患者が動くたびにセンサーに連動するナースコールが鳴るのでは，業務に支障が生じかねず，また，本当に重要なナースコールを見逃すことにもなりかねない．いたずらに業務の支障とならないかぎりで活用する必要がある．

環境的要因（外的要因）も影響する

- **すべる，つまずく，転ぶ，ぶつかる**という患者行動は，外的要因である環境要因が影響している．急性期病院自体の**設備・環境の物理的・構造的な危険性（リスクファクター）**の存在がある．
- 病院内の物的環境には，さまざまなものが考えられる．たとえば，光環境（照明），音環境，空気環境（空調，温湿度）といった「**環境工学的な環境**」，また空間の規模（病室の広さ），建築材料・仕上げ（手すり，床材），家具，備品，療養具（ベッドまわりを含めて医療行為や患者の生活が行われる環境に置かれる備品）などといった「**設計的な環境**」もある．

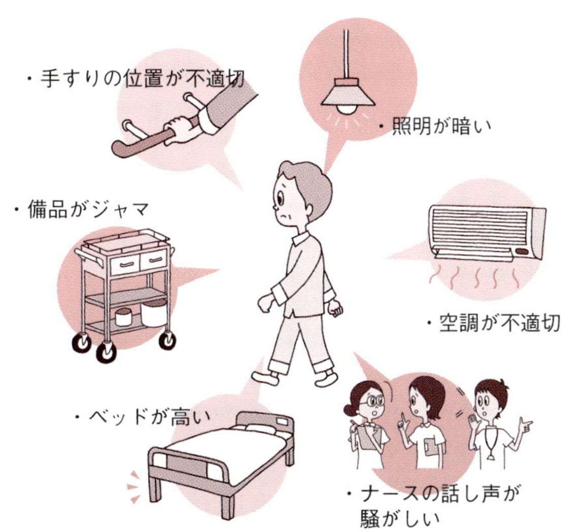

- 家具・備品・療養具は，使用する人にとって，安定性があり，安全に使うことができるように工夫されているかどうか，といった評価がとくに必要となる．
- 外的環境の評価・対策の方法として，頻繁に訪室するという方法もあるが，医療スタッフに頼る方法では，限界があるため，**恒常的な対策である物的対策で対応する**ことが必要となる．つまり，ベッド自体の工夫，およびサイドレールの設置といった対策が重要となる．この物的対策には，①転倒・転落をおこさないための発生予防対策と，②転倒・転落がおきても大きなけがにしないための衝撃緩和対策あるいは傷害防止対策，の2つがある．
- ほかの環境的要因として，**履物や衣服の状態，不慣れな病院環境**といったこともある．

患者個別の要因（内的要因）も影響する

- 患者行動のふらつきやよろけは，**患者個別の要因**（内的要因）である．患者個別の要因には，**年齢，感覚，意識状態，運動機能，活動領域，服用薬剤，排泄状態，患者の行動特性**（ナースコールを押さないで行動しがちなど）がある．
- **内的要因のアセスメント** 内的要因について，患者をアセスメントし，点数化することで，患者の転倒・転落の危険度を分類することができる．転倒・転落をおこしやすい患者を見つけ出し，重点的に対策を立てるために有効である．問題は，こうしたアセスメントによって見つけ出したリスクの高い患者に対して，どのような予防対策を組み立てていくのかという点にある．
- 患者個別の要因には，**予測されない生理的身体的要因**も存在する．例としては，**急な意識消失発作，不整脈**の出現，**てんかん発作，一過性脳虚血発作**（TIA）あるいは**脳血管障害，失神発作，低血糖発作時**などである．これらが発生したと同時に，すぐに転倒・転落事故が発生することがある．

運動機能障害
感覚障害
意識障害
てんかん発作
低血糖発作

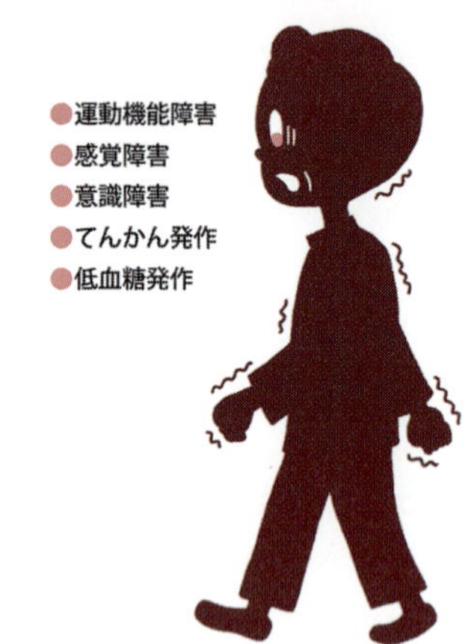

管理体制や教育（管理的要因）も影響する

- 内的・外的要因とは別に，入院時の患者情報である**転倒の既往歴**，自宅での**生活状況の聴取**，転倒・転落アセスメントの実施やスタッフ間での情報共有，夜間の患者ラウンドや患者行動のチェックなどの**看護体制**や**ケアの実施方法，患者や家族への教育**など，**管理的要因**がある．
- 転倒・転落事故は，1つの要因からではなく，患者個別要因に，他の要因が**複雑に重なり合って発生している**ことに注目する必要がある．このことは，1つの対策だけでは不足であり，で

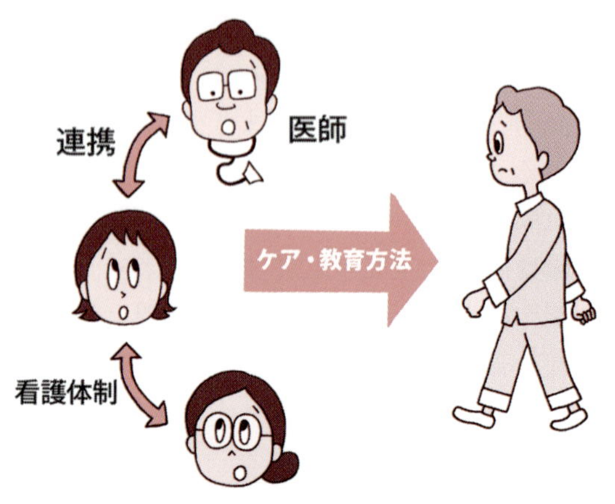

きるかぎりの多様な対策をとらないかぎり，転倒・転落事故を防止していくことは困難であることを示している．

どのように転倒・転落防止のアセスメントを行うか？

［オリジナル・アセスメントシートを作成する，使用時期を決定する］

- それぞれの病院背景が異なるので，まず**自病院での転倒・転落事故の実態について把握する**ことが必要となる．①転倒の危険性の高い患者要因を探り（統計処理し），項目化する．②危険性の高い要因のみをチェックリスト（アセスメントシート）化する．③リスト項目をスコア化する．④危険度基準（カットオフ値）を決定する．⑤シートの使用時期を決定する．通常，入院時，入院後２日目ぐらい（急性期病院でもっとも事故が発生しやすい時期），その後は入院後１週間ごと，および病状が大きく変化した時点，不幸にして転倒・転落が発生した時点で，再アセスメントを実施する．

［オリジナル・アセスメントシートを活用する，結果を生かす］

- このように患者ごとにアセスメントシートの事故要因項目をチェックし，スコアの総合点により危険度を算出して，転倒事故の危険度を予測する．院内全体で方法を共通させる必要があり，また，アセスメントシートの項目内容も，現状を反映しているか定期的に見直して，その精度を上げていく必要がある．さらに，アセスメントシートの使用マニュアルを作って，院内全体の多職種に周知させることも有効である．
- 次に，アセスメントシートの結果から，転倒・転落予防策を立案して実施し，さらに，実施内容を評価する．病院全体でシステマティックに展開することで，医療の質的評価にもつなげることができる．
- 転倒・転落後に重大事故が発生するリスクをアセスメントすることも重要である．たとえば，明らかに頭部打撲があった場合や，ハイリスク患者――抗凝固薬を服用している患者，透析後の患者，出血傾向のある患者などが転倒した場合である．このような条件をもつ患者であるかどうかのチェックも重要である．
- 頭部外傷は，生命の危機的状況ともなるので，「頭部打撲時の対応の流れ」などを作成しておくことも有効である．たとえば，血液疾患の患者が転倒して頭部打撲をした場合には，重症化させないために，採血をして血小板値をみながら，必要に応じて，血小板輸血を行うことを検討するということである．

転倒をひきおこす疾患とくすり

- 先にも述べたが，患者が罹患する**疾患自体に，転倒の原因があるものがある**．運動障害をひきおこす疾患である，脳梗塞（ラクナ梗塞，アテローム血栓性脳梗塞，心原性脳塞栓症），神経変性疾患，パーキンソン病，進行性核上性まひなどである．高次脳機能障害である失語症や半側空間無視をともなう病態も危険性が高い．
- アセスメント項目である，①**感覚要因**では，視覚障害や前庭覚障害があると，危険が高まる．②**認知要因**では，意識障害，記憶障害，認知要因があると，危険が高まる．③**運動要因**では，筋力低下，全身持久力低下，骨関節機能障害，心肺機能低下などがあると，危険が高まることになる．
- **くすりの多くに転倒リスクが内在している**．転倒事故に注意を要するくすりとして，**睡眠薬**，**せん妄をおこすくすり**，**離脱反応をおこすくすり**，**頻尿・下痢をおこすくすり**，**抗がん薬**などが挙げられる．とくに不眠時に使用されている**ベンゾジアゼピン系睡眠薬**は，転倒の原因になりやすいため，より筋弛緩作用が少ない睡眠薬を選択することや，高齢者には，できるだけ低用量を用いることなどによって予防策をとることが重要となる．

- くすりの摂取だけでなく，減量や中断でおこる離脱反応も転倒のリスクとなる．多くのくすりを併用する影響で，副作用発現のリスクが高くなって，転倒につながることもある．さらに，出血傾向を増強させるくすりの投与中および投与後には，とくに注意が必要である．もし転倒・転落がおきた場合には，抗凝固薬は出血を重症化させるおそれがある．

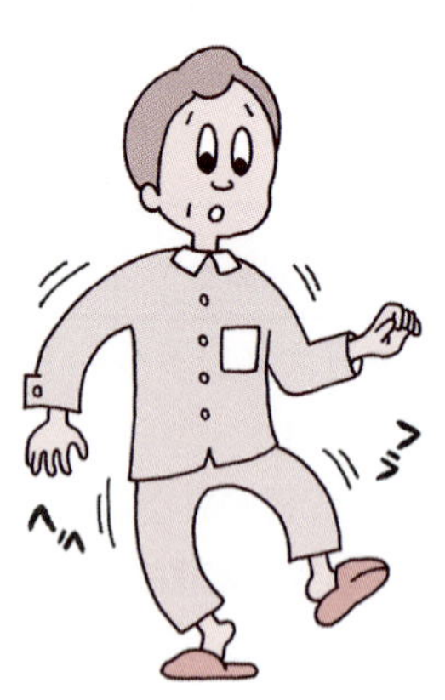

転倒・転落後の被害を軽減する

- 患者が実際に転倒して傷害が発生した場合，もはや身体的影響はもはや避けられないとしても，病院の対応として，**どういう状況下でどのように転倒したかなどの具体的事実について，早急に家族に知らせる**必要がある．そして，頭部打撲があった場合には，必要に応じて，頭の単純CTスキャンを撮影する必要がある．実際には，すべての頭部打撲場面で撮影することはむずかしいので，**撮影する場合・しない場合の判断基準を決めておく**ことも必要であろう．転倒・転落当時の被害状態をできるだけ正確に把握しておくことが重要である．
- 患者の治療にあたって，病院が**診療契約の付随義務として負う説明義務**が，患者や家族に適切に尽くされることが大切である．説明義務は，診療契約上，患者に認められる適切な治療・看護を受ける権利の一内容と考えられているからである．病院から患者・家族への説明責任については，どの時点でどのように説明するかについて，その状況に応じた病院の対応方法を決めておくとよい．また，患者の受傷に対する処理やその患者においての今後の再発防止策などについて説明する必要がある．インフォームドコンセントが不十分であると，家族と病院との間の信頼関係を崩すことになり，事態をより悪化させるおそれがある．

ケースでみる①－1

急性期における転倒・転落予防

- 急性期における転倒転落事故は，主に，①術後の初回歩行のとき，②化学療法中のとき，③（疾患もしくは手術を原因とする）痛みがあるとき，④体内にチューブ類が留置されていてそれにつまずくとき，あるいは引っぱられて転ぶときなど，疾患の症状やその処置に関連しておこる．
- とくに急性期では，転倒・転落をおこしたとき，もともとの疾患が悪化し，また，新たな合併症をきたすおそれが大きく，患者の病状をきわめて困難な状況に置くことになる．
- 急性期における転倒・転落事故は，病状の変化が激しい治療過程の場面で発生しているわけであり，患者の病態から離れて事故をとらえることはできない．病態をしっかりととらえたうえで，転倒・転落事故防止を講じていくことが重要である．
- 痛みが緩和した時期にも注意が必要である．この時期は，生活環境の変化を原因とする転倒事故が多く発生する．たとえば，入院という，自宅とは異なる環境や生活様式のなかで，戸惑いや不安の意識から思わぬ行動をとり，転倒・転落事故をひきおこすといったことである．看護師はまずそのようなリスク要因があるということを認識することが大事である．
- 具体的なケースとして，「手術後のせん妄」「手術後の鎮痛薬」についてみてみよう

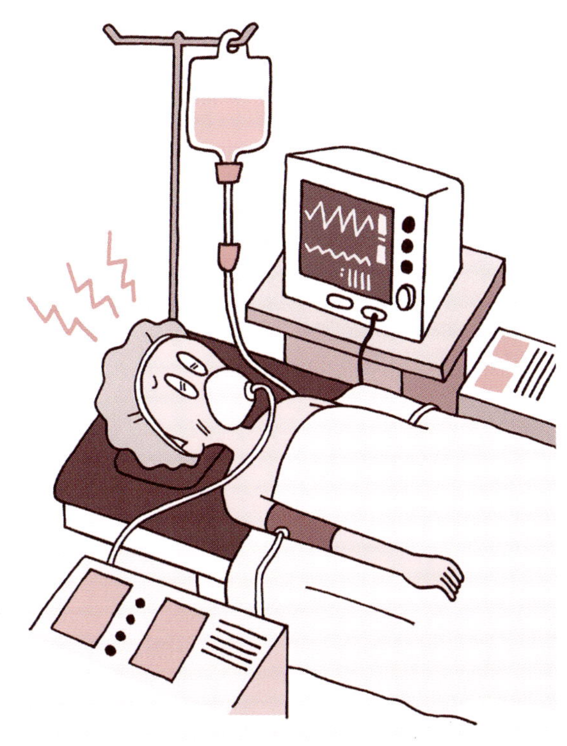

急性期のケース 1 生命への危険が大きい 手術後のせん妄

大腸がんの手術を受けた83歳男性．術後せん妄をおこしており，手術後4日目の深夜1時50分ごろ，病室のベッドサイドで横たわっているところを発見される．睡眠薬を内服してから1時間後であった．

1 なぜ転倒・転落する？

1. 術後せん妄のリスク

- 高齢者は，手術侵襲や入院によるストレスが要因となり，手術後，**せん妄**が発生しやすくなる．せん妄は意識障害を生じ，転倒・転落の危険性が高まる．せん妄は，手術後2～3日目より発生し，1週間くらい継続する可能性がある．

2. その他のせん妄の原因

- せん妄の発生要因としては，**手術侵襲**の大きさ，**ドレーン類**が多く挿入されていること，**不眠**，**視聴覚障害**，**年齢**，**認知症**，**くすり**の影響などさまざまな原因が挙げられる．
- これらは，せん妄の**発生原因であるとともに症状の増強原因**でもある．もともとせん妄発生リスクの高い術後においては，とくにこれらの発生・増強原因に留意しておく必要性が高い．

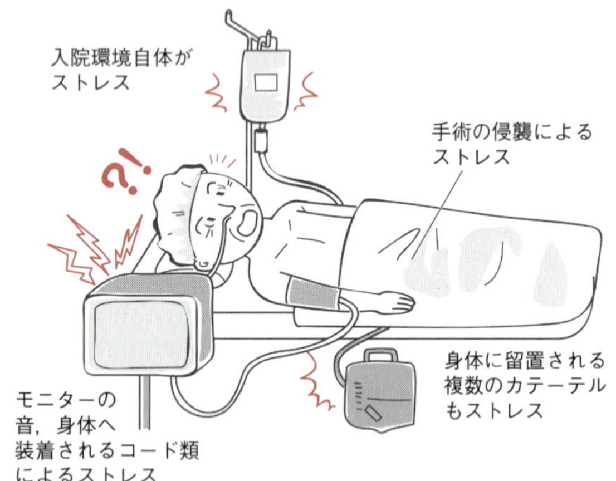

用語 **せん妄とは**●せん妄は，意識混濁と，認識の低下などの症状があらわれるもので，注意力の低下や衝動的な行動から転倒につながるといわれている．せん妄の症状は，過活動型，低活動型，混合型に分類され，症状の日内変動がみられる．過活動型せん妄では，興奮・問題行動がみられ，低活動型のせん妄では，精神・運動機能の低下，見当識障害や注意障害が出現する．過活動型せん妄が多いが，低活動型，混合型のせん妄は，見逃されやすいことが指摘されている．低活動型せん妄は，疲労や気分の変化，うつ状態と誤って判断されることも多く，看護介入されないまま経過し，症状が遷延する場合がある．

2 アセスメント

1. せん妄のアセスメント

- **薬物療法**(ハロペリドールなど)を使用し,睡眠調整を行う際は,**副作用症状**(錐体外路症状・便秘など)**のスクリーニング**を行う.
- また,せん妄ケアにおいては,①**せん妄に陥るリスクの高い人の予測**,②**発症の予防**,それに加えて,③**早期のアセスメント**と,**必要なケア**が重要となる.そのため,アセスメントツールを使用し,日々の変化もしくは日内変動をみていくことで,**"いつもとちがった様子"を早期に発見する**ことができる.とくに,低活動型のせん妄患者は,外見上からその徴候を見極めることがむずかしいので,スケールを利用してアセスメントすることの有用性が高い.
- ただし,実際の現場において,アセスメントのためだけに使える時間が確保されていることはほとんどない.**日常のケアを行いながら,併せて観察(アセスメント)を行うことが実際的である.** ケアと並行しながら確実なアセスメントを実施するためには,各ツールを用いたアセスメントの方法について事前に十分に訓練し,身につけておく必要がある.

2. 日本語版ニーチャム混乱・錯乱状態スケールの特徴

- せん妄が発生しているか,せん妄の程度がどのように変化しているかのアセスメントについて,看護師によって差が生じることがあり,介入が遅くなったり,介入されないまま放置されたりする場合がある.そこで,統一的にせん妄レベルを測定できるツールとして,アセスメントスケールが有用となってくる.
- よく使用されるものに,**ICDSC** (intensive care delirium screening checklist) や**J-NCS** (**日本語版ニーチャム混乱錯乱状態スケール**, ☞39ページ) などがある.このうちJ-NCSは,急性混乱・錯乱状態の発生パターンとメカニズムを理論的な基礎として,スケール構成や観察項目を導き出し,さらに,急性混乱・錯乱状態に関する患者の特徴を看護者にインタビューして導き出した項目を追加したものである.
- J-NCSスケールの特徴は,①**看護者が通常のケアのなかで観察できる事柄に基づいて評価することができる**こと.また,②**患者に認知機能検査のような負担をかけないように配慮されている**こと,である.急性混乱・錯乱状態の初期・早期の症状発見にすぐれ,重症化の予測もある程度可能である.

3 対策とコツ

1. せん妄患者に対する声かけ

- せん妄は,意識の混濁状態であり,**とくに過活動型のせん妄が発生している患者に対しては,興奮を助長させてはいけない.**
- たとえば,**患者が意味の通じにくい言葉を発したとしても,その言葉を否定してはいけない.** ひとまずは,静かに傾聴しながら言葉かけをすると,患者は落ち着くことが多い.コミュニケーションをとるための必須の心がけである.

2. せん妄患者に対する睡眠導入に関するケア

- せん妄を発生すると（とくに夜間せん妄を生じたりすると），睡眠-覚醒リズムが乱れ，昼夜逆転することがあり，よりせん妄を悪化させる．**サーカディアンリズムを意識しながら**，日中の覚醒をうながし（散歩・日光に当たる），夜間に自然と睡眠がとれるように**生活習慣を改善し**，あるいは**睡眠をとりやすい環境づくり**（部屋の照明・ルート類を外すなど）を心がける．

3. 安全ベルトの活用―オーバーテーブルとベッドの固定

- せん妄をおこしているときは，本人に説明して，"してほしい行動"や"してほしくない行動"の理解を求めることは困難である．したがって，**せん妄などの意識障害をおこしている場合は，患者の意識状態にかかわらず周辺の環境調整による安全の確保が中心**となる．
- 不安定に動くものは，安全ベルトなどで固定して，転倒をおこすきっかけとならないように工夫する．たとえば，**可動的なオーバーベッドテーブルは，ベッドに固定する**ことで，転倒・転落防止の安全性を高めることができる．

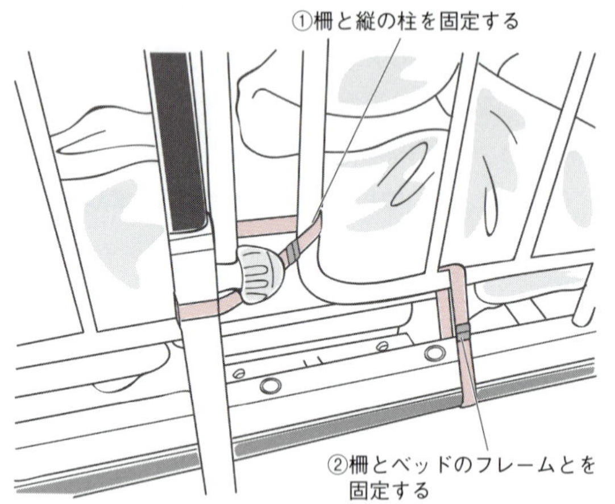

●文献

1) 綿貫早美，狩野太郎，亀山絹代他：高齢手術患者の術後せん妄発症率と発症状況の分析に関する研究，群馬保健学紀要 23：109-116，2002
2) 松下年子，松島英介，丸山道生：一般外科病棟における術後せん妄発生の予測と関連要因に関する日本語版NEECAM混乱・錯乱状態スケールの臨床的妥当性と有用性，Quality Nursing 10（7）：681-689，2004
3) 内山律津子，小松原富子，山中きえ子：せん妄発生要因の分析と援助，日本農村医学会誌 56（3）：410，2007
4) 松井 文，八塚美樹，高畠里美ほか：高齢手術患者のせん妄発症要因に関する検討，富山医科薬科大学看護学会誌 6（1）：91-99，2005
5) 落合節子，小野夏江，小林智子ほか：看護記録の分析からみた術後譫妄発症とその要因との関連―譫妄発症群と非譫妄発症群との比較，日本看護学会論文集，成人看護Ⅰ（36）：27-29，2005
6) 濱崎恵子，今田真理子，岩本昌子：外科病棟における術後せん妄の発症要因分析，日本看護学会論文集 成人看護Ⅰ（36）：30-31，2005
7) 安村誠司：高齢者の転倒と骨折（真野行生編著），高齢者の転倒と骨折，40-45ページ，医歯薬出版，1999
8) 葛谷雅文：高齢者の疾病の特徴．これからの老年学―サイエンスから介護まで（井口昭久編），第2版，51-56ページ，名古屋大学出版会，2008
9) 千葉 茂，田村義之：老年期せん妄の臨床像の特徴と予後，老年精神医学雑誌 15（9）：2004
10) 貝塚みどり：低活動状態と看護．QOLを高めるリハビリテーション看護（貝塚みどり編），53-57ページ，医歯薬出版，1995

認知・情報処理	注意力・覚醒状態・反応性	4	注意力・覚醒が完全である	名前を呼んだり体に触れたりするとすぐに適切な反応がある―例えば視線や顔を向ける．周囲の状況を十分認識する，周囲のできごとに適切な関心を持つ．
		3	注意力・覚醒が散漫または過敏・過剰	呼びかけ，体の接触，周囲のできごとに対する注意の持続が短いか，または過覚醒で周囲の合図や物に対し注意過敏になる．
		2	注意力・覚醒が変動するまたは適切でない	反応が遅く，視線を向けさせ注意を維持するためには繰り返し呼びかけたり体に触ったりする必要がある．物や刺激を認知できるが，刺激の合間に眠り込むことがある．
		1	注意・覚醒が困難である	物音や体に触れることで眼を開く．怖がる様子を示すことがあり，ナースとのコンタクト（コミュニケーションや非言語的なやりとり・身体接触を含む）に注意を向けたり認知したりすることができない，または引きこもり行動や攻撃的な行動を示すことがある．
		0	意識覚醒・反応性が低下している	刺激に対して眼を開けることも開けないこともある．刺激を繰り返すとごくわずかな意識覚醒を示すことがある．ナースとのコンタクトを認知できない．
	指示反応性（認知・理解・行動）	5	複雑な指示に従うことができる	「ナースコールのボタンを押してください」（対象となるナースコールのボタンを探し，それを認知し，指示を実行する）
		4	複雑な指示にゆっくりと反応する	複雑な指示に従う（または指示を完了する）ためには，促したり指示を繰り返したりする必要がある．複雑な指示を「ゆっくり」と，または過剰な注意を払いながら実行する．
		3	簡単な指示に従うことができる	「○○さん，手（または足）を挙げてください」（手か足の一方のみを指示する）
		2	簡単な口頭指示に従うことができない	体に触れられたり視覚的な合図に促されて指示に従う―例えば口のそばにコップを持って行くと水を飲むという動作はとれる．ナースがコンタクトをとったり，安心させたり手を握ったりすると，落ち着いた表情・反応を示す．
		1	視覚的な指示に従うことができない	呆然とした表情やおびえた表情の反応があるか，あるいはまた刺激に対して引きこもる反応や反抗的な反応を示し，行動が過剰または過少・不活発な状態．ナースが軽く手を握っても反応しない．
		0	行動が過少・不活発で傾眠状態	周囲の環境の刺激に対してほとんど運動・反応を示さない．
	見当識（短期記憶，思考・会話の内容）	5	時間・場所・人の見当識がある	思考過程や会話・質問の内容が適切．短期記憶がしっかりしている
		4	人と場所の見当識がある	記憶・想起障害はほとんどなく，会話や質問の内容，質問に対する答えはおおよそ適切である．同じ質問や会話の繰り返しが多いことがあり，コンタクトを継続するには促しが必要である．依頼されたことにはおおむね協力的である．
		3	見当識が変動する	自己の見当識は保たれ家族を認識できるが，時間と場所の見当識は変動する．視覚的な手がかりを用いて見当識を保つ．思考・記憶が障害されていることが多く，幻覚（実在していないものを実在しているかのように知覚する）や錯覚（実際の感覚刺激を違うものに知覚する）がみられることもある．要求されたことには受け身的に協力する（協力的にふるまう自己防衛行動）．
		2	（時間や場所の）失見当識があり記憶・想起が困難である	自己の見当識は保たれ家族を認識できる．ナースの行動に関して質問したり，要求されたことや処置を拒否したりすることがある（反抗的にふるまう自己防衛行動）．会話の内容や思考が乱れている．幻覚や錯覚がみられることが多い．
		1	（人や物に対する）失見当識状態で認知が困難である	親しい人や，身近な家族・物の認識ができる時とできない時がある．話し方や声が不適切．
		0	刺激に対する認知・情報処理能力が低下している	言語刺激に対しほとんど反応を示さない．
行動	外観	2	きちんとした姿勢を保ち，外観が整い清潔さがある	ガウンや服の着方が適切で，外観がきちんとしていて清潔である．ベッドや椅子での姿勢が正常である．
		1	姿勢または外観のどちらかが乱れている	着衣やベッド，外観がいくぶんだらしない，またはきちんとした姿勢や体位を保つ能力がいくぶんか失われている．
		0	姿勢と外観の両方が異常である	だらしがなく，不潔で，ベッドの中できちんとした姿勢でいることができない．
	動作	4	行動が正常である	身体の動き，協調運動，活動が適切であり，ベッドの中で静かに休むことができる．手の動きが正常である．
		3	行動が遅いまたは過剰である	（もっと行動があってもよいはずなのに）あまりにも静かすぎる，自発的な動きがほとんどない（手や腕を胸の前で組んでいるか体の脇に置いている），または過剰な動き（行ったり来たり，起きたり寝たりと落ち着かない，またはびっくりしたような過剰な反応）がみられる．手の振戦がみられることがある．
		2	動作が乱れている	落ち着きがない，または速い動作がみられる．異常な手の動き―例えばベッドにある物やベッドカバーをつまむなど―がみられる．目的にかなった動作をするためには介助を要することがある．
		1	不適切で不穏な動作がある	管を引っ張ったりベッド柵を乗り越えようとするなど，不適切な（一見目的のないようにみえる）行動が頻繁にみられる．
		0	動作が低下している	刺激のないときは動作が限られている．抵抗的な動作がみられる．
	話し方	4	話し方が適切である	会話が可能で，会話を開始し持続することができる．診断上の疾患を考慮に入れると話し方は正常である．声のトーン（調子）は正常である．
		3	いまひとつ適切な話し方ができない	言語刺激に対し，簡潔で単純な反応しか示さない．診断上の疾患を考慮に入れると話し方は明瞭であるが，声のトーンが異常であったり，話し方が遅かったりすることがある．
		2	話し方が不適切・不明瞭である	独り言を言ったり意味不明なことを話すことがある．診断上の疾患を考慮に入れても話し方は不明瞭である．
		1	話し方や声が乱れている	声やトーンが変調している．ぶつぶつ言ったり，叫んだり，ののしったり，または（例えば，痛みや要求があるはずなのに）不適切なほど沈黙している．
		0	異常な声である	うなっているか，それ以外の異常な声を発する．話し方は不明瞭である．
生理学的コントロール	生理学的測定値		実際の記録値 正常値 体温 ________ （36-37℃） 収縮期血圧 ________ （100-160） 拡張期血圧 ________ （50-90） 心拍数 ________ （60-100） 整/不整（どちらかに丸をする） 呼吸数 ________ （14-22） （1分間完全に数える） 酸素飽和度 ________ （93以上）	一定時間の無呼吸や徐呼吸があるか （1分間の観察中に15秒以上あり，しかもそれが1回以上観察される） □あり □なし 酸素療法の指示があるか □指示なし □指示はあるが現在は酸素を投与していない □指示があり現在も酸素を投与している
	生命機能の安定性		※□収縮期血圧と□拡張期血圧の両方，またはどちらかが異常であればそれを1として数える． ※□心拍数の異常と□不整脈の両方，またはどちらかが認められれば1として数える． ※□無呼吸と□呼吸の異常の両方，またはどちらかが認められれば1として数える． ※□体温の異常は1として数える．	
		2	血圧，心拍数，体温，呼吸数が正常値の範囲内でしかも整脈である．	
		1	上記※のうちどれか1つが正常値を外れている．	
		0	上記※のうち2つ以上が正常値を外れている．	
	酸素飽和度の安定性	2	酸素飽和度が正常値の範囲内（93以上）であり，しかも酸素の投与を受けていない．	
		1	酸素飽和度が90から92の間であるか，または90以上でも酸素の投与を受けている．	
		0	酸素投与の有無にかかわらず，酸素飽和度が90未満である．	
	排尿機能コントロール	2	膀胱のコントロール機能を維持している．	
		1	最近24時間以内に尿失禁があったか，またはコンドーム型排尿カテーテルを着用している．	
		0	現在尿失禁状態であるか，留置カテーテルを用いているか間欠的導尿をしている．または無尿状態である．	

各サブスケールの点数		■ 合計点	■示唆
■1．認知・情報処理（0～14点）	（　　　）	0～19点	中程度～重度の混乱・錯乱状態
■2．行動（0～10点）	（　　　）	20～24点	軽度または発生初期の混乱・錯乱状態
■3．生理学的コントロール（0～6点）	（　　　）	25～26点	「混乱・錯乱していない」がその危険性が高い
合計点（0～30点）	（　　　）	27～30点	「混乱・錯乱していない」，正常な機能の状態

日本語版ニーチャム混乱・錯乱状態スケール

●スケール構成は，3サブスケールから成り，各サブスケールはさらに複数の項目から構成されている．具体的には，①認知・情報処理のサブスケール（注意力，支持反応性，見当識），②行動のサブスケール（外観，動作，話し方），③生理学的コントロールのサブスケール（バイタルサインの安定性，酸素飽和度の安定性，排尿のコントロール）から成る．

●配点は各項目で異なり，項目ごとの合計点が評価得点となり，レベル1～4の4段階で評価される．せん妄レベル1は，0～19点で中程度から重度の混乱・錯乱状態，せん妄レベル2は，20～24点で軽度または発生初期の混乱・錯乱状態，せん妄レベル3は，25～26点で混乱・錯乱していないがその危険性が高い状態，せん妄レベル4は，正常のレベルとしている．

●このスケールを活用し，せん妄の状況を確認し，悪化しているときは対策の強化を，改善がみられれば対策を軽減していく目安となる．また，スケールの活用が困難であれば，せん妄発生する要因についてリストを把握しておくことや，患者の行動から不安・混乱しているような行動がないか察知し，その原因を取り除けるようなかかわりをもつことが重要である．

［綿貫成明，酒井郁子，竹内登美子ほか：日本語版NEECHAM混乱・錯乱状態スケールの開発およびせん妄のアセスメント．臨床看護研究の進歩 **12**：46-63，2011/Neelon V，Champagne MT，Carlson JT，et al：The NEECHAM confusion scale construction, validation, and clinical testing. Nursing Research **46**(6)：324-330：2000］

急性期のケース 2

起立性低血圧のふらつきが危ない 手術後の鎮痛薬

65歳男性，直腸がん術後3日目，硬膜外カテーテル挿入にて，疼痛コントロールをはかっていた．術後の離床も順調であり，自力で歩行練習を行っていた．昼食後，疼痛の訴えがあったため，NSAIDs（非ステロイド性抗炎症薬）を点滴にて与薬した．午後の検温の際，訪室したところ，自室トイレで倒れ込んでいた．

1 なぜ転倒・転落する？

NSAIDsや麻薬による低血圧

- 痛みを抑えるために用いたくすりによって，低血圧による**ふらつき（起立性低血圧）**をまねいた可能性がある．
- 血圧を変動させ転倒事故を誘発する原因物質として，頓服用（痛みなどの急な症状が出たときその症状を早急に軽減・消失させる目的で用いるくすりの用法）にて用いた**鎮痛薬（NSAIDs）**が考えられる．これは，鎮痛薬の副作用として，腎のプロスタグランジン代謝を阻害し，血圧調整機能を障害することが原因である．
- 同じく鎮痛効果のある**麻薬**にも注意が必要である．麻薬（硬膜外カテーテル挿入による）の作用として，広範囲の交感神経がブロックされ，鎮痛薬の場合と同様に，起立性低血圧をおこすおそれがある．

2 アセスメント

既往歴，くすりの服用状況

- 転倒事故をおこす背景には，**既往歴，くすりの服用状況**などが関与している．臨時で鎮痛薬を使用する場合は，以前に，**同様のくすりを使用して副作用が出現した経験がないか，添付文書で"禁忌"と指定されている疾患にかかっていないか**など，個々の患者の身体状況に適応しているかどうかを判断し，使用する必要がある．
- また，一般的に，くすりの投与にともない，起立性低血圧や循環血流の急性低下がおこり，失神して転倒事故につながるパターンが多い．したがって，与薬より前に，**貧血の症状**があったり，**循環器系の疾患**があるような患者に対しては，とくに投与後の副作用に注意する必要がある．つまり，患者がもっている**基礎疾患の病態も十分アセスメントしなければならない**というわけである．

3 対策とコツ

- **ADL自立をしている患者**に対して転倒予防策を講じる場合，自尊心があるため，**センサー類を装着することは困難**である．ADLに問題はないが，くすりの使用により転倒事故のリスクが高まる患者の対策として，①**患者への指導**（くすりの副作用症状など）を中心とし，②**転倒が発生した場合の被害を最小限にくいとめられるように環境整備**（☞140ページ）を行うことが有効である．さらに，③**患者の家族に協力してもらう**とさらに有効である．
- 術後の患者は，比較的長時間，ベッド上で安静にしていることが多く，ましてや硬膜外カテーテルを使用しているため，起立性低血圧を生じやすい状態にある．患者が自ら動作を行うときも，1つ1つの動作において，めまいや動悸がしないかを慎重に確認しながら行う必要があることを指導する．

●文献

1）鈴木隆雄：高齢者の転倒事故．Journal of Clinical Rehabilitation **10**（11），2001

ケースでみる①-2

慢性期・回復期における転倒・転落予防

- 慢性期（あるいは回復期）におこりやすい転倒・転落事故のおもな原因は，**“実際の運動能力と認識とのずれ”**である．
- 障害をもつ患者が，回復期リハビリテーション過程において，治療や機能回復訓練の効果を自覚し，**“障害たしかめ体験”**として危険な動作を試みることにより，転倒・転落することが多い．患者のなかの認識と，実際の身体運動能力とが一致しておらず，**自力でできない動作も「できる」と誤解し，自己判断により単独で行動してしまう**からである．
- 慢性期・回復期において，看護師は，患者がもつであろう思いや，とるであろう行動を予測し（想像し），個別の状況に応じて対応する必要がある．
- ここで注意が必要なのは，単に“単独行動は危険であること”を伝えるだけでは不十分である，ということである．転倒をおこした患者は，「（説明されても）やれると思った」と述べることが多い．つまり，行動を通じ，身をもって確かめる（つまり，実際に転倒する）までは納得できない，という人が多くいる．そのような患者の心情を理解しておくことも，転倒・転落予防を考えるうえで重要である．

用語　**障害たしかめ体験**●障害をもった患者が，回復期において，自分の能力（の回復）を確認し，可能性を判断するために，積極的に行動すること．

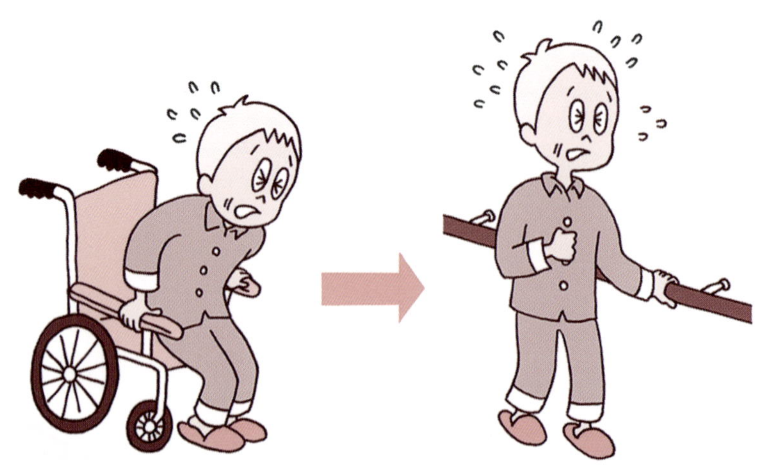

慢性期・回復期のケース 1

運動の欲求が転倒につながる

リハビリテーション中の脳卒中患者

回復期リハビリテーション病棟入院中の83歳，男性（脳梗塞，左不全まひ）．朝4時にトイレに行こうとして，ベッドサイドで転倒．昼夜を問わず，思い立ったら単独で行動するため，急性期病棟でも転倒を繰り返していた．

1 なぜ転倒・転落する？

運動に関する欲求と衝動的な行動

早くもとのように戻りたい
深夜にもかかわらず歩行訓練

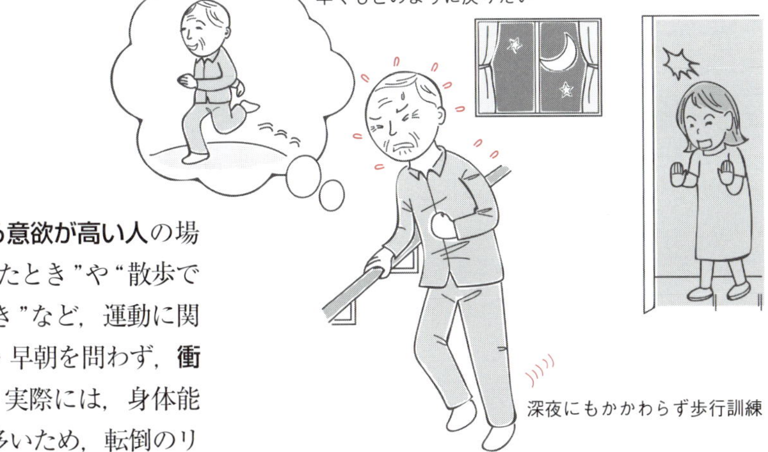

- **リハビリテーションに対する意欲が高い人**の場合，“歩行訓練したいと思ったとき”や“散歩で気分転換したいと思ったとき”など，運動に関する欲求が生じると，夜間・早朝を問わず，**衝動的に行動する**ことがある．実際には，身体能力がついていかないことが多いため，転倒のリスクが高く，また，突然の衝動が原因であることから，**リスク発生が“急”**であり，まわりにいる援助者も，**予防策を講じることがむずかしい．**
- 脳卒中の回復過程でみられる「**障害たしかめ体験**」（自分の能力の可能性を確認する行動，☞42ページ）を行っているとも考えられる．

2 アセスメントと対策・コツ

1. 患者の思いに「寄り添う」―“自分なり”の身体能力を活用しながら安全に活動できるように環境を調整する

- **まず“衝動”の徴候をできるだけ事前にキャッチする**（アセスメントする）ことが大事である．「外の空気が吸いたい」という訴えがある場合は，現在の居室に閉塞感を感じている可能性がある．それが高じると，どうしても外に出たくてたまらない気持ちを抑えられなくなり，突然ベッドを降り始める行動に出ることがある．

- こうならないためにも，外の景色が見え，外気を感じやすい窓側にベッドを配置し，外には出られないまでも，患者のニーズに沿うように，ある程度の**気分転換ができるように工夫する**とよい．

2. 身体機能に合わせて自力移動ができるような環境の調整

- 患者の動き出しをキャッチするためにも，離床センサーの設置が望ましい．
- センサーの下に衝撃吸収マットを敷くことは，転倒時の外傷を防止するうえで有効である．しかし，**マットの上では，歩行時のバランスを崩しやすい難点があり，かえって転倒リスクを高める**こともある．このような利点と欠点とのバランスを考えて，敷くか・敷かないかを決める必要がある．たとえばケース1のように**「歩行」のニーズが高い場合**は，歩行でバランスを崩す可能性のほうが高いので**“敷かない”を選択する**のが適切であろう．
- また，ベッドサイドの安全な移動がかなうように，ベッドサイドに**「置き型手すり」**などを設置し，廊下にある壁側の手すりに無理なく移動できるように**環境調整**をすることも有効である．手すりのラインが，歩行にとって無理な配置になっていると，かえって転倒リスクを高めることになる．できるかぎり**ラインの“途切れ”がないように工夫する**．

3. 歩行訓練―まひ側の足のつまずき予防の訓練/意識づけ

- ①足部の背屈運動，②下肢屈伸運動，③下肢内外転運動，④殿部挙上運動など，まひ側の下肢挙上練習（体操）を行う．
- 移動時も，①まひ側の足の状態，②全体的な歩行状態が観察できるよう非まひ側から歩行援助を行い，「1・2・1・2」とリズムをとったり，「足首をもう少し意識しましょう」など声をかけながら意識づけを行う．

column ● お役立ち物品

置き型の手すり

- 病室の壁に手すりがとりつけられていないスペースに置き，患者の立ち上がりや移乗・移動の際の支えとすることができる（例：たちあっぷ®）．16kgの重さがあるため安定性もある．病棟だけでなく，在宅療養においても，廊下・居室に設置され活用されている．

コツと落とし穴

- 端座位の状態で手の力で起立しようとすると，たちあっぷ®自体が前倒れする．まず立ち上がり動作を確認して，適切に使用できるか確認する必要がある．
- 患者がベッドサイドでタオル・衣類などの物干しに使いたくなるが，立ち上がりにすべることがあるため避ける．

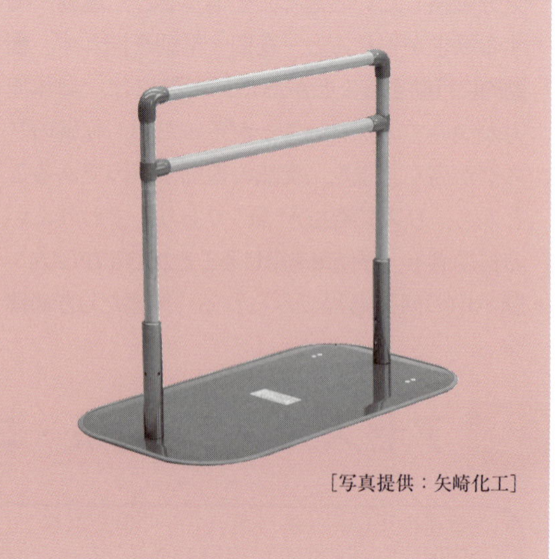

［写真提供：矢崎化工］

慢性期・回復期のケース 2

「すくみ足」や「小股歩行」パーキンソン症状による歩行障害

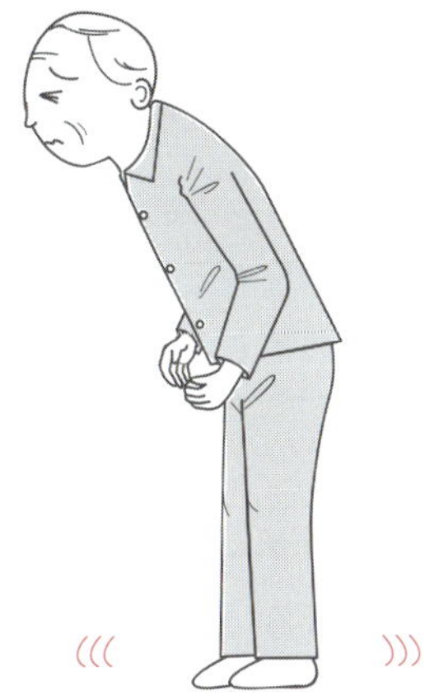

77歳男性．パーキンソン病．パーキンソン症状ですくみ足や小股歩行がある．認知症があり，手術後，痛みがなくなったころから単独で行動するようになるが，最近，転倒を繰り返している．転倒により左大腿骨頸部を骨折した．

1 なぜ転倒・転落する？

1. 自分の状態を忘れて，行動してしまう

- 骨折して手術による安静臥床のため**筋力低下**があり，また，パーキンソン症状で**すくみ足**や**小股歩行**のため，**最初の1歩が出にくく，転倒リスクがあり，危険**な状態である．手術後，痛みが軽減すると，認知症のため骨折したことを忘れ，歩行しようとする．しかし，最初の一歩が出ずに転倒することが多い．

2. 認知症により危険を予知できない

- **歩けないということがわからず，尿意があったらすぐに単独行動をおこす**ため，転倒をおこす．尿意があるときは，ナースコールを押すよう指導を行っても，認知症によりナースコールをすること自体忘れ，看護師がトイレ介助をしてくれるということまで考えが及ばないことがある．

2 アセスメント

すくみ足，小股歩行かどうか．転倒リスクがあるほどの症状かどうか

- すくみ足，小股歩行があると，歩行すること自体が転倒リスクになる．まずは，パーキンソン症状として，**歩行に差し支えがある（転倒リスクが高まる）ほどのすくみ足，小股歩行の症状があらわれているか**を確認する必要がある．1つの指標として，**自分で体調の良し悪しが判断でき，1歩目のタイミングが自分で行える人以外は，転倒リスクが高い**と考えられる．

3 対策とコツ

- 転倒リスクのあるすくみ足や小股歩行と判断される場合は，ベッドサイドにポータブルトイレを設置し，**歩かなくても自分で排泄ができるようにする**とよい（単独行動のきっかけはトイレであることが多い）.

すくみ足，小股歩行を軽減するためのリハビリテーション

- **床にマーク**　立ち上がったところから1歩目のところにビニールテープを貼り，大きくまたぐように1歩目を出すように指導する．1歩目が出るとその後はスムーズに歩けることが多い.
- **リズム・音楽をとりいれる**　「1・2・1・2・1・2……」と号令をかけリズムをとりながら足を出すという方法がある．ほかにも行進曲のような音楽に合わせて足が出るようにするという方法がある（☞認知症に対するケアは，59ページを参照）.

慢性期・回復期のケース 3

1人で歩き出す 症状の日内変動が激しいパーキンソン症候群患者

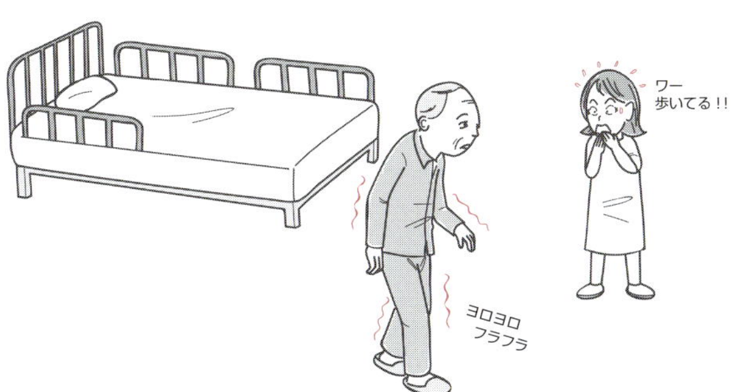

パーキンソン症候群の83歳，男性．体調のよいときは介助者の手引き歩行でトイレまで行ける．しかし，体調のすぐれないときはベッドから起き上がれない状況である．また，うつ状態，認知症をともない幻視・妄想があり，夜になるとしばしば「カーテンの間から男が来て暴力をふるわれた」などと言い，興奮し，声を荒げる．危険認知ができず，調子のよいときや妄想のあるときは，1人で動きだしてしまい，ベッド脇で尻もちをついたり，歩き出し転倒しそうになる．

1 なぜ転倒・転落する？

1. ADL状況の日内変動

- 体調などの影響で「**できるADL**」が変動することを患者本人は認識していない．患者の「**自身ができると思っていること**」と「**実際にできること**」に差が生じている．

2. 認知症，幻覚や妄想，うつ状態

- 周囲の環境に対する**危険認知力が低い**．また，幻視や妄想（怖い内容のものが多い）からときに**興奮・錯乱状態**になる．一方で，周囲への関心がなさそうに1日中ぼーっとしている日がある．このように**精神症状に波があり，思わぬ行動を起こしかねない状態**にある．心配事や不安を訴えたいがどうしたらよいのかわからず，何とかしようとして動いてしまう．しかし，実際には思うように動くことができない．

2 アセスメント

その日その時のADL状況，精神状態の把握

- 患者の**行動・言動から「いまの状況」を把握し，「どうなりそうか」予測する**．このケースの場合は，**ベッドからの起き上がり**がいつもどおり1人でできるか，**動作**が緩慢でないか，移乗のさい

の**1歩目の踏み出し**がつかえないか（すくみ足），などを観察することで調子がよいかどうか判断できる．

- **内服薬**の種類や量が変更された場合にも，ADLや精神状態が変わりやすいので，注意して観察する．
- 精神状態には波があることをふまえ，「いつもとちがう，昨日とはちがう」様子を**表情や会話のなかから読みとる**ようにする．

3 対策とコツ

1. 安心してスタッフを呼べるナースコールの工夫

- いつでもナースコールを押すことができるように，ナースコールの設置方法を工夫する．

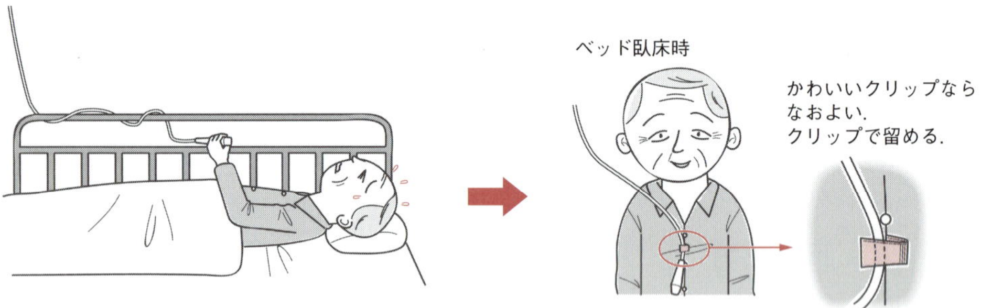

ベッド柵にくくりつけると，いざコールをしたいときに手元になく不便また不安であり，またそのような気持ちがつのることで，いつも握っていたいという心理がはたらく．実際に用のないときも握り，誤ってナースコールを押してしまうことにもなる．

対策①
かわいいクリップを用いて，患者の胸元に留める．定位置を覚えやすく，常に身につけているので安心する．本当に必要なときにだけナースコールを押してもらうことにつながる．

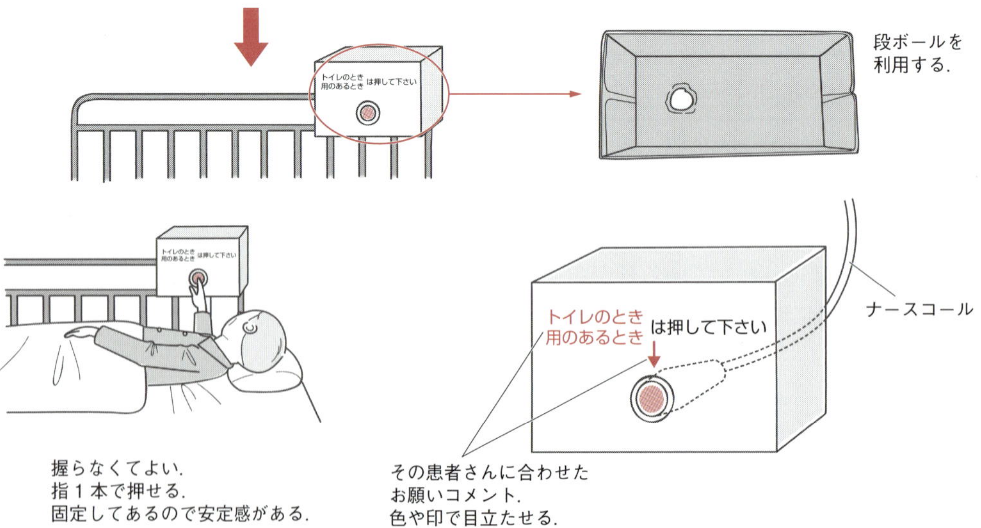

対策②
ナースコールを目立つように，簡易に利用できるように工夫する．段ボールなどの真ん中に穴をあけ，ナースコールの押しボタン部分だけが外に出るようにする．ベッド柵など，患者が押しやすい場所に設置し，その患者に合わせたお願いコメントを色字や印で目立たせて表示するようにする．握らなくてよく，指1本で押せるように固定しているため，患者が利用しやすい．

2. その人に合わせた生活環境（ベッド周囲環境）の整備

- 患者がベッド上で過ごす時間をより**安全に，不安なく過ごせるように環境を整える．**ベッドの高さ，柵の位置，車椅子の位置，その人が手の届く所に置いて欲しいものは何か，整えておかないとその人の不安をあおる要因はないか，このような事柄をスタッフ（チーム内）で情報共有し，徹底する．

3. 日常生活のリズムを整える

- 気分の落ち込みがあるときでも**生活リズムを整えて活動することを習慣化しておく**と，日中の離床・活動を無理なく促すことができ，夜間の良眠にもつながる．そのため，患者の生活行動に合わせた**日課表**を作成するとよい．

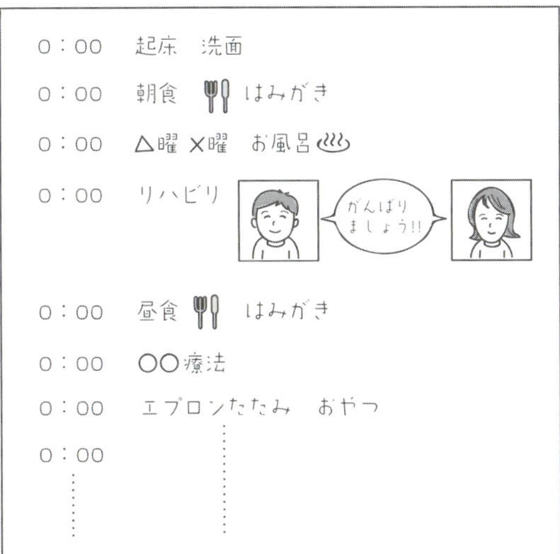

患者に合わせた日課表
・掲示のさいは患者・家族に許可を得るようにする．
・日時を照合できるように，カレンダーや時計のそばに掲示する．
・担当スタッフの写真やイラストを多く用いてなじみやすい印象にする．
・記述はできるかぎり単純な表現とし，わかりやすいように工夫する．
・日課のなかにはアクティビティや軽作業を入れ，日中の離床，活動時間を確保できるように工夫する．

慢性期・回復期のケース 4

半側空間無視，注意障害，失語など

高次脳機能障害

脳腫瘍で手術を受けた77歳の男性．手術後より半側空間無視や注意障害がみられ，回復期の現在も症状が継続している．夜中2時に自室のトイレに行こうとしてベッドの近くで転倒した．

1 なぜ転倒・転落する？

転倒事故に直結する症状ばかりの「高次脳機能障害」

- **「半側空間無視」で，①物が見えない** 半側空間無視とは，視空間のうち左半分か右半分のどちらかしか認識することのできない視力障害である．右半側空間無視があると，右側の視空間に障害物があっても気づかないため，障害物に衝突するなどして，転倒事故につながりやすい．
- **「半側空間無視」で，②○○忘れ** 例として，右半側空間無視（右側注意力低下）があると，“右半分”に関することをすべて忘れることもある．たとえば，車椅子のブレーキのロック忘れ/解除忘れ，フットレストの上げ下げ忘れ，ナースコールの押し忘れなど，何を忘れてしまうか予測がつかないこともある．半側空間無視は，転倒にかぎらず，患者の安全全般を確保するのが困難となることが多い．
- **「注意障害」で，③動作手順を忘れる** 脳卒中後の高次脳機能障害の1つに「注意障害」がある．半側空間無視のように，「右半分のものをすべて忘れた」というほどの症状でないが，たとえば車椅子のブレーキをかけなければならないと思ったとしても，動作方法（手順）がわからなくなる，ということがおこる．とくに，動作開始時に戸惑いを生じることが多い．正しく操作できない以上，結局は全部忘れたのと同じくらい転倒の危険がある．

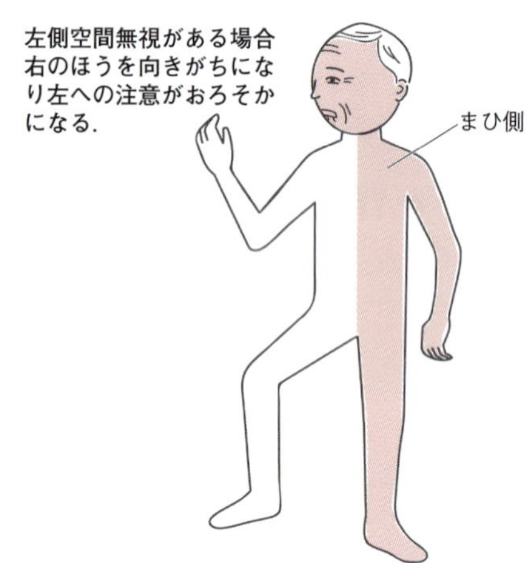

- **「注意障害」で，④自分でできると思い込む** リハビリテーションで歩行訓練をしていると，単独で歩けるまでには運動機能が回復していないにもかかわらず，自分で歩いてみようという気持ちになる人が多い．単独歩行によって自分が転倒するという危険性を考えていないのである．
- **「失語症」で，⑤コミュニケーションが困難** 失語症であっても，言葉を投げかけると，うなずき（はい）や首振り（いいえ）で反応できることがある．したがって，まったくコミュニケーションがとれないわけではない．しかし，その場合でも，理解があいまいなことが多く，転倒・転落予防にとって大事な注意点を理解できないこ

とがある．コミュニケーションが十分にはかれないことから，転倒の危険が高まる．

2 アセスメント

1. 高次脳機能障害の症状とその程度

- まず高次脳機能障害の程度についてアセスメントする必要がある．理学療法士，作業療法士，言語聴覚士，医師とも連携しながら，脳の障害の部位を特定し，それにともなうADLの障害の程度/現在の機能の程度を，FIM評価表やバーセルインデックスなどの評価項目に沿って評価する（ケア計画立案のもとになる）．

2. ベッドから離れた理由について

- なぜ，夜中にベッドから離れたのか，**なんらかの理由があるはずなので聞いてみる．患者がベッドから脱出できないような（強制的な）対策を考えるよりは，“本人の理由”をよく聞いて・理解して，そこから本人の意思に沿うかたちでの解決策をみつける**ほうが効果的である．
- いくら障害の程度が大きく，対応に苦慮するとしても，相手はあくまで人格あるひとりの人間である．人としての尊厳を無視した対応は，よい結果をもたらさないことが多い．
- 失語や構音障害など，コミュニケーションが困難な患者に対しては，ジェスチャーや言葉のボード板を利用すると，意思疎通がうまくいくことがある．なお，**失語の患者の場合は，筆談での理解がむずかしい**のでそれ以外の表現方法（絵，対話カードなど）を検討する．

3. 生活環境

- 患者のベッド周囲での**行動パターン（患者の動線など）を観察し把握する**ことで，**行動の支障となる障害物を取り除く**ことができる．半側空間無視であれば，右半側無視なのか左半側無視なのかの判断が重要な要素である．患者の動線を実際に動いてみて，右視空間が不自由な場合は，どの設置物が危険となりうるかについて，具体的にシミュレーションをしながら，アセスメントすることが求められる．

4. 患者・家族の理解度

- 1人の医療スタッフが同じ患者にずっと付き添っていることはむずかしい（というより不可能である）．とすると，患者自身の継続的なセルフケアや家族の援助が，転倒予防のうえでとても重要になる．
- その前提となるものは，①**高次脳機能障害自体への理解**，②**障害にともなう転倒リスクの認識**，③**転倒予防法に関する知識**である．それらの知識に関する**患者・家族の理解度をアセスメントする**必要がある．
- 患者・家族の理解度を把握したうえで，足りない知識を補うことを目的に，生活上の注意点，環境調整について，用紙などを用いながら，患者・家族への生活指導を行う．

3 対策とコツ

1. 安全な生活環境（物的対策）を整える

- 半側空間無視や失認，失行，注意障害などがみられる場合，患者へのナースコール指導や注意喚起などは，意思疎通がむずかしいため，患者の周辺を安全に配慮した環境に整える，**物的対策をとることがもっとも有効**となる．
- **環境整備① センサーの設置** ADLのアセスメントの結果，自力による起き上がりや立ち上がりができると判断できた患者に対しては，転倒事故を未然に防ぐために，患者自身で動き出すだろうことを想定して，その動きをいち早くチェックするセンサーを患者周辺に設置する．
- **環境整備② 障害物をとりのぞく** 半側空間無視・失認などがある場合は，障害物をよけることができないため，ベッド周囲の環境整備に配慮する．また，ベッドなどは壁に横づけにして，両側から上り降りができないようにして転落事故のリスクを減らすように工夫する．
- **環境整備③ 可動式の物品については，安全な定位置に印をつける** ベッドサイドの車椅子，椅子，ポータブルトイレなどは，いったん安全な位置に設置しても，すぐに“危険な場所”へ移動してしまう．これらの物品の安全な定位置の床にテープで印づけし，時間がたっても，また，援助者が交代しても，統一的な安全が確保されるように工夫する．
- **環境整備④ その他** 車椅子を使用するときに，**フットレストにすべり止めシートを貼る**などしてすべりにくくさせる．

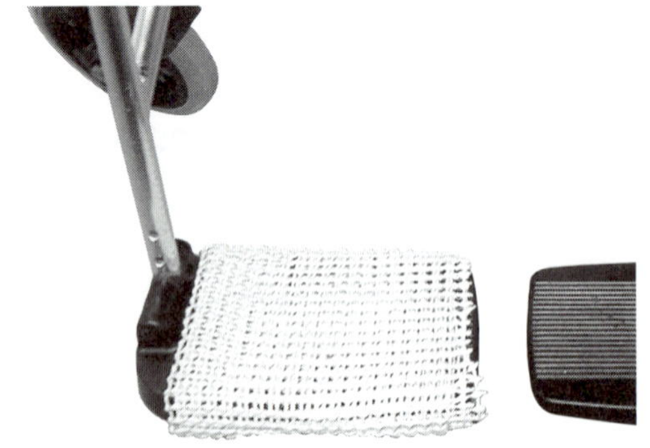

2. コミュニケーションをはかる・補う

- まず，注意障害・失行がある場合は，転倒の注意喚起を行っても，理解・実行がむずかしいため，上記のように障害に合わせた対策をとるとともに，コミュニケーションを補うなど**家族にケアへの協力を依頼する**．それと併せて，**患者にも理解できる伝達方法を工夫する**．その基本は“**視覚に訴える**”ことである．
- **視覚で訴える「貼り紙」** たとえば，貼り紙をベッドサイドに貼るようにする．

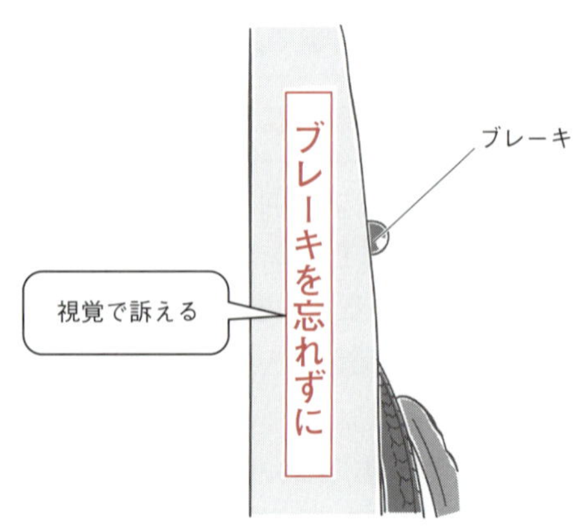

車椅子の肘かけに注意喚起の貼り紙を貼る

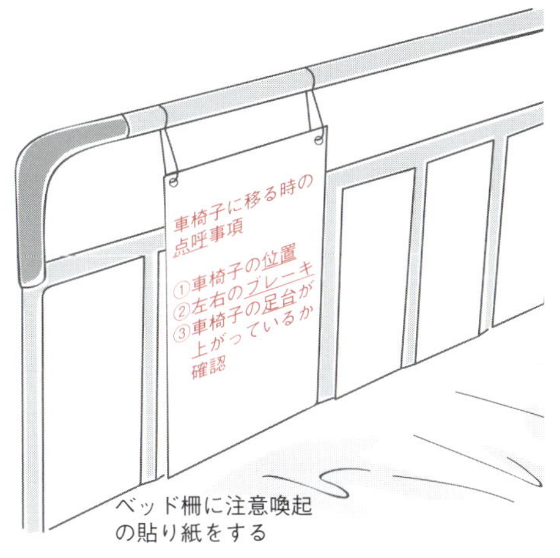

車椅子に移る時の
点呼事項
①車椅子の位置
②左右のブレーキ
③車椅子の足台が
上がっているか
確認
ベッド柵に注意喚起
の貼り紙をする

3. 基本動作を繰り返す

- 臥床時のまひ側管理など，基本動作の繰り返しを行いながら，見守りと声かけを続けるようにする．できることを少しずつ増やし，自信や意欲につなげていくようにする．何より大切なのが，援助者と患者との間の信頼関係である．
- **“援助が必要なときにナースコールを押せる”**ということも，生活するうえで大事な基本動作の1つである．①ナースコールを**押す必要のあるとき**，②ナースコールの**位置**，③ナースコールの**押し方**，について指導する．ナースコールの方法については，**貼り紙によるコール案内図**を用いると伝わりやすい．**スタッフのイラスト**を入れ，また周囲の環境を整えることで，案内図への注目を強めることが期待できる．ベッドサイドを離れるときは，「また押してください」と**コール案内図を指さし**，うなずきなどを確認する．これらを退室するスタッフ全員の共通のアプローチ方法となるように調整するとよい．
- **段階的に移動能力をアップさせるために①**　高次脳機能障害の影響により，コミュニケーションがむずかしいだけでなく，自分の安全に対して注意をはたらかせる力も減退している．そのため，移動の練習においても，**言葉以外の方法で“注意喚起能力”を補う**必要がある．
- たとえば，車椅子を使用するときは，**車椅子のブレーキにラップ芯をかぶせて赤色テープで巻き，注意を引きやすい赤印の棒にする**ことで，**ブレーキの存在を忘れにくくする**ことができる（☞67ページ）．

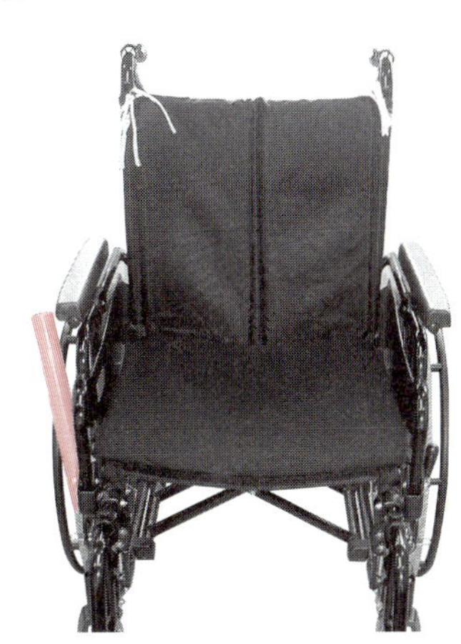

- アームスリングと短下肢装具などを装着して歩行可能となってからも，安全に配慮して慎重に，移動の訓練をしっかり継続して行えるようにする．ベッドサイドに安定した椅子を置き，①**確実に着座してから**，②**装具を装着し**，③**ナースコールする**，という手順ができるように指導する．杖歩行の場合も同様である．
- 歩行するときは，たとえば，**足型ポイントテープを使用する**ことで，注意力をアップさせ，足底の安定をはかりながら移動することができるようにする．

- **段階的に移動能力をアップさせるために② 動作開始時の誘導のためのコミュニケーション** 挨拶を日常基本訓練に行い，話しかけは，**ゆっくりと口の形を見せ**，「○○さん，夕飯です．靴を履いてください．食堂まで一緒に歩きましょう．」というように，**短い言葉を使う**ように意識することで，患者はより理解しやすくなる．
- 必要に応じて，**絵の描いたカードや文字・ジェスチャー**で理解力をアップさせ，次の行動へ誘導するようにする．
- ただし，排泄などある程度“急ぎ”の移動が求められる場合は，最小限の声かけで，可能であれば患者の自立的な行動により行うほうが望ましい．そのためには，排泄の欲求があらわれるだろう時間(帯)を見抜くことが有効であり，タイムリーな声かけを実現するためにも，**排泄パターンをあらかじめつかんでおく**ことが望ましい．また，**排泄パターンを表にしておく**と，**スタッフ間で情報を共有できる**(☞19，86ページ参照)ため便利である．
- 動作練習のときは，患者に身体的・精神的にもストレスがかかりやすい．どのようなときも，患者の気持ちに寄り添って，一緒になって応援していくのだ，という気持ちを忘れないようにする．

ケースでみる①-3

ターミナル期における転倒・転落予防

- ターミナル期で問題になる転倒・転落事故は，おもに2つある．1つ目は，がんなどの重篤な疾患がもたらす症状を原因とするものである．たとえば，疼痛・しびれなどである．2つ目は，疼痛を緩和するために用いられる麻薬の作用を原因とするものである．
- 実際のケースで確認してみよう．

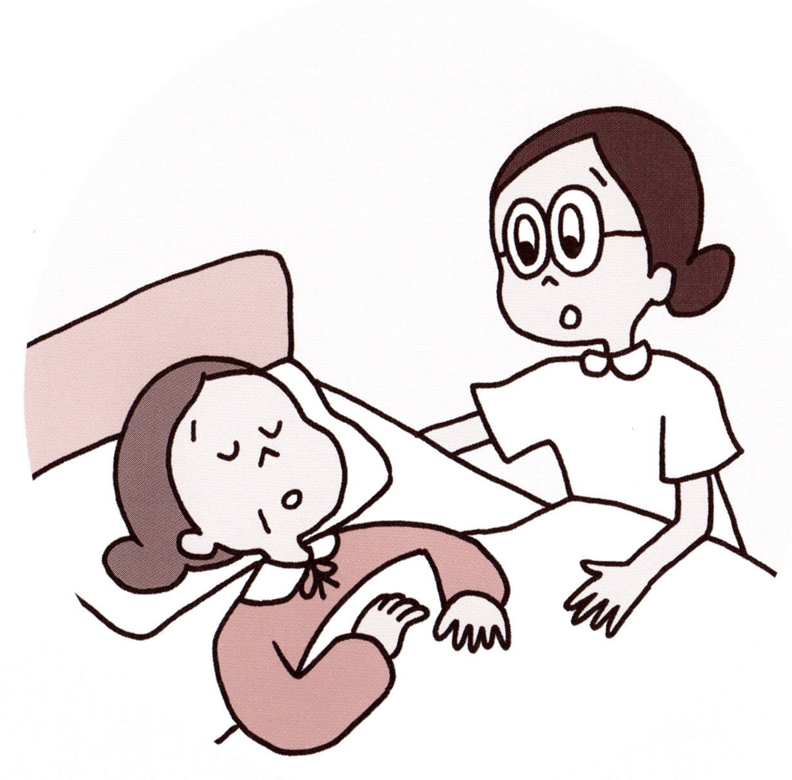

ターミナル期のケース 1

痛み・しびれ・意識障害によりリスクが高まる

疼痛と麻薬

63歳，男性．膀胱がんのため新膀胱形成術を行ったが，がんの再発のため，さらに新膀胱に直腸ろうを形成した．直腸ろうによる排泄時の痛みと，仙骨部骨転移による痛みが強く，疼痛コントロール目的で，オキシコドン40mg，夜間不眠に対しブロチゾラム1錠，神経障害に対してカルバマゼピンも開始した．その後，夜間せん妄をおこし転倒した．

1 なぜ転倒・転落する？

1. 疼痛・しびれ

- **骨転移**が生ずることで，骨の破壊がすすみ，それにともない神経の圧迫が生じるために，**疼痛**や**しびれ**が出現する．骨の転移の部位を把握し，神経障害が生ずる部位などを予測していく必要がある．

2. 麻薬などによる眠気，注意力・集中力・反射運動能力などの低下

- 疼痛コントロールに処方される**麻薬性鎮痛薬**，**睡眠薬**や**向精神薬**は，眠気をひきおこし，注意力，集中力，反射運動能力などの低下がおこるといわれており，転倒事故をおこす原因となることが考えられる．くすりの増量にともない，疼痛は緩和されるが，副作用による一時的な意識障害により，状況理解が困難となっていくことがある．

2 アセスメント

1. 疼痛・しびれ

- 疼痛コントロールのため，**ペインスケール**を活用し，痛みの評価を行い，日々の麻薬量・ADL・他薬剤の使用状況をフローシートなどに一覧として表現し，患者の全身状態を把握する．**痛み**だけでなく**まひ**や**しびれ**の有無も把握し，これらが転倒などの原因となりうることを考慮しアセスメントする．

2. 麻薬による意識障害

- **麻薬**の種類・投与量に合わせ，患者の全身状態（腎機能・肝機能障害の有無）と排泄状況を観察し，麻薬の蓄積が生じていないかについて，アセスメントする．意識障害は，麻薬の投与直後に生じやすく，**せん妄や意識障害の程度**のスクリーニング，あるいは**くすりのオーバードーズ**（投与量が過剰になること）になっていないかなど，疼痛コントロールにおける麻薬の適正量が決定できるまでは，継続してアセスメントをしていく必要がある．

3 対策とコツ

- 患者の**苦痛が強い状況**，また**意識障害を併発している状況**では，**患者への説明はあまり有効ではない**．そのときは，**家族へ状況を説明し，安全対策への協力を得る**ようにする．
- また，言語によるコミュニケーションがどこまで有効にはかられているかを把握できないときは，**まったく言葉が通じていないことを想定して対処する**．つまり，十分な安全を確保するためには，もっともよくない状況を想定して，環境調整を行うことが求められる（☞140ページも参照）．

2 ケースでみる②
認知症患者への転倒・転落予防

- 人口の高齢化にともなって，**認知症高齢者**の数は，2010年に280万人に達し，2025年には470万人まで増加するといわれている．これは介護保険施設における要介護高齢者の増加だけでなく，急性期医療や高度医療の現場において，治療や検査などを受ける認知症高齢者も増加し，さらに，**認知症にともなう転倒・転落事故も増加する**ことを意味する．脳神経の障害によって，歩行やバランス機能の障害をおこしやすいため，認知症による転倒はとくに危険である．
- さらに問題なのは，認知症であるがために，**転倒の理由を患者から聞き出すことがむずかしい**ということである．転倒の状況についての情報を十分に得ることができず，原因を解明することが困難となる．そのため，認知症に由来する**同じような転倒が繰り返される**おそれがある．
- 認知症患者は，自分自身のニーズや思いを的確に伝えるコミュニケーション能力が低下している．患者が**どのような意図でその行動をおこしたのか，そのときどのような状況だったのか，を患者の言葉から確認することがむずかしい**状態にある．
- そこで，援助者としては，①転倒の状況，②患者の意図する行動を**客観的な観察により分析**し，再転倒の予防につなげる必要がある．
- 認知症の特徴を理解し，排泄や生活リズム障害などに関連した，**訴えられないニーズをみつけ，患者の思いに対していねいにケアをする**ことが，転倒につながりやすい危険な行動を減少させることにつながる．

文献

1) 厚生労働省：「認知症高齢者の日常生活自立度」Ⅱ以上の高齢者数について，2012

認知症患者のケース 1

寝る環境が自宅とちがう ベッドから起きようとして転倒

夜間，看護師が，その日入院した重度認知症のAさんの部屋へ行くと，ベッド柵をつかみ，ベッドの上に立ち上がろうとしていた．足もとには，丸まったふとんがからまっており，立ち上がっていたならば，転落の危険性が高い状態であった．Aさんは，自宅では，畳にふとんを敷いて寝ており，ベッドで寝る習慣がなかった．そこで，看護師は，病室の床にユニット畳を敷き，ベッドマットレスを敷くことにした．しかし，その夜，Aさんの部屋から物音がしたので訪室すると，床に倒れていた．起き上がろうとして転倒したようだ．Aさんの家族は，今後の介護を考えるとベッドに慣れてほしいと考えている．

自宅は
畳にふとん
ふとんが足にからまってる
ベッド

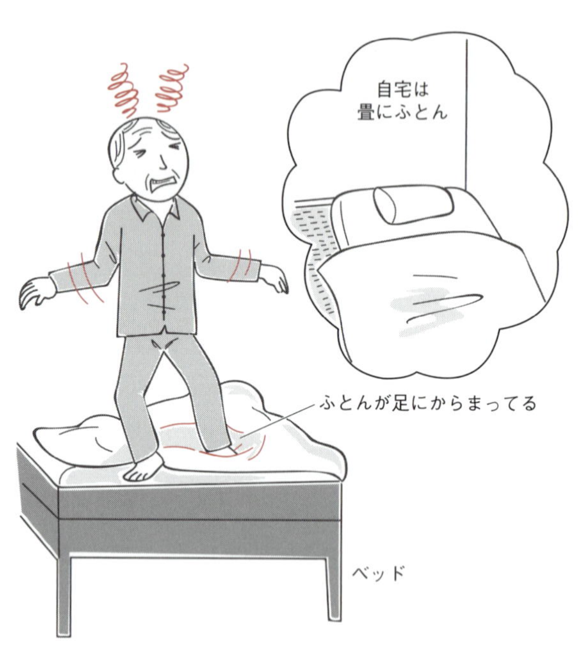

1 なぜ転倒・転落する？

1. 新しい環境に適応することがむずかしい

- 認知症患者は，認知障害や記憶障害などにより，**新しい環境に適応することがとくにむずかしくなる**．重度認知症のAさんは，**ベッドで寝る習慣がなかったため**，夜間覚醒した際，**病室を自宅と思い込み，ベッドの上に立ち上がろうとした**可能性がある．

2. 病室の床にマットレスを敷いたことで新たな転倒のリスク要因が生じた

- 看護師は，「自宅では畳にふとんを敷いて寝ていた」という情報から，床にマットレスを敷くことにした．しかし，そのことで新たな転倒リスク要因が生じる場合がある．ベッド柵のような**つかまるものがない場合，下肢筋力が低下した高齢者では，起き上がりや立ち上がりが困難になる**．Aさんも，起き上がろうとしたものの，周囲につかまるものがなく，バランスを崩して転倒したと考えられる．
- また，同じ理由で**介護者による起き上がりや立ち上がりの援助がむずかしくなったり，マットレスの厚みが段差になりつまずいたりする**場合もある．

2 アセスメントと対策・コツ

1. 入院環境への適応を支援する

- **入院前の生活環境に関する情報を収集する**　入院前の**くわしい生活環境を家族から聴取**し，たとえば，「自宅では，**ふとんを部屋の入口から向かって左奥すみに敷いて**おり，**起き上がりや立ち上がりは壁を伝って行っていた**」などの情報を得るようにする．
- **入院による生活環境の変化を最小にする**　家族の「徐々にベッドに慣れてほしい」という希望もふまえ，**入院後しばらくは，病室の床にマットレスを敷いて対応し，病院環境に適応してきたころあいをみて，ベッドへ移行する．**

2. 病室の床にふとんを敷くことで新たに生じる転倒・転落のリスクへの対応

- **立ち上がりやすい環境をつくる**　入院前の生活環境をふまえ，マットレスを部屋の入口から向かって左奥すみに沿わせて敷くことで，**壁を伝って立ち上がれるように**することができる．
- **段差を減らす**　マットレスを部屋のすみに沿わせて敷くことで，**段差のできる面を少なくすることができる．**

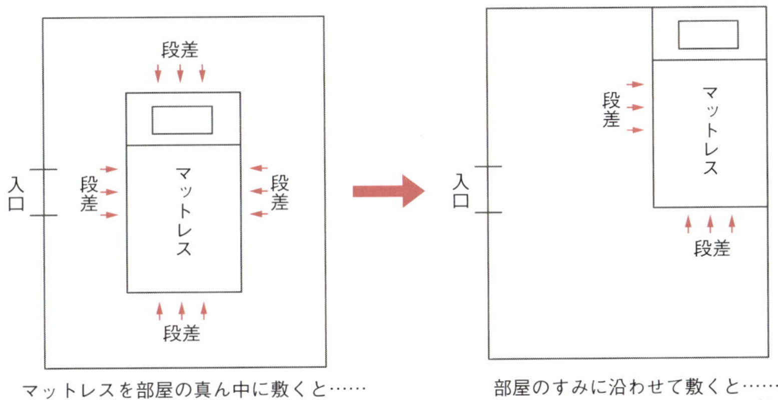

マットレスを部屋の真ん中に敷くと……
・どこにもつかまれない
・段差が 4 ヵ所

部屋のすみに沿わせて敷くと……
・壁を伝って移動することが可能
・段差は 2 ヵ所

3. その後のベッド移行後の対応

- ベッドから降りる際に，**ふとんが足にからまないよう，壁側のふとんの端をベッド柵に固定**し，ふとんが乱れないようにする．
- ベッドに起き上がって倒れそうになったとしても，壁につかまることができるように，マットレスと同様に**ベッドも部屋のすみに沿わせて設置**する．
- ベッド移行直後は，訪室の回数を増やして，観察を密にする．

メモ **低床ベッド**●床からベッド上面までの高さが20 cm台まで低くなるベッドが販売されている．

認知症患者のケース 2

思ったほど動けない 車椅子から立ち上がろうとして，立ち上がれず転倒

重度認知症のBさん（90歳）は，下肢筋力低下のため歩行困難で，3ヵ月前から車椅子を使用している．昼食後に車椅子から立ち上がろうとしてよろよろと転倒した．本人は歩けるつもりだったが，歩き出そうとしても足が思うように上がらず転倒してしまったようだ．

自分は立って歩けるというイメージ
車椅子から立ち上がろうとして転倒

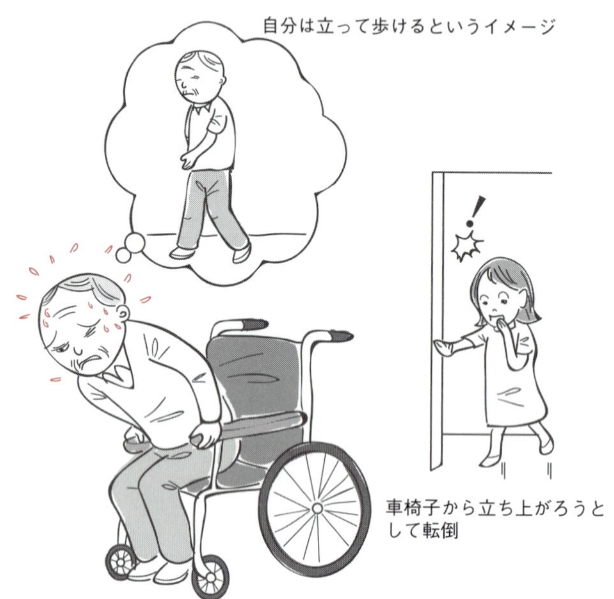

1 なぜ転倒・転落する？

1. 自分では歩けると考えていること

- 認知症が重度であり，自分の身体の状況を正しく判断できていないために，Bさんは「自分は歩ける」と考えている．**実際の身体機能と考えに大きなギャップがある**ため，転倒リスクも大きい．

2. 車椅子の長期間の使用で苦痛があるが伝えられない

- 一般の**車椅子**は，介助用のものであり，**長時間の座位には適しておらず，長時間使用するときには，苦痛を感じる**ことが多い．そして，**認知症患者はそれをうまく伝えることができない**．
- 認知症患者がだれにも伝えずに立ち上がり動作をする背景には，このような車椅子使用にともなう苦痛があることが多い．

2 アセスメント

1. 本人の立ち上がろうとした行動の裏にあるニーズを把握する

- 看護師は，しばしば **「危ないから立ち上がらないようにさせる」ことのみに集中してしまい，患者のニーズに目を向けない**場合が多い．根本的な原因を考えてみる必要がある．
- まず，言語障害のない患者に対しては，**転倒の裏に隠された本人の本当にニーズを明らかにする**ために，具体的に何をしたいのかを聴いてみる．
- また，言語障害のある場合は，ゆっくりと時間をかけて，また認知症の人の視点に立って，「動きたいのか」「家族のことが心配なのか」「トイレに行きたいのか」をたずねてみる．
- ふだんは，何も返事が返ってこない患者でも，**1対1で向き合い，肩や手を添えて，気持ちが受け止められていると感じられる穏やかで温かな雰囲気のなかでは，自分が何をしたいのかを話し始める場合がある**．一方で，本人からの反応がない場合には，本人の立場に立って，何をしたいのかを察知するようにする．

2. 車椅子使用に関する苦痛を明らかにする

- 車椅子の座面の座り心地がよいか，苦痛がないか患者に確認する．具体的には，**「身体に合った車椅子か」「姿勢は適切に保たれているか」「殿部の痛みはないか」**などの視点でアセスメントする．
- 言語障害のある場合は，表情や動作などから苦痛の程度や部位などを観察する．

アセスメントの視点

①苦痛そうな表情．
②姿勢が左右どちらかに歪んでいる．
③両足の浮腫がある．

3 対策とコツ

1. 適切な座位姿勢を保つように援助する

- 車椅子の使用は，できるだけ移動のときのみとする．
- 車椅子の座面には，**車椅子用クッション**を使用する．
- 食事時には，**食堂の椅子**，他の時間帯は，**ソファー**を使用する．患者の**体格に合わせた机・椅子**を使用する．**椅子の高さは，36～40cm程度**であると，両足がきちんと床面について，姿勢を適切に保つことができる．

アセスメントの視点

①椅子と机が高齢者の体格に合っている．
②両足がきちんと床についている．
③姿勢が安定している．

認知症患者のケース 3

座位姿勢が不安定でモゾモゾする 車椅子からずり落ちそうになった

認知症のCさんは，精神科薬物療法の目的で入院している．しかし，向精神薬の副作用により過鎮静となり，2週間前に誤嚥性肺炎を発症したため，向精神薬は，いったん減量となり，安静臥床が続いた．現在，病状は回復に向かっており，離床をうながす方針となる．そこで，看護師は，12時に昼食を食堂で食べてもらうことにした（食堂へ案内されたのは，11時30分）．13時，看護師がCさんの様子をみに行くと，座面に敷いていた除圧クッションごと，車椅子からずり落ちそうになっていた．車椅子に座っている間に，身体をモゾモゾと動かしてしまい，徐々にずり落ちそうになってしまったようだ．

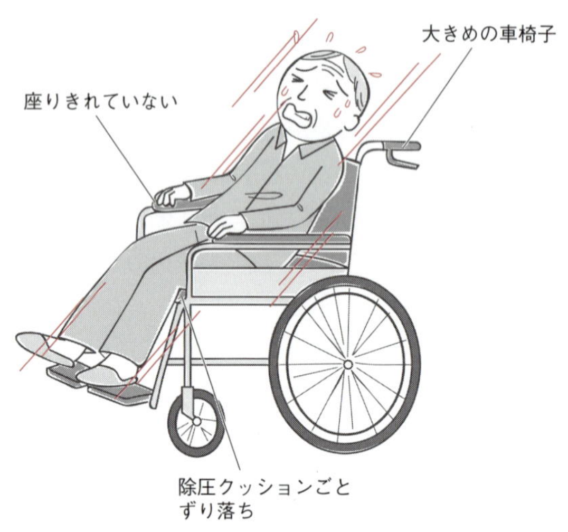

1 なぜ転倒・転落する？

1. 安静臥床により，身体機能や体力が低下し，座位保持能力が低下

- **2週間の安静臥床によって身体機能や体力が低下した**ため，座位姿勢を長時間保持することがむずかしくなった．

2. 車椅子や除圧クッションが適していないため，座位姿勢が不安定

- Cさんが座っていた車椅子は，**体格に比して大きめ**で，かつ，**折りたたみ式**であった．**体格に合わない車椅子では，座位姿勢が安定しにくく**，また，**折りたたみ式の車椅子では，体をハンモック状に支えるため，ずり落ちやすい．**
- **除圧クッションを敷いたことで，座面が高くなり**，Cさんの**足の裏は，爪先しかフットレストについていなかった．**その結果，座位姿勢が不安定になった可能性がある．

3. 向精神薬による副作用

- 向精神薬の副作用には，落ち着きがなくなり1ヵ所にとどまっていることができない「アカシジア」や，随意運動能力が低下し身体の動きが鈍くなる「アキネジア」，身体の筋肉がひきつれをおこす「急性ジストニア」，口部，四肢体幹の不随意運動が出現する「遅発性ジスキネジア」など，転倒・転落の要因となるものが多い．
- Cさんは，現在，向精神薬が減量されていることから，体幹の不随意運動，遅発性ジスキネジアの可能性が考えられる．

2 アセスメントと対策・コツ

1. 車椅子に座り続けていた時間

- 車椅子に座り続けていた時間を確認する．身体機能や体力に困難がある場合，座位の時間が**1時間以内となるように，食堂に案内する時間から部屋に戻る時間までの座位時間に注意をはらう**必要がある，なおこのケースでは，Cさんが食堂へ案内されたのは11時30分であり，**ずり落ちそうになっているのを発見されるまで，1時間30分もの間，車椅子に座り続けていた**ことになる．

2. 座位保持能力の保持・増進をはかる

- 理学療法士に，**座位保持訓練**を依頼する．

3. 座位姿勢を安定させる

- **車椅子の長時間使用は苦痛をともなうため，移動時のみ使用**するようにし，食事のときは，椅子を用いる．
- **椅子座位時は，除圧クッションを敷いた状態で膝関節と足関節が90°**となるように，足元に台を置く．ただし，自分1人で立ち上がろうとする傾向にある場合には，立ち上がりの足元が不安定で，かえって転倒の危険が増大するおそれがあるため，その点も確かめておく．
- 座位時に**体幹がやや前傾姿勢**となるように，前方に低めのテーブルをつけ，**背中には，ブーメランクッション**を入れる．
- また，除圧クッションがずれないように，**座面とクッションの間に，カーペット用のすべり止めシートを敷く**．

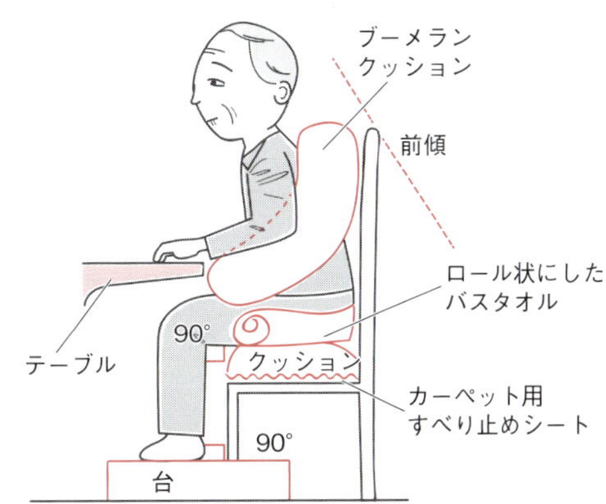

- **骨盤と椅子の間にできるすき間には，ロール状にしたバスタオルを埋める**．
- 以上のような工夫をしても，どうしてもずれてしまうことがあるので，**30分に1度は，座り直し**を介助する．

column ●お役立ち物品

車椅子用のクッション

- 車椅子の座面はふつうたるんでいて，健常者でも長時間座することは困難であり，どれくらい苦痛かを知るためにも，実際に何時間座れるか試してみるのもよいだろう．
- 苦痛を和らげるためにも，車椅子は，それぞれの高齢者の体格に合ったものを使用することが望ましいが，現実には，車椅子の多くは規格品でありむずかしい．
- そこで，車椅子に合板を敷き，低反発クッションなどを置くことで，座り心地の改善をはかるようにするとよい．また，小柄の体型の人には両脇の部分(車椅子との空間)に小型のクッションを置き，身体を安定させ，姿勢を正しく保持させるとよい．

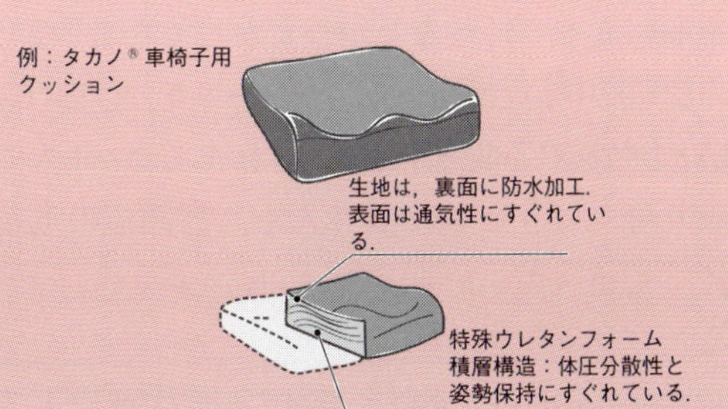

認知症患者のケース

身体機能・記憶・注意力の低下
車椅子のブレーキをかけ忘れて転倒

認知症のDさんは，数年前に脳梗塞を発症し右半身不全まひ（もともと右利き）がある．移動には車椅子を使用しており，これまでは，1人で乗り降りできていた．昼食の時間になってもDさんが食堂に出てこないため看護師が訪室すると，Dさんがベッドの下に倒れていた．そばには，ブレーキのかかっていない車椅子があった．Dさんは，あせった様子で「ご飯に遅れる……」と言っている．

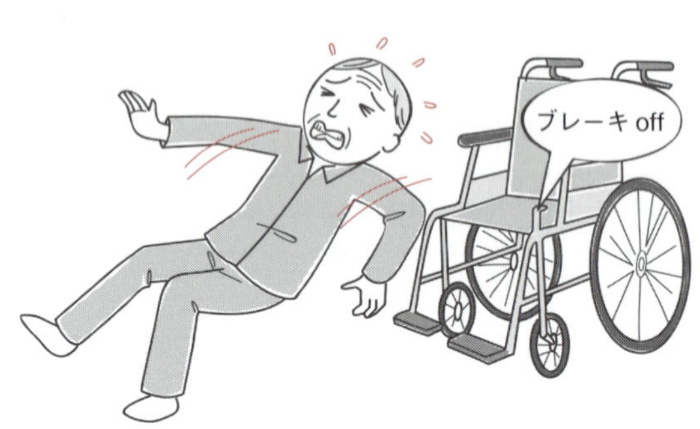

1　なぜ転倒・転落する？

- Dさんの転倒・転落の要因は，車椅子のブレーキをかけなかったことにあるが，その理由として，以下のようなことが考えられる．

1. 身体・感覚機能が低下したためブレーキをかけることができない

- 高齢者，とくに認知症高齢者では，**ブレーキのかけ忘れのようにみえて，実は身体機能が低下したためブレーキをかけられない**場合がある．Dさんの場合，**加齢による上肢筋力の低下**や，**脳梗塞の再発によるまひの進行**などにより，ブレーキをかけられなくなっている可能性も考えられる．

2. 認知症中核症状・周辺症状により，ブレーキをかけられなかった，かけ忘れた

- 認知症高齢者では，**記憶障害**，**失認**（1つの感覚を介して対象物を認知することができない障害），**失行**（運動可能であるにもかかわらず合目的的運動ができない障害），**実行機能障害**（物事を順序立てて行うことがむずかしくなる）などの**認知症中核症状**により，**ブレーキをかけられない・かけ忘れる場合がある．**それまでは，1人で乗り降りできていたDさんも，認知症の進行にともない，ブレーキをかけられなかった・かけ忘れた可能性が考えられる．
- 認知症高齢者は，**わずらわしいことを避ける傾向にある．**Dさんは，右まひがあり，左右の**ブレーキを利き手ではない左手で操作しなければならない**ため，そのことにわずらわしさを感じ，ブレーキをかけなかった可能性が考えられる．

3. 昼食へ行くことに注意・関心を奪われてしまい，ブレーキをかけなかった

- 認知症高齢者は，**危険を予測する能力が低下している**ため，安全への関心が低い場合がある．そ

して，**注意・関心が，安全よりも重要だと考える他のニーズに奪われた結果，安全行動を忘れる場合がある．**Dさんは，昼食の時間に遅れないように車椅子に乗ろうとして，転倒している．ここから，**ブレーキをかけて安全に車椅子に乗ることよりも，昼食に遅れないことに注意・関心を奪われた**可能性がある．

2 アセスメントと対策・コツ

- ブレーキをかけられるように，リハビリテーションやアクティビティにより，**上肢の筋力・握力の保持**をはかるほか，以下のような工夫をする．

1. ブレーキをかけやすい工夫をする

- **ブレーキレバーにラップの芯をかぶせて，レバーを長くし，テコの原理を利用できるようにする．**利き手ではない健側による少ない力でも容易にブレーキをかけることができるようになる（☞53ページ）．

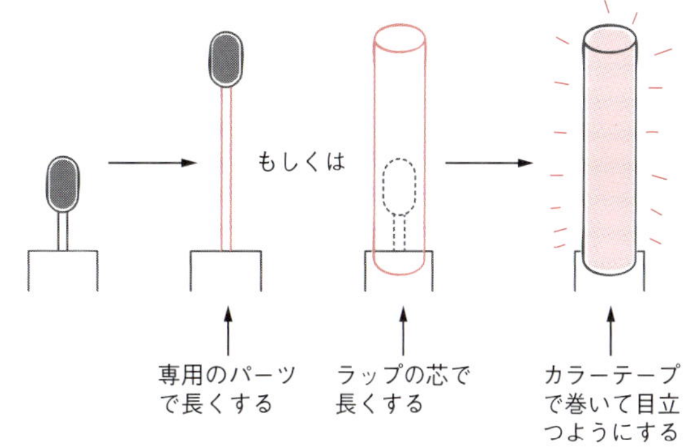

2. ブレーキを忘れない工夫をする

- 車椅子に乗り降りする際には，看護師が見守り，**「ブレーキをかけましょう」と繰り返し声をかける．**
- 自室や食堂の席に，**「ブレーキをかけましょう」と書いた紙を置く．**
- **ブレーキレバーにかぶせたラップの芯に，カラーテープを巻き，目立つようにする．**

3. 注意・関心を奪われたニーズを明らかにして，ニーズを満たす

- あわてさせると転倒のリスクが高まる．時間に余裕をもって，患者のニーズを満たすようにする．たとえば，食事のときには，**時間に余裕をもって，食堂へ案内**する．

column●お役立ち物品

立ち上がるとブレーキがかかる車椅子

- 車椅子からの立ち上がり時に，転倒の危険が大きい原因としては，例として，車椅子を支えに立ち上がろうとするときに，車椅子にブレーキがかかっていないため，車椅子が横に流れていき，支えを失うことである．
- そのような転倒を防止するための物品として，立ち上がりと同時に自動でブレーキがかかる車椅子がある．なお，このような“お役立ち物品”を使用する際は，その性能を過信するのではなく，使い方によっては，うまくブレーキがかからない場合もあるので，正しく使用できるか，使用する効果・意味があるかなどについて，援助者の立ち会いのもと，検証し，十分確認してから使用する必要がある．

認知症患者のケース 5

ほかの何かに気持ちを奪われて 歩行補助具の使用を忘れて転倒

デイルームで物音がしたため，看護師が駆けつけると，認知症のEさんが床に倒れていた．Eさんは，ステッキタイプの杖を使うことで，自立して歩行することができるが，そのときは，面会に来た家族のところに急いで行こうとして立ち上がり，杖を使わずに歩き出し，バランスを崩して，転倒したようだ．数日前にも，杖を使わずに，病室から出てきたところを発見されている．

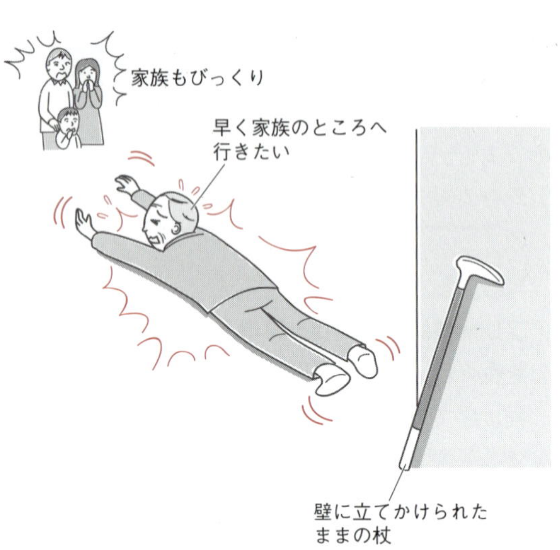

1 なぜ転倒・転落する？

- Eさんの転倒・転落の要因は，杖を使わなかったことにある．その理由は，なんだろうか．

1. 認知症中核症状により杖を使えない，使うことを忘れた

- ケース4と同様，**記憶障害**，**失認**，**失行**，**実行機能障害**により，**杖を使えなかった**，もしくは**使うことを忘れた**可能性が考えられる．

2. 杖を置いた場所を忘れてしまったため杖を使わなかった

- 席に座り杖をテーブルに立てかけた場合，また，自室のベッドから立ち上がる際に介助バーを用いている場合には，立ち上がる際の振動などで，杖が倒れてしまうことがある．それがわずらわしく，**テーブルから少し離れた壁に杖を立てかける**ことがある．このようなときに，**杖の置き場所が離れたことで目に入らず**，**杖の置いた場所を忘れてしまい**，探し出せないまま，歩き出した可能性が考えられる．

3. 面会に来た家族に注意・関心を奪われてしまい，杖を使わなかった

- 家族が面会に来た場合に，家族のところに早く行こうと立ち上がり，歩き出して転倒することがある．**「一刻も早く面会に来た家族のもとに行きたい」というニーズに，注意・関心を奪われた**ことが原因と考えられる．ケース4と同様に，本人が，安全よりも重要だと考える他のニーズに注意を奪われた結果，杖を使うことを忘れる場合がある．

4. 杖を使わなくても歩けると判断したため杖を使わなかった

- 認知症高齢者は，自分自身の身体能力を正確に判断できず，過大に評価する傾向がある．そのため，**「したい行動」と「できる行動」との間のギャップから転倒・転落をおこす**場合がある．Eさんも，「杖を使わなくても歩行できる」と判断して歩き出した可能性がある．

2 アセスメントと対策・コツ

1. 杖を使いやすくする・使うことを忘れない工夫① 杖をそばから離さない

- デイルームの席についているときでも，そばに杖を置くことができるよう，たとえば，いつも座る椅子の**フレームにラップの芯を取り付けて，杖を収納**できるようにする．
- 杖を介助バーに立てかける場合には，倒れない工夫をする．たとえば，**介助バーにひもでS字フックをつけて杖を引っかけられるようにする．**
- 杖にとりつけることで，テーブルに安定して立てかけられる器具も販売されているので，必要に応じて活用する．

2. 杖を使いやすくする・使うことを忘れない工夫② 杖に気づきやすくする

- デイルームの，いつも座る席の前に，**「杖を使いましょう」と書いた紙を置く．**
- ベッドから降りる際に，**介助バーをつかむ位置に杖の持ち手がくる**ように，S字フックの位置を調整する．
- これら1．2．のような**杖が使いやすくなる工夫で，「歩きたい」という本人にとって重要なニーズと，「杖を使う」という安全行動の両立をはかる**ことができる．

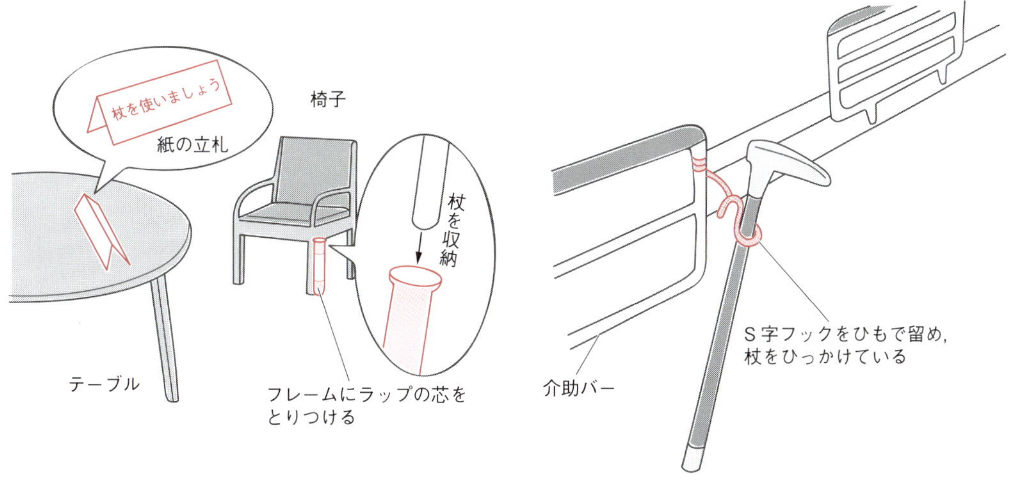

3. 杖の必要性を繰り返し伝える

- シンプルな対策であるが，有効である．Eさんが，椅子から立ち上がるたびに，「杖を使いましょう」と繰り返し声をかける．

認知症患者のケース 6

注意を向けさせないのはかえって危険

点滴があることを忘れて歩こうとして転倒

中等度認知症のFさんは，肺炎のため，9時と17時に1時間かけて，抗菌薬の点滴が実施されている．Fさんには，病状の回復とともに，夕暮れ症候群や，点滴刺入部に貼ってあるテープを触るという動作があらわれる．看護師が点滴の説明をすると，納得して手を止めるが，しばらくするとまた触るため，看護師は，点滴自己抜去の危険性があると判断し，ナースステーションへ案内し，点滴に注意が向かないよう，ルートを洋服の中へとおし，首元から出して，点滴スタンドをFさんの後ろに設置した．

業務に集中していて患者の方を見ていなかった

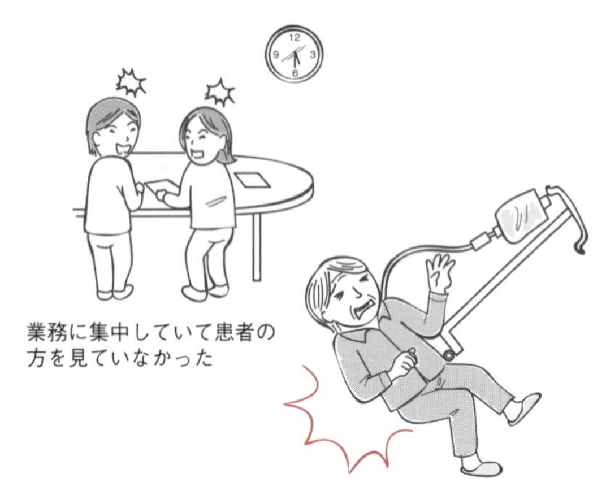

17時30分，ガシャンという音がして看護師が振り向くと，Fさんが点滴スタンドとともに転倒していた．立ち上がり歩こうとして，点滴スタンドに足が引っかかり，転倒したようだ．

1 なぜ転倒・転落する？

1. Fさんの注意が点滴スタンドに向かわなかった

- このケースにおいて，点滴スタンドは，Fさんの歩行の妨げとなっている．看護師は，**点滴自己抜去を予防するために，Fさんの注意が点滴や点滴スタンドに向かわないよう設置した**．しかし，**注意が向かわないことが，かえって，転倒のリスク要因**となっている．

2. ナースステーションに案内されたことで，不安・焦燥感が生じた

- 転倒・転落や点滴自己抜去のリスクの高い認知症高齢者を，**「見守りが容易」という理由で，ナースステーションに案内することが必ずしも有効とはかぎらない**．Fさんにとっては**見慣れない環境のため，不安・焦燥感が生じた**と考えられる．

3. 精神症状がおこりやすい時間に点滴が実施されていた

- 点滴の実施時間である**17時は，Fさんが夕暮れ症候群をおこしやすい時間帯**と重なっており，**転倒や点滴自己抜去のリスクの高い時間帯**だった．

2 アセスメントと対策・コツ

- Fさんの注意が点滴に向いた理由を明らかにし，理解・納得して点滴を受けられる工夫をし，**点滴自己抜去予防と，転倒・転落予防の両立をはかる**必要がある．

1. 点滴に注意が向いた理由を明らかにする

- 患者の注意が点滴に向く理由として，**テープが気になる**，**刺入部にかゆみや痛みがある**ということがよくある．Fさんの場合，**見慣れないものが付いているので気になる**ものと考えられる．

2. 理解・納得して点滴を受けられる工夫をする

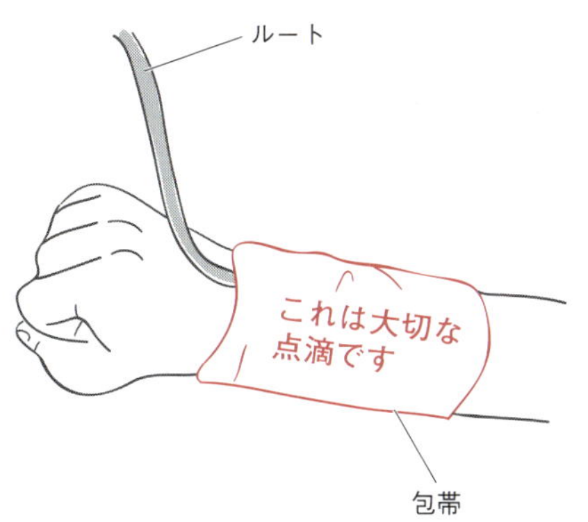

- 認知症高齢者のなかには，それまでの人生のなかで点滴をした経験がある人も多い．看護師から説明を受けたあとに納得している様子がみられるとすれば，点滴に不慣れなことはないものと考え，看護師は安心してしまいがちである．
- しかし，認知症の状態にある場合，**点滴を理解しているが，短期記憶障害により記憶が続かないため，再び気にして触ってしまう**ということが考えられる．そこで，理解・納得した状態で点滴を受け続けてもらう（抜管リスクが低い状態を保ち続ける）ための工夫が必要となる．
- 看護師が繰り返し説明するとともに，文字が読める患者であれば，**いつでも説明（注意点）を心にとめおいてもらえるように，点滴の固定テープに「これは大切な点滴です」と書き込み，点滴スタンドも見える位置に置く**とよい．

3. 気分のよいときに点滴が実施されるように時間や場所を調整する

- 点滴が実施される17時は，Fさんにとって夕暮れ症候群がおきやすい時間であった．医師との話し合いを通じて，**Fさんの気分がよい時間帯である，10時（レクリエーション），18時（夕食・家族の面会が多い）に，点滴時間を変更する**とよい．
- 点滴の**実施場所は，なじみの患者がいるデイルーム**がよい．

column ● まめ知識

不要なルートは抜いてしまう

- 認知症高齢者に，点滴などのルート類が挿入されている場合，自己抜去や転倒・転落のリスクが高くなる．これらの**事故を予防するための，もっとも効果的な対策―それは，「ルートを挿入しない」こと**である．「必要だから挿入している」という声も聞こえてきそうだが，はたしてそれは本当に必要だろうか．まずそのことについて自問することが大事である．医療現場では，よく**必要性を評価しないままに，長期間ルートが挿入されているケースがとても多い**．

過剰な感情反応のあらわれ 興奮状態で転倒

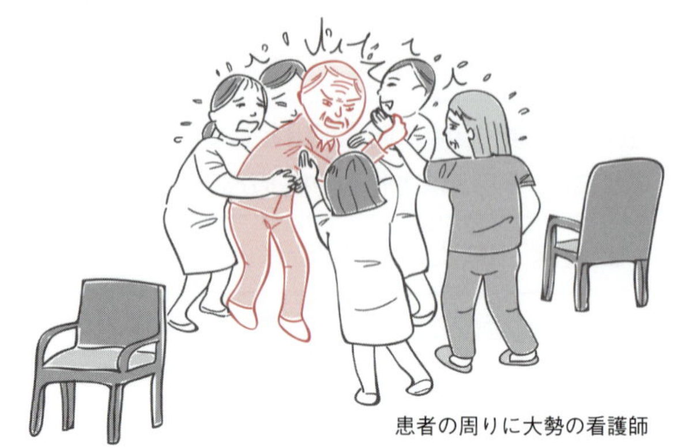
患者の周りに大勢の看護師

デイルームから「助けて！」と声がして，看護師が駆けつけると，認知症のGさんが，Xさんをつかんで殴りかかろうとしていた．5人の看護師が，あわてて止めに入ったところ，Gさんは，さらに興奮してXさんを突き飛ばし，転倒させた．同時に，Gさんもその反動でバランスを崩して転倒し，近くにあった椅子に頭をぶつけてしまう．他の患者に事情を聞いたところ，Gさんが，Xさんがいつも座っている席に座っていたため，XさんがGさんに「そこは私の席よ！ どいてちょうだい！」と注意したところ，興奮してつかみかかってきたとのこと．最近，Gさんは，介護時の暴力行為が増えていた．

1 なぜ転倒・転落する？

- 認知症高齢者は，危険な状況を判断することがむずかしくなるが，**興奮状態では，よりいっそうむずかしくなるため，別の事故をまねきやすく，被害が重篤化しやすい．**たとえば，“力を加減することなく他者を殴ってけがを負わせる”“周囲の環境に配慮せず他者を突き飛ばして転倒させる”などである．Gさんのケースでも，Xさんが突き飛ばされて転倒し，Gさんも反動で転倒して，近くに置いてあった椅子に頭をぶつけている．
- このケースにおける転倒のリスク要因を明らかにするためには，**Gさんが暴力行為にいたった背景要因を明らかにする**必要がある．

暴力行為にいたった背景要因

- 認知症高齢者の暴力とは，**不安，怒り，不満，苦情に基づいた過剰な感情反応**である．認知症高齢者は，言語障害により自身の感情を的確に表現できず，また，脱抑制症状もあるため，これらの感情が暴力で表現されやすい．
- **攻撃性**は，**本人の理解能力や実行機能を超える**かたちで，他者が何かをするようにすすめたり，急がせるなどの対応を行うなかで，**本人がいらだちを強めたりあせったりした場合**などの状況で**おこりやすい．**
- Gさんのケースも，Xさんに席のことを**注意されたことで，怒りや不満を感じ，暴力というかたちで表現された**と考えられる．
- さらに，**5人という大勢の看護師があわてて止めに入ったことが，より興奮を助長させた**と考えられる．

2 アセスメントと対策・コツ

1. 暴力行為を未然に防止する① ニーズへ対応する

- レクリエーションで疲れたあとにどこかで休もうとして，たまたま他人の席に座ってしまうと，本ケースのXさんに注意されたようなやりとりがおこり，暴力行為のきっかけとなりうる．
- その“きっかけ”を未然に防ぐためにも，その患者専用の席を設け，レクリエーションのあとなど疲労がみえるときに，看護師がその席に案内し休んでもらうなど，暴力行為の“芽”を摘んでおく配慮が有効となる．

2. 暴力行為を未然に防止する② 他患者とのかかわりを調整する

- GさんとXさんとの間におこったようなやりとりを避けるために，**一時的にでも人（とくにトラブルをおこしやすい人間関係にある人）とのかかわりをなくす**ように調整することも1つの方法である．
- 本ケースでいえば，Xさんの了承を得て，Xさんの席をGさんがあまり行かない場所へ移動するという配慮である．

3. 暴力行為を未然に防止する③ 暴力発生時の看護師のかかわり方を振り返り，見直す

- 本ケースについていえば，看護師たちは，Gさんを含め，認知症高齢者への介護時に暴力行為を受けたことやその背景となったと思われることについて，よく振り返る必要がある．
- そうすると，**暴力行為がおこる前に本人のペースを考えずに，介助を行っている場合があったと気づくことがある．**

4. 万が一，暴力行為が発生した場合……被害の拡大を防ぐ

- 認知症高齢者が興奮した場合，**大人数で止めに入ると，かえって患者を刺激させてしまうことがある．できるだけ少ない人数の看護師が，落ち着いた態度**でかかわることが認知高齢者を刺激させないために重要である．
- このケースも，いきなり5人で止めに入っている．まずは，2人ほどで止めに入り，それでもむずかしそうであれば，徐々に人数を増やしていく，という**段階的な対応方法をとる．**

様子をみつつ周囲の危険物を取り除く
最少人数で落ち着いて対応
マーマー落ち着いて…
様子をみつつ周囲の危険物を取り除く

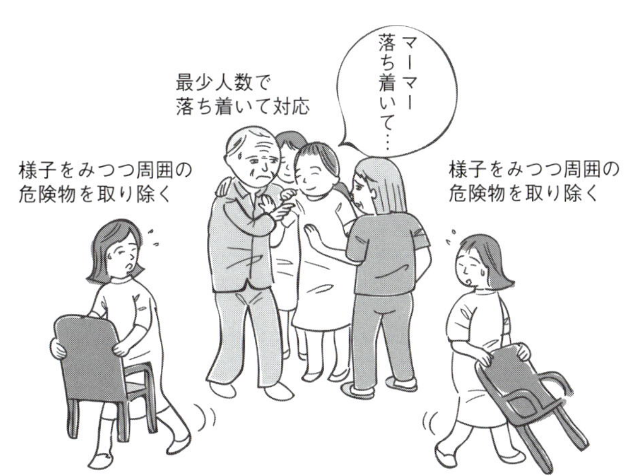

- 認知症高齢者の興奮にともなって発生する事故は，被害を重篤化させやすい．患者が興奮した場合，患者本人に直接かかわらない看護師は，**周囲にある危険物を取り除く，他の患者を安全な場所に誘導する**という機転をきかせ，**被害の拡大をできるかぎり抑える．**

認知症患者のケース 8

障害物にぶつかる，疲労する
徘徊中に転倒しそうになった

認知症で言語障害のあるHさんは，自室にいると思いきや，いつの間にかフロア中を徘徊していることが多い．Hさんは，前傾姿勢のために，歩行が不安定であり，徘徊中に廊下に置いてあるワゴンや車椅子につまずくことがある．また，トイレ以外の場所で排尿して，自分の尿で足をすべらせたり，徘徊の末に，他の病室のベッドに寝てしまい，他の患者とトラブルになって突き飛ばされたりと，さまざまな転倒リスクが生じていた．また，徘徊中は，疲労や焦燥感が明らかで，どこに行きたいのかたずねたり，トイレや自分の部屋に誘導したりすると，かえって興奮した．

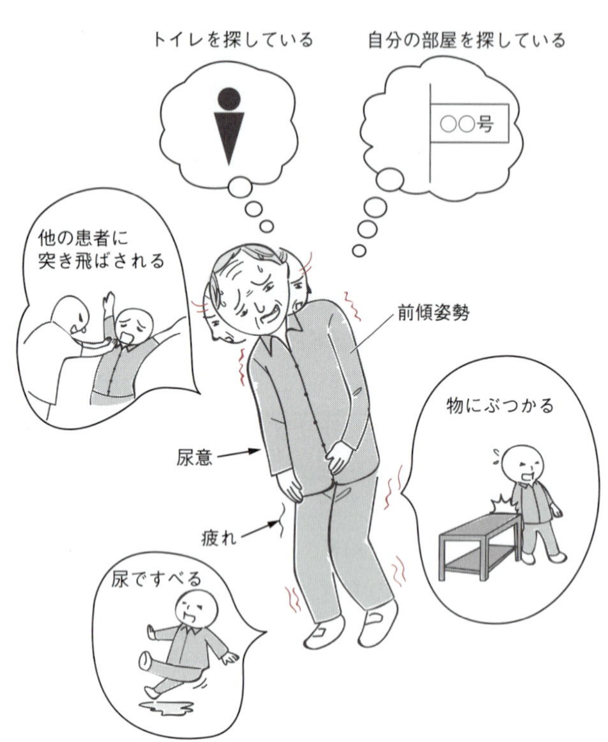

1　なぜ転倒・転落する？

1. 徘徊そのもの

- このケースでみても，Hさんが**転倒しそうな状況は，徘徊中に発生している．徘徊自体が，転倒リスク要因**となる．

2. 徘徊するルートにある，歩行の妨げとなるもの

- 徘徊するルートに**障害物があると，転倒のリスクが高まる．**Hさんのケースでは，自分の尿，廊下に置かれたワゴンや車椅子が危険物となりうる．
- 妨げとなるものが人物の場合もある．Hさんのケースのように，他の患者の部屋に迷い込み，驚いた**患者に突き飛ばされて転倒するというケースも多い**．しかし，**知らぬ間に自分の部屋に入られた患者にとってみれば，Hさんの存在こそが脅威**である．

3. 徘徊により生じた疲労や焦燥感

- 認知症高齢者は，高齢ゆえに徘徊を続けることにより**疲労が蓄積し，さらにその疲労が焦燥や不穏をまねき**，転倒のリスクをさらに高める．

2 アセスメントと対策・コツ

1. 徘徊の目的を明らかにする

- **徘徊とは，ケアする側の一方的な見方**であり，多くの場合，**本人にとっては，自分のニーズに基づく目的ある行動**であり，その内容はさまざまである．
- また，認知症高齢者は，**自分のニーズを他者に伝えることがむずかしくなる．**とくにこのケースのように，言語障害のある患者の場合は，**その行動，表情，しぐさから情報を得て，根気強くそのニーズを明らかにしていく姿勢**が望まれる．
- 本ケースの場合でいえば，**トイレ以外の場所で排尿してしまうことから，①排尿したいが，トイレの場所がわからない**というニーズがある．また，**疲労した様子**や他人の病室に入って**ベッドで寝ていることが多いことから，②身体を休めたいが自分の部屋がわからない**というニーズのあることが想像できる．

2. 徘徊の目的を明らかにして対応する

- 上記①のニーズに対しては，まず患者の**排泄パターンを調べて，徘徊の始まる前にトイレに誘導する**ことが考えられる．
- **1人で迷うことなく，トイレや自分の部屋を往復できる環境をつくる**という対応も考えられる．具体的には，トイレと病室間の廊下に経路を表示することである．**表示は，前傾姿勢の視点に合わせて，床にビニールテープで矢印を描くようにする．**
- また，**患者が文字を読める場合は，トイレには「トイレ」，病室には患者の氏名を書いた表札を作り，低い位置に示すようにする．**なお，氏名を表示するにあたっては，氏名も**「個人情報」になるため，本人と家族の了解を得る必要がある．**

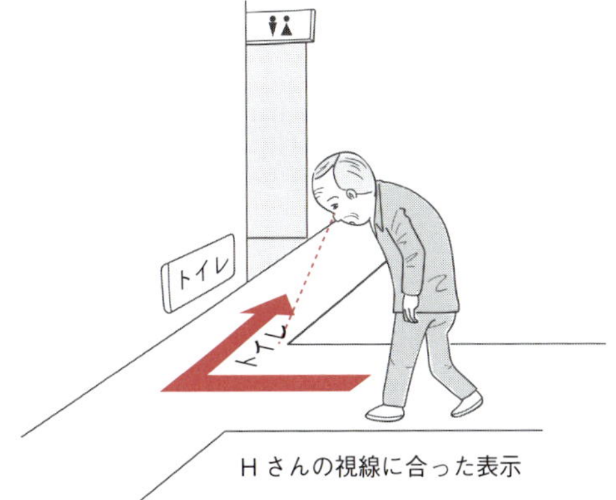

Hさんの視線に合った表示

3. 徘徊ルートにある歩行の妨げとなるものを取り除く

- 廊下にあるワゴンや車椅子は，歩行の妨げにならぬように，**こまめに片付ける.**
- トイレ以外で排尿していないか，**定期的に確認し，尿がある場合は，すべて転倒の原因となるため，除去する.**
- また，誤って他の患者の病室に入ってトラブルにならないように，個室の場合などは，あらかじめ**他の患者と家族に事情を説明し，同意を得たうえで，内側から施錠してもらう**ことも検討する.

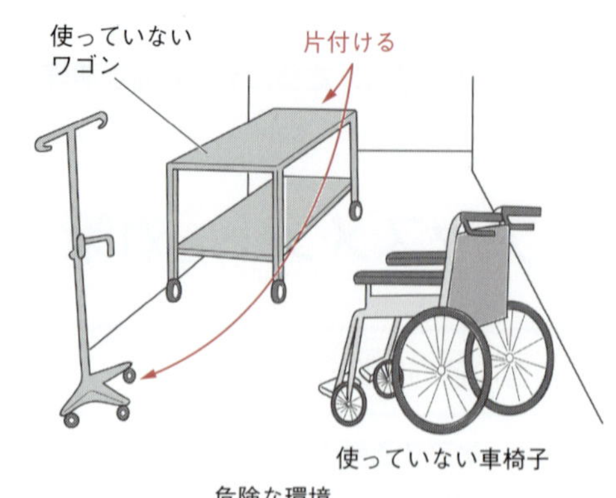

危険な環境

4. 徘徊による疲労や焦燥感を緩和する

- 疲労や焦燥感が生じているときは，たとえば自室に誘導しようとしても，かえって興奮しうまくいかないことがある．**無理に誘導せず，お茶やお茶菓子を見せて，椅子で一服してもらってから誘導する**というような，気分転換をはかれる方法を工夫することが望ましい.

認知症患者のケース 9

1人ですませたいけどむずかしい トイレに行こうとして転倒

夜間，認知症のIさんが，キョロキョロとあわてた様子で，靴下のまま部屋から出てくる．スタッフが駆つけるが，間に合わず，足をすべらせて転倒した．Iさんは，転倒した途端に，尿失禁をしてしまった．Iさんは，尿意のために目を覚まし，急いでトイレに行こうとあせってしまい，靴を履かずに廊下まで出てきたようだ．

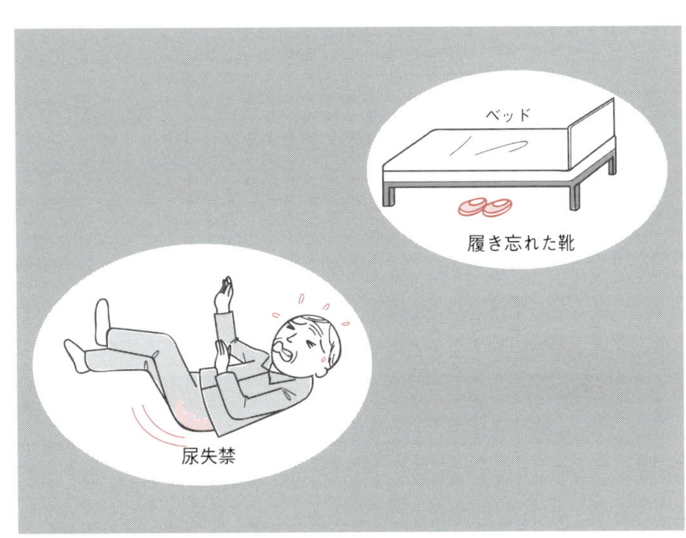

1 なぜ転倒・転落する？

1. トイレに行きたいというニーズを抑えきれなかった

- 認知症高齢者は，その時々の**状況に応じて自分のニーズを抑えることがむずかしくなる．**Iさんの場合は，転倒後すぐに失禁したことから，**トイレに行きたいというニーズを抑えきれなかった**と考えられる．その背景には，**「失禁なく排尿したい」という，人としてあたりまえのニーズ**が存在している．

2. 認知症中核症状，周辺症状により靴を履くことができなかった

- Iさんは，失認，失行，記憶障害，実行機能障害などの認知症中核症状により，「安全に歩行するために靴を履く」という行動を忘れたり飛ばしたりした可能性がある．
- 認知症高齢者は，わずらわしい行動を避けがちとなる．Iさんは，靴を履くことをわずらわしく感じて，靴下のまま歩いた可能性がある．

3. 見当識障害によりあせりが生じた

- 認知症高齢者は，**覚醒直後に見当識障害がおきやすい．**Iさんのキョロキョロというしぐさから，トイレの場所がわからず，そのことがあせりを助長した可能性が考えられる．

2 アセスメントと対策・コツ

1. 失禁なく排尿したいというニーズに対応する

- 「失禁なく排尿したい」というニーズを満たすため，患者が行動に移すより先に，援助者がニーズに気づき，安全にトイレ誘導することが望ましい．
- とくに夜間では，尿意で覚醒したときには，すでにあせっていることが多いため，ニーズが外見上にあらわれてから対応するのでは，手遅れとなるおそれが大きい．**排尿パターンを調べて，ニーズがあらわれそうな時間を先読み**し，余裕をもってトイレに誘導するようにする．

2. 安全にトイレに行くことのできる工夫をする① 環境づくり

- 排尿パターンを調べても，結局，**トイレ誘導のタイミングが合わないとき**がある．患者が自分で排尿しなければならない状況のときに備え，**本人が安全にトイレに行くことのできる環境づくり**を行う必要がある．

3. 安全にトイレに行くことのできる工夫をする② 靴を履きやすくする

- 靴を履いていないことは，1つの転倒のリスクである．①靴を履きやすいように，**フットライトを設置する**などの工夫を検討する．また，②すぐに履けるように準備・配置することも有効な工夫である．ｉマジックテープ式の靴を使用している場合には，**あらかじめマジックテープを外しておく**．ⅱ脚のかたちにも配慮して，たとえば極度のO脚である場合には，**足を下ろすとすぐに靴に収まるように，靴はそろえずに，「八」の字に配置する**．

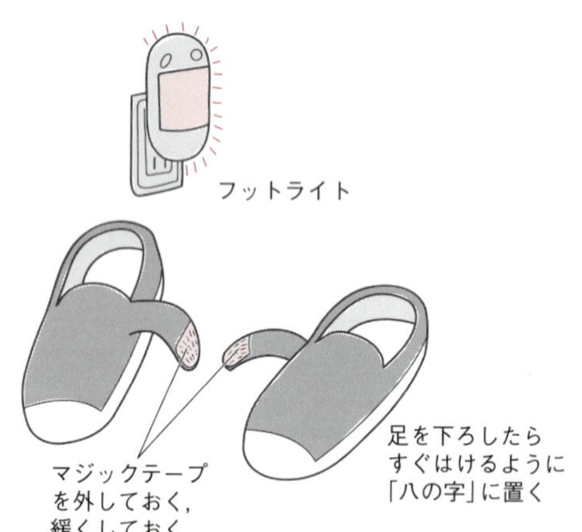

4. 安全にトイレに行くことのできる工夫をする③ トイレまでの経路がわかるようにする

- ベッドから起き上がって，すぐに出口へ向かえるよう，**出口側のベッド柵は外し，カーテンを少し開ける**．また，廊下の各所に**トイレへの経路を表示する**ことで，トイレまでの経路が自然とわかるような工夫を要所要所にちりばめておく．

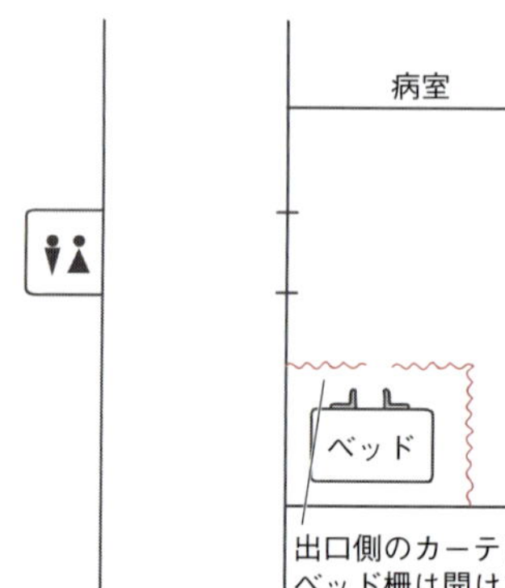

5. 残留リスクに備える

- リスク対応後に残っているリスクを「残留リスク」という．認知症患者の場合，前述のような対策をとっても，依然としてあせって，靴下のままトイレへ行こうとする事態がなくならないおそれがある．
- あるリスクに対して，対策を行ったという事実に安心することは危険である．リスクを減らす対策は，重ねても重ねすぎることはないということを肝に銘じておきたい．
- 依然として，靴下のままトイレに行くおそれが想定できるならば，①**就寝時は，靴下を脱いでもらう**こと，ただし，②**靴下を履いて寝ることが長年の習慣だったため，脱ぐとかえって落ち着かなくなる**場合には，**すべり止め付きの靴下を用意する，**といった対策をとる．

column ● お役立ち物品

すべり止め付きの靴下

- 靴下ですべってしまうケースに有効である．逆に，すり足のケースにはかえって危険な場合がある．また，足の裏がベタベタするという理由から嫌う人もいる．このように，すべての人に適応するわけではないので，歩き方の特徴，その人の好みなども考慮に入れて，使うか・使わないか判断するとよい．

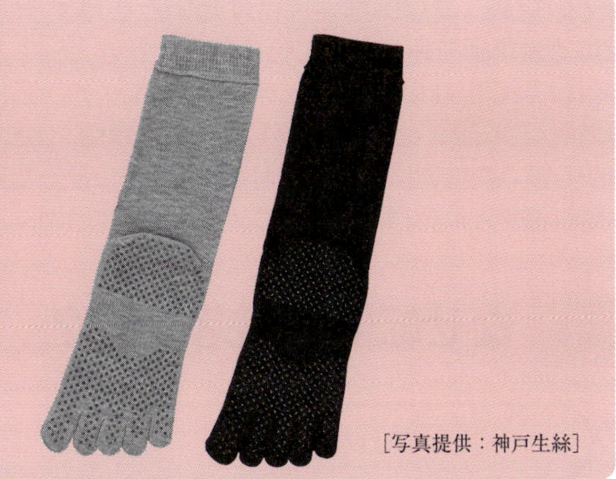

［写真提供：神戸生絲］

認知症患者のケース 10

1人ですませたいけどむずかしい 身のまわりを片付けようとして転落

軽度認知障害のあるJさんの部屋から物音がしたため，看護師が駆けつけると，Jさんがベッドの下で尻もちをついていた．あせった様子で，周囲には，空の床頭台とその中に入っていた私物が散乱していた．以前，Jさんは，1人で私物を片付けようとして片付けられず，周囲を散らかしてしまうことがあった．そのため，看護師は，片付けたいときはナースコールで看護師を呼ぶように伝えていた．また，1人で片付けができないように，床頭台をベッドから離し，カーテンで隠れる位置に移していた．今回，Jさんは，少し離れた位置にある床頭台を，ベッドに座ったまま無理な姿勢で片付けようとして，転落したようだ．

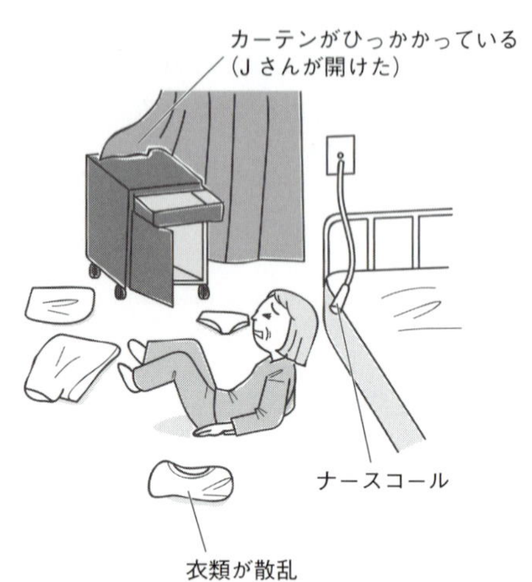

1 なぜ転倒・転落する？

1. ニーズを抑えきれなかった

- 前述したとおり，認知症高齢者は，その時々の状況に応じて，自分のニーズを抑えることがむずかしくなる．**Jさんの，床頭台を片付けるという行動は，「部屋をきれいにしたい」「持ち物を確認したい」などという，ごく当然のニーズに基づく行動**と考えられ，**抑えることができなかった**と考えられる．
- とくに，認知症高齢者は，**危険を予知する能力が低下している**ため適切な状況判断ができず，健常者ならば「片付けたい．だけど1人で行うのは危険だから，看護師さんにお願いしよう」と考えるところを，「片付けたいから，片付けよう」と判断してしまいがちである．

2. 看護師に片付けを制限されたことでフラストレーションが蓄積した

- 人間ならばだれでも欲するだろう当然のニーズを制限されると，とくにフラストレーションがたまりやすくなる．このケースでは，片付けたいときは，ナースコールで看護師を呼ぶように伝え，また，1人で片付けができないように，床頭台をベッドから少し離れた位置に移していた．このことが，**Jさんの行動を制限することにつながり，かえってニーズを抑えきれなくさせた**と考えられる．

3. 片付け作業がしにくい環境

- ニーズを満たす作業を妨げる環境は，転倒リスクとなりうる．床頭台は，Jさんが1人で片付けをしないように，ベッドから離れた場所に置かれていたが，それが**片付けのやりづらさにつながり，作業中の転倒・転落リスクを高めた．**

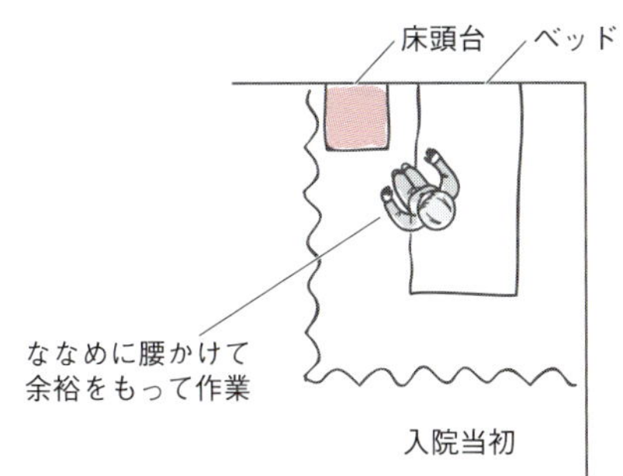

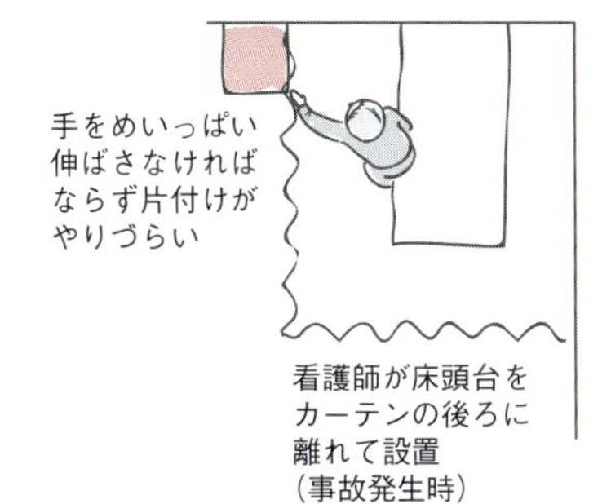

4. ニーズを自力で満たせないことにより不安・焦燥が生じた

- 認知症高齢者の場合，ニーズを満たすために行動をおこしても，**加齢にともなう身体能力の低下や認知症による実行機能障害などにより遂行できず，そのことからあせりや不安が生じ，転倒・転落のリスクが高まる．**発見直後のＪさんのあせった様子や周囲に私物が散乱している状況から，片付けを遂行できなかったことと，それによる不安や焦燥がうかがえる．

2 アセスメントと対策・コツ

1. 患者のニーズを明らかにして満たす

- 「床頭台を片付ける」という行動の背景には，**「部屋をきれいにしたい」というニーズ**が存在している．患者のふだんの様子を振り返り，危険だからといって，**片付け作業を一方的に制限するのではなく，患者の行動の背景にあるニーズを明らかにして満たす**ことができるように，看護計画のなかで，患者と一緒に部屋を片付ける時間を設けるのもよい．
- また，同時にふだんの環境整備が，きちんと行えているかを振り返る必要がある．

2. 患者がいつでもニーズを満たせる，作業しやすい環境づくり

- 看護計画で決めた時間以外でも，患者が**1人で安全かつ容易に床頭台を片付けることができる工夫をする**ことも大事である．単に清潔な環境で生活することだけを望んでいるのではなく，整理・整頓・清掃作業を自分の手で行うこと自体を望んでいるかもしれないからである．
- 安全な姿勢で作業ができるよう，床頭台をベッドの乗り降りする位置の正面に設置するようにする．どこに，**何が入っているか（何を入れればよいのか）が一目でわかるように，Ｊさんと相談しながら，床頭台の表側に，内容物について表示する．**

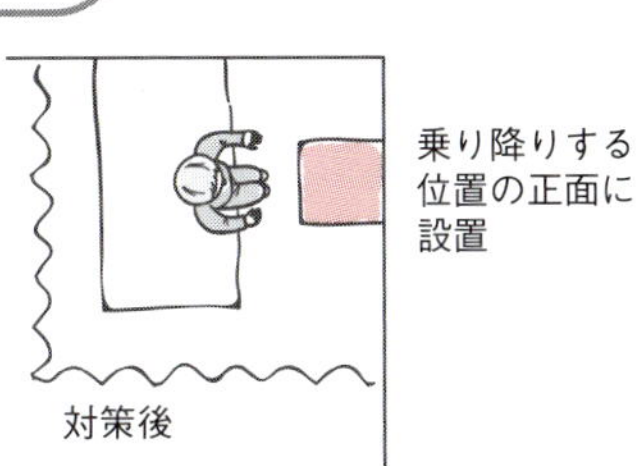

認知症高齢者のための
転倒・転落予防の実践のポイント

認知症って何？ ―中核症状とBPSD

中核症状

- **認知症**には，記憶障害だけではなく，神経障害に由来するさまざまな症状がある．記憶障害などは認知症の中核となる症状であることから，**中核症状**とよばれている．

BPSD (behavioral and psychological symptoms of dementia，認知症の行動・心理症状)

- 認知症高齢者の**行動・心理症状（BPSD）**は，認知症の中核症状を基盤として生じるもので，**日常生活の環境に適応できないことからおこるストレスなどによってひきおこされる**といわれている．BPSDの**不穏**，**焦燥**，**徘徊**などは，ストレスをひきおこす要因が見過ごされて放置されるために生じる“**つくられた障害**”ともいえる．
- BPSDは，認知症高齢者が**自分の言葉では表現できない不安や苦痛の訴え**でもあり，その原因に目を向ける必要がある．つまり，認知症高齢者の不安や苦痛に関するニーズを満たす援助や，ストレスを軽減する方法を考える必要がある．
- たとえば，入浴時の抵抗は，他の人と一緒に入浴しなければならない苦痛の訴えかもしれない．その場合は，他の人の入浴が終わって，静かな環境のなか1対1で介助することで，焦燥が軽減し，ゆっくり落ち着いて入浴することができることがある．このように，認知症高齢者のBPSDには，**隠れた原因やニーズが潜んでいる**場合があるため，その原因を見つけて解決したり，ニーズに対応するケアを行う必要がある．
- 図に，認知症の中核症状とBPSDの関係を示した．

認知症と転倒・転落リスク

- 認知症には，上に説明した，①**中核症状に関連した転倒リスク**，②**BPSDに関連した転倒リスク**のほか，③**治療・ケアに関連した転倒リスク**，④**認知症高齢者の生活に関連した転倒リスク**が複雑にからんでいる．
- 実際には，これら複雑な要因から複合的にあらわれる現象について説明し，具体的な転倒リスクの生じ方，その対処方法を説明すべきであるが，まずは，1つ1つの転倒リスクとその対処法についてみていきたい．

①中核症状に関連した転倒リスク

- 認知症の中核症状に関連した転倒リスクを挙げる．

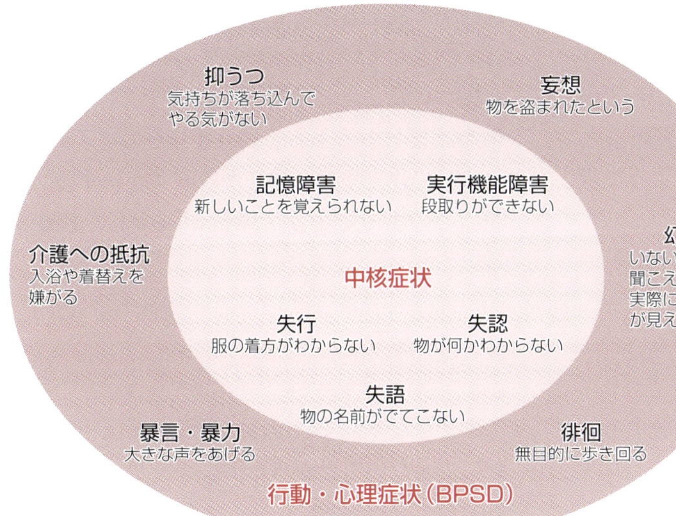

中核症状と行動・心理症状（BPSD）
［いわて盛岡認知症介護予防プロジェクトものわすれ検診専門医部会：かかりつけ医とケアスタッフのためのBPSD対応マニュアル，1ページ，医事新報，2010］

見当識障害

- 自分がどこにいるのかわからない．言語障害の場合には，「トイレに行きたい」といったニーズや，「痛みがあり，解消したい」というニーズを伝えられないことによって，認知症高齢者は，常にさまざまな苦痛や不安を抱えている．

失　行

- 歩行機能は自立していても，「立ってください」と言われて立てなかったり，1歩目を踏み出すことができなかったりなど，起立や歩行ができない．ふだんの生活行動である着衣や排泄動作ができなくなる．

失　認

- 自分の家族に会っても家族と認識できなくなる．認識と行動のずれから転倒につながりやすい．“失認”の一部でもある視覚空間障害（家具の奥行など3次元の空間を把握できない）は，軽度のアルツハイマー型認知症にもみられる症状であり，自分のまわりの生活環境を実際とは異なって認識している可能性があり，転倒の危険が高い．日常生活を送るうえで，認知症高齢者がどのような障害があるかについて，きめ細やかにアセスメントする必要がある．

姿勢バランス・歩行障害

- アルツハイマー型認知症では初期にはほとんどみられないが，悪化にともなって，中期以降に出現する．一方，レビー小体型認知症では，パーキンソン症候群に似た症状がおこるために，早期から姿勢バランス・歩行障害がおこりやすく，バランスを崩しても“立ち直り”ができないという特徴から，転倒リスクがきわめて高く，注意が必要である．

注意障害

- 障害物などがあっても，その危険を十分に判断できず，そのまま歩いて行こうとする．

［中核症状に対するケアの基本］

- **見当識障害**のある患者に対しては，そのつど，リアリティーオリエンテーションの目的で，**「ここは病院です，体調をわるくして治療のために入院されています」などを確認していく**必要がある．
- そのようなはたらきかけで，認知症高齢者は，自分がどこにいるのか，再認識することで落ち着くことができる．このはたらきかけも，認知症高齢者を安心させるような温かな口調や笑顔など，よいノンバーバル・コミュニケーション法を用いて，できれば同じスタッフが継続的に対応するほうがよい．
- さらに，月日を混乱しないように，**大きなカレンダー**や**日めくり**カレンダーなども効果がある場合がある．見当識障害のある認知症高齢者が，そのつど，「その場所は自室である」「その場所はトイレである」ことを認識できるように，その人の習慣なども考慮に入れながら工夫する必要がある（例：トイレでは「お便所」と書く，また自分の病室や居室がわかるような縦書きの**表札**をかけるなど）．

- 車椅子のブレーキをかけ忘れて，立ち上がって転落する高齢者に対して，看護師がそのつど注意・指導していると，いたずらに本人の自尊心を傷つけることにもなる．そこで，「ブレーキをかけましょう！」という**手作りのポスター**をつくって注意喚起を呼びかけるようにする．実際にこのような方法で事故が減少した例がある．

② BPSDによる転倒リスク

- BPSDが多くおこる時期には転倒も頻発する．BPSDに関する転倒リスクを挙げる．

不穏・焦燥

- 同じ言葉や行動を繰り返したり，大声でさけぶ，物をつかんだり，いらだち，あせり，不快感などに関連した行動である．**焦燥**は，「つばを吐く」「悪態をつく」「たたく」「奇声を発する」などの**攻撃行動**，「あてもなく，ウロウロする」「何度も同じ言葉を繰り返す」などの**非攻撃的行動**に分けられる．いずれも転倒につながりやすいので，注意が必要である．たとえば，入浴のための脱衣介助や入浴介助に激しく抵抗してバランスを失い，その結果，転倒してしまうことがある．

徘徊/介護への抵抗

- 徘徊は，目的もなく歩き回ることである．介護への抵抗は，オムツ交換や入浴介助のときなどに介護者に示す抵抗のことをいう．
- このような多動な状況は，周囲の状況判断も十分にできないことから転倒につながりやすくなる．

幻覚・妄想

- 誰もいないのに声が聞こえたり，実際にはありえないことを信じたりすることである．
- 不安やストレスを増大させて多動になり，転倒の危険性を高める．

不安や抑うつ

- 気分の落ち込みや気分の低下などである．
- 無気力（アパシー）の状況をひきおこして，廃用症候群から歩行バランス機能を低下させて，転倒につながる．

[BPSDに対するケアの基本]

- ④のケアを参照．また，「パーソン・センタード・ケア」（☞168ページ）も参照．

③治療・ケアによる転倒リスクと予防ケアの基本

- 認知症高齢者の場合，**治療**や**ケア**が転倒をひきおこすことがある．治療・ケアに関連した転倒リスクを挙げる．

BPSDの治療としての向精神薬・鎮静薬・睡眠薬

- BPSDが緩和される一方で，副作用として**起立時のめまい**，**歩行時のふらつき**などから転倒をひきおこす可能性がある．くわしくは後述するが，適切なケアでBPSDが軽減しないかをまず検討する必要がある．そのうえでBPSDに対してくすりが処方された場合には，副作用がないか十分観察して，副作用が認められたときは，主治医に報告し，くすりを変更する必要がある．

転倒を予防することを目的とした身体拘束

- 認知症高齢者にとっては，行動を抑制されて，さらに**興奮行動**をひきおこし，かえって転倒につながりやすくなる．

認知症高齢者に対する一方的なケア

- **ケアスタッフとの信頼関係を失わせる**だけではなく，**介護の抵抗**をひきおこし，また，BPSDなどをひきおこして転倒につながりやすい．

④認知症高齢者の生活に関連した転倒リスクと予防ケアの基本

- 認知症高齢者は，生活障害をおこしやすく，生活リズムが障害され，転倒につながりやすい．生活に関連した転倒リスクを挙げる．

睡眠に関連して

- **睡眠障害**は，生活リズム障害をひきおこし，夜間の不穏・徘徊，夕暮れ症候群（夕方～夜にかけての不穏状態）につながり，さらに，転倒につながる．また，日中の仮眠をとると，日中の活動性が低下するため廃用症候群を促進させてしまい，転倒の危険性を高めることもある．
- また，睡眠障害によって生活リズムも障害されている人が多いので，**生活リズムを整える**援助も必要になる．午前中に十分な日光を浴びることで，覚醒-睡眠リズムを整えるようにする．

排泄に関連して

- トイレまでの移乗・歩行時の転倒．
- 個室でバランスを失って転倒．

車椅子使用に関連して

- 急に車椅子から立ち上がって転倒．
- 姿勢バランスが崩れて車椅子からの転落．

［生活に関連した転倒リスクに対するケアの基本］

- 転倒をおこしたときに，認知症高齢者が何をしようとして，そのような行動をとったのかを明らかにすることが大切である．認知症高齢者に問いかけても，なかなか返事は返ってこないが，なんらかの**生活上のニーズを満たす意図**があって行動していることが多い．
- たとえば，夜間のベッドからの転落は，トイレに行こうとしたり，眠れないために起きようとしたりする場合におこることが多い．定期的な排泄誘導をしていても，本人が排泄したい時間とどうしてもずれてしまうことがある．
- このような場合には，1日の排泄時間を観察し，夜間のうちで，もっともトイレに行く時間帯に排泄誘導するなど，本人のペースに合わせる工夫が必要である．深夜や早朝に覚醒してしまった場合には，軽食やお茶などを飲んで，落ち着いてもらう必要がある．
- 認知症高齢者は，他者とのかかわりのなかから，自分自身のアイデンティティを確認していることが多く，**人とのかかわりを必要としている**．名前をしっかり呼んで，互いに目と目を合わせながら，十分に会話の時間をとる必要がある．

生活リズムとBPSDの観察表を活用する

- 認知症高齢者のニーズを知るために，次に示した表を用いると便利である．生活リズムに沿ってBPSDのあらわれた時間を記録した観察表である．これを用いると，どの時間に，どのような生活ニーズがあるのか，どのようなときにBPSDをおこす傾向にあるのかについて分析することができ，転倒予防につなげることができる．

文献

1）日本老年医学会（監）：BPSD痴呆の行動と心理症状，アルタ出版，2005
2）日比野正己ほか：痴呆バリアフリー百科，TBSブリタニカ，2002
3）ドーン・ブルッカー，クレア・サー：認知症ケアマッピング理論と実際（水野　裕ほか訳），認知症介護研修大府センター，2011

表 転倒予防のための「生活リズムと行動・心理症状(BPSD)」の観察

名前 ____________________ 施設名 ____________________
日付 ____________________ 病棟 ____________________

よい状態																								
徘徊・多動																								
攻撃性・焦燥																								
不安・抑うつ																								
睡眠																								
食事(◎)・排泄(尿✓,便○)																								
転倒しやすい状態																								

6 7 8 9 10 11 12 13 14 15 16 17 18 19 20 21 22 23 24 1 2 3 4 5 6(時)

ケアの内容
1 ____________________
2 ____________________
3 ____________________
4 ____________________
5 ____________________

日付 ____________________

よい状態																								
徘徊・多動																								
攻撃性・焦燥																								
不安・抑うつ																								
睡眠																								
食事(◎)・排泄(尿✓,便○)																								
転倒しやすい状態																								

6 7 8 9 10 11 12 13 14 15 16 17 18 19 20 21 22 23 24 1 2 3 4 5 6(時)

ケアの内容
1 ____________________
2 ____________________
3 ____________________
4 ____________________
5 ____________________

日付 ____________________

よい状態																								
徘徊・多動																								
攻撃性・焦燥																								
不安・抑うつ																								
睡眠																								
食事(◎)・排泄(尿✓,便○)																								
転倒しやすい状態																								

6 7 8 9 10 11 12 13 14 15 16 17 18 19 20 21 22 23 24 1 2 3 4 5 6(時)

ケアの内容
1 ____________________
2 ____________________
3 ____________________
4 ____________________
5 ____________________

記入例 日付 平成23年8月25日

よい状態																								
徘徊・多動																								
攻撃性・焦燥																								
不安・抑うつ																								
睡眠																								
食事(◎)・排泄(尿✓,便○)			✓		✓		◎	○✓				◎		✓		✓	◎				✓			
転倒しやすい状態																								

6 7 8 9 10 11 12 13 14 15 16 17 18 19 20 21 22 23 24 1 2 3 4 5 6(時)

ケアの内容
1 不安そうな様子だったので,食事の介助をしながら少し話を聞くと表情が和らいだ
2 徘徊していたが,食事ですと話しかけると,徘徊がおさまり,食堂の席についた.
3 ____________________
4 ____________________
5 ____________________

3 ケースでみる③ 在宅要介護高齢者への転倒・転落予防

- 厚生労働省の人口動態統計によると，2009年に，不慮の事故で死亡した人は，3万7,756人で，そのなかの1万2,873人は，家庭内での不慮の事故による死亡である．そのうち，2,676人が，家庭内での転倒・転落によって死亡している．その約80％を占める2,142人が，65歳以上の高齢者といわれている．
- さらに，家庭内の浴槽内の溺死は，3,964人であるが，その約88％の3,472人が高齢者である．そのなかには，浴槽内での転倒によるものが多く含まれていることが考えられる．つまり，2009年には，浴槽内溺死を合わせると，約5,600人以上の高齢者が，自宅内の転倒・転落によって死亡した可能性がある．死亡にいたらなかった転倒・転落を合わせれば，さらに多い高齢者が自宅で転倒・転落事故をおこしているわけで，自宅は，高齢者にとって，非常に危険な場所ということができる．超高齢社会に突入した現在，在宅での転倒・転落事故の予防は，きわめて重要な課題である．
- **自宅**という環境は，高齢者にとって，何十年と過ごしてきた「自分の城」であり，**長い時間をかけて適応してきた場所**である．慣れた場所であるから，身体能力の低下をうまく補って，今までどおりの生活が可能なことが多い．その結果，転倒・転落の危険性が覆い隠されてしまい，高齢者も家族も「まだまだ大丈夫」と誤った判断をして，転倒防止への対策が不十分になることがある．実際に転倒して重大な事態となったときにはじめて後悔とともに対応の間違いに気づくことが少なくない．
- また，高齢者の場合，転倒・転落の約1割が骨折にいたるとされており，なかでも，脊椎や大腿骨頸部の骨折の場合は，高齢者が要介護状態になり，“寝たきり”になるおもな要因と考えられている．骨折から寝たきりに発展すると，それを機に自宅での生活が継続困難となり，やむなく施設に入所せざるをえなくなることも少なくない．つまり，**自宅での生活を継続できるかどうかは，骨折を予防できるかどうかに左右される**といっても過言ではない．
- しかし，**「転倒さえしなければよい」という考えが極端になってもよくない**．“転倒リスクが高いから”と，活動の機会をいっさい制限し，何もせずに終始じっとして過ごすことを強要するならば，確かに転倒がおこることはないだろう．しかし，そのような対応は，**高齢者の自尊心をむやみに傷つけ，生きる意欲自体を失わせてしまう**おそれがある．
- 自宅で生活する高齢者は，それまでの長い人生の連続のなかの延長線上に立つ存在であり，営々と築き上げられてきた人生経験と，その経験に裏打ちされた自尊心をもつ存在である．それらの事情を見逃して，**単に転倒リスクを少なくすればよいという安直な考え方・方法では，うまく対応することはむずかしい**．
- 実際のケースをみながら，具体的に考え方や対応方法をみていくことにしよう．

在宅要介護高齢者のケース 1

意外と疲れている，段差が見えない

慣れているはずの自宅の玄関で転倒

朝から楽しみにして出かけたデイサービスから，楽しく活動した余韻を胸に帰宅したとき，玄関戸レールに引っかかり，転倒した．介護者は，朝の出発時に玄関から出る動作に問題がなかったため，少し離れて見守っていた．支えるのが間に合わずに，膝を強打させてしまった．

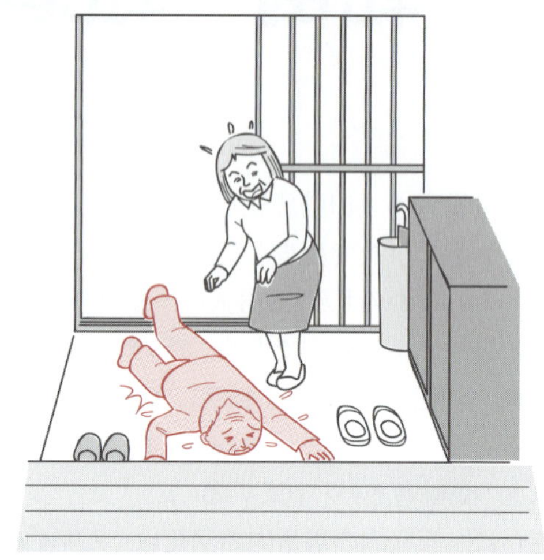

1 なぜ転倒・転落する？

1. 外出による身体の疲労

- 朝，出発するときにはとくに問題がなかったことから，**外出による疲労**が原因と考えられる．高齢者の場合，自分の**疲労感に気づきにくく，また無頓着**であることが多い．加えて，玄関に到着すると，無事に帰宅できたという**安堵感**が気の緩みにつながりやすく，転倒のリスクが高まる．長年使用している自宅の玄関とはいえ，思わぬ落とし穴となりやすい．
- また，何十年も暮らしてきた自宅では，「誰よりもわかっているから大丈夫」というように，**慣れ**と**過信**が注意不足につながり，大きな転倒リスクとなる．**疲れていると，かばんなどの持ち物さえも転倒リスク**になる．

2. 高齢者のためにはつくられていない玄関環境

- 玄関は，家族全員にとっての“家の入口”であるとともに，外から人を出迎える場であり，社会とのつながりの場所でもある．つまり，玄関は自宅の他の空間よりも家族にとって**“見た目”が気になる場所**である．
- そのため，玄関は**壁**や**調度品**などがあり，また，**手すりの設置が避けられる**傾向にあり，または，物理的な制約により，**100%高齢者の身体状況だけを優先して環境調整することができない**事情がある．
- 玄関の使い方をみても，定期配達の日常品の受け取り場所であったり，仕事上の必要品類を置かなくてはならない場所であったりと，**日常的に“物”の配置・移動が頻繁な場所**であるため，とても転倒リスクが高くなる．たとえば，いままでなかった物が玄関に置かれて，身体や持ち物に引っかかる，ということがおこりうる．

3. 玄関の日々の環境変化

- ①曇天，雨天，夕刻，照明器具の故障などによって，すぐに**薄暗くなりやすい**，その結果，段差が見えにくくなる，②**雨が降る日**には，玄関タイルが**ぬれてすべりやすくなる**，というように天候が転倒リスクに与える影響が大きい．

2 アセスメントと対策・コツ

1. 高齢者の様子や表情から疲労度をよみとる

- 高齢者の疲労の程度は，**返事が遅い，声が小さい，滑舌がわるい，まぶたが下がりぎみ，姿勢が傾いている，イライラしている**などの様子から察知することができる．**「発言」「動き」の“いつもとちがう”点をとらえる**ことが，転倒リスクをはかるうえでポイントとなる．
- **高齢者自身が疲労を認識しているかどうか**をアセスメントすることも大事である．自覚している人の場合は，訴えによって，“疲労”を知ることができるが，無自覚な場合は，ケアする者の注意深い観察によって察知しなければならなくなる．ただし，**無自覚であっても，なんらかのしぐさによって疲労を表現する**ことがあり，**それぞれの人の疲労の表現のしかたを把握**しておくことも重要である．
- 遠足や運動会などの季節のイベントに参加した場合にも，心身の疲労度をアセスメントする．参加中の状況，運動負荷量，他の参加者とのトラブルなどが疲労の原因となることもある．

返事が遅い・鈍い
……う？……
ボリボリ
おやつですよー
いつもと反応の
しかたがちがう
うるさい

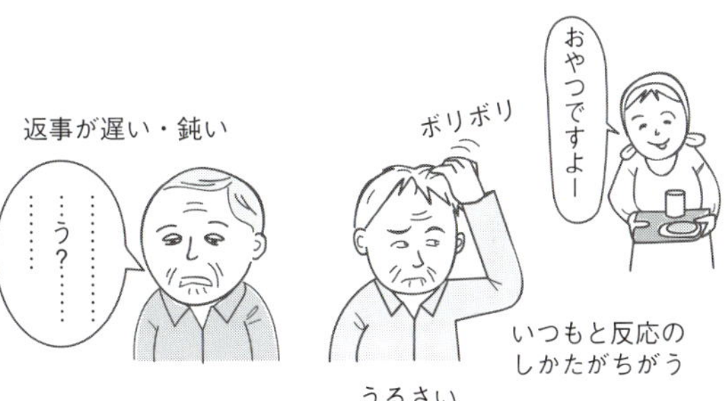

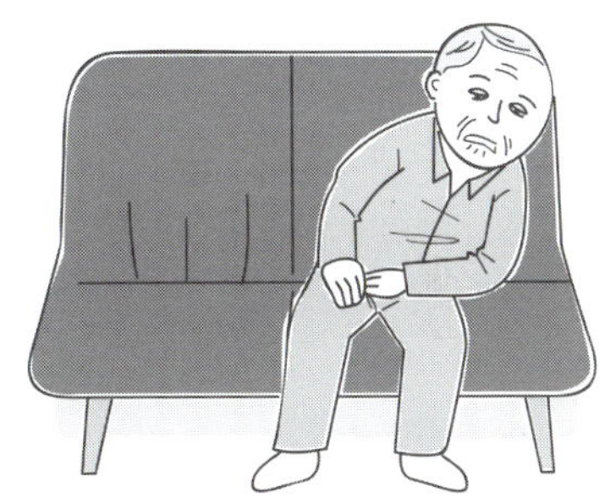

2. 玄関の物的環境に潜むリスクをアセスメントする

- **転倒事故をまねくような物的環境となっていないか**アセスメントする．その際，**季節による環境変化にも配慮する**必要がある．とくに，冬は日が短く，帰宅時間には玄関が暗いことが多いので，照明器具の不具合や新規の家具の設置や履物の散乱が移動動作へ与える影響（障害）は，自然と大きくなる．

- また，**日々の天候変化**や，**帰宅時間の変化**によっても，玄関の明るさは変化するため，そのときどきの具体的な環境を考慮に入れて，援助方法も適応させる必要がある．

暗くないか？
宅配便を置いてないか？
りんご
スリッパ・マットはすべらないか？
手すりがガタガタしていないか？
かさや袋を引っかけていないか？
靴が散乱していないか？
手をつこうとした所に不安定なものを置いていないか？
ぬれていないか？

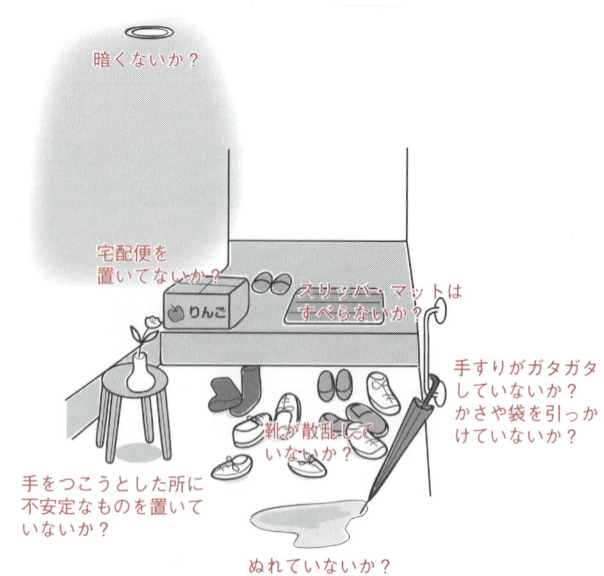

3. 玄関での転倒予防の注意を喚起するための工夫

- **玄関に入る前は，「転びやすいから注意しましょう」との声かけを徹底する**ことが必須である．ふだんから，**玄関の前では必ず一度止まる習慣をつけてもらう**ことが有効である．わかりやすいように，①**止まる印をつくる**のもよいし，また，②中途半端な高さの段差は，見えづらく危険であることから，いっそのこと**段差をなくす**という工夫もよい．あるいは，③**段差を目立たせて**（色をつける・印をつける）**注意喚起につなげる**のもよい．
- 援助者は，高齢者に対し，帰宅時は疲労していることの自覚をうながし，また実際に転びかける事態も想定し，いつでも支えられる準備をしておく．

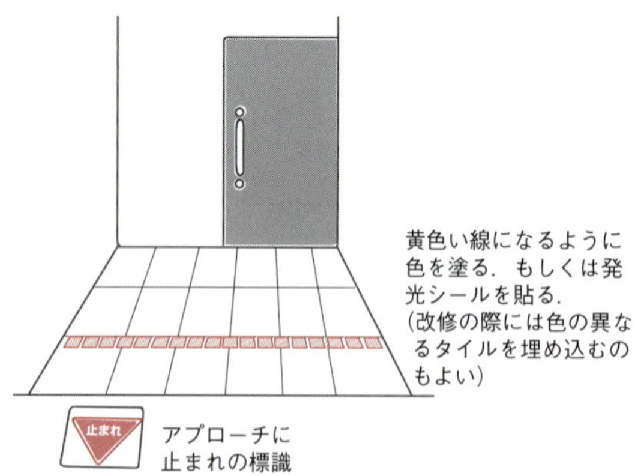

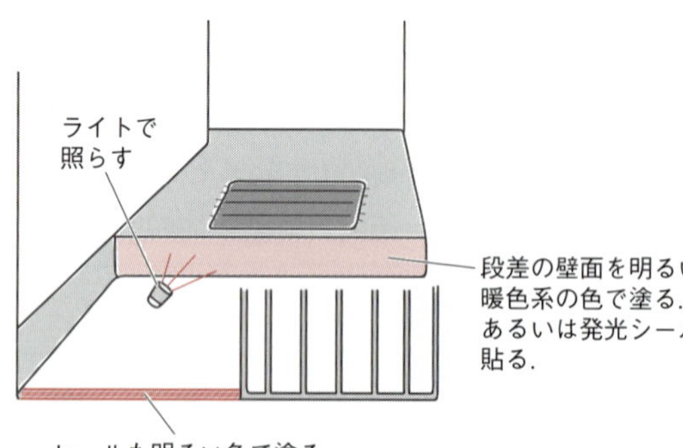

在宅要介護高齢者のケース

2 浴室は危険がいっぱい つい長湯して風呂場で転倒

昼間，庭に出ていた疲れのせいか，風呂の温かい湯がとても気持ちがよく，久しぶりにゆっくり湯船につかった．ふだんと同じように，手すりにつかまり注意深く湯船から出ようとしたが，足がすべって浴槽の中に倒れそうになった．なんとか無事に浴槽から出たと思ったとたん，ぬれた床で足をすべらせ転倒した．

1 なぜ転倒・転落する？

1. 入浴による身体の変化

- 自宅の風呂で気持ちがよいと，つい安心して長湯をしてしまい，思いのほか疲労が大きく，足がガクガクになり，手に力が入らないというような身体機能の変化を生じることがあり，転倒しやすくなる．
- **入浴により血管が拡張して血圧も変化するが**，その調整力が低下している高齢者の場合は，とくに**座位から立位になるときに立ちくらみ**などをおこしやすく，転倒リスクが高まる．また，**高めの湯温**は，**入浴後の疲労が大きく**，**頭がボーっとなり，ふらつきもおこしやすい**．
- とくに，**草むしり**や**散歩**，**デイサービス**など，その日の活動量がいつもより多いときは，**入浴前の時点から，自分が"疲労していること"を認識し留意**する必要がある．

つい草とりしすぎて
手がブルブル
こんな日は1人で
入浴するのは危険！

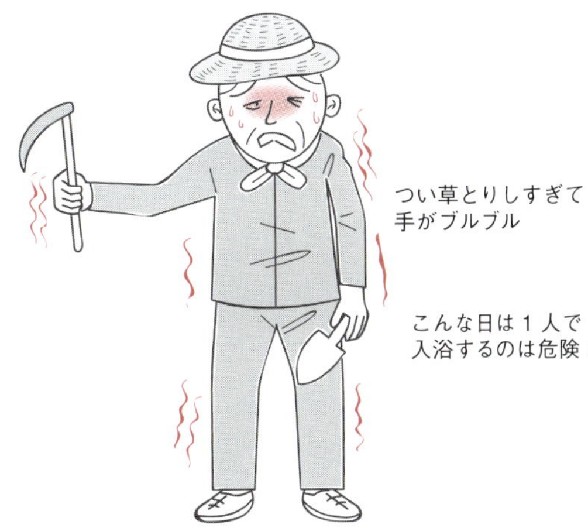

2. 加齢による身体的変化に合わなくなる入浴習慣

- 「湯温」「湯につかる時間の長さ」「入浴する時間帯」など，**入浴に関する好み・習慣が**，**加齢による身体的変化にそぐわなくなってきている**場合がある．その場合には，"思わぬ"ふらつきや立ちくらみをひきおこすことになり，転倒リスクが高まる．
- 自宅では，基本的に，高齢者は**1人で入浴する**ため，家族は，それまでの入浴習慣が加齢とともに合わなくなって**転倒リスクが高くなっていることに気づきにくい**．
- また，季節による入浴のしかたの変化にも，気を配る必要がある．たとえば，冬季に冷えた身体を温めるために，湯温を夏季などに比べて高めに設定することがある．しかし，一般的に，ぬるめで入浴するよりも，**熱い湯で入浴するほうが疲労が大きい**ため注意が必要である．

- したがって，とくに冬季は，入浴後の疲労を考えて，「浴室で座っていったん呼吸を整えてから脱衣所へ移動する」「手を伸ばしても物にぶつからないほど余裕のある場所で着衣する」といった工夫により，転倒リスクを軽減させる必要がある．

3. 加齢による身体機能の変化に合わなくなる浴室環境

- これまで，転倒せずに出入りのできていた浴槽でも，**加齢にともなう身体機能の変化**により，あるとき，**浴槽の深さや縁の幅が障害**となり，円滑な動きやとっさの動きを妨げて，転倒してしまうことがある（これは浴槽に限った話ではなく，自宅の設備全般にあてはまる）．
- それまでに転倒したことがないと，家族は，高齢者にとって，浴室環境の何が転倒をひきおこすリスクとなっているのかに気づくのがなかなかむずかしくなる（気づくきっかけがないからである）．そして，**実際に転倒事故をおこしたときに，浴室の環境が合わなくなっているのに気づくことが多い**．
- 洗い場と脱衣所の境界では，扉に手をかけて移動するが，扉は動きやすく支えを失って転倒しやすい．これも身体機能の変化によって徐々に危険な環境となっていくおそれがある．

あれ？
足が届かない？

扉につかまって身体を支えていると，思いがけず扉が動いてしまった

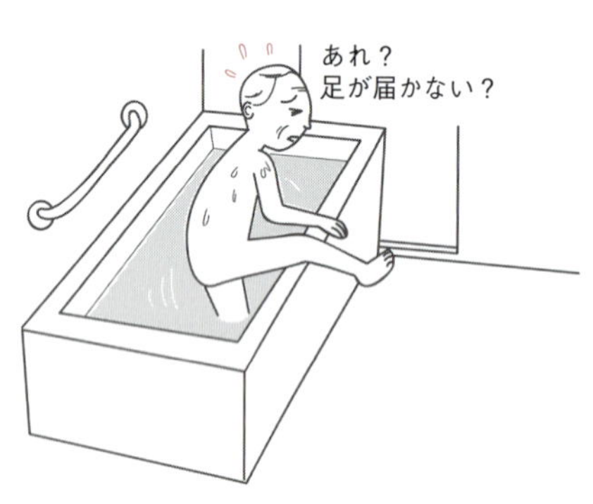

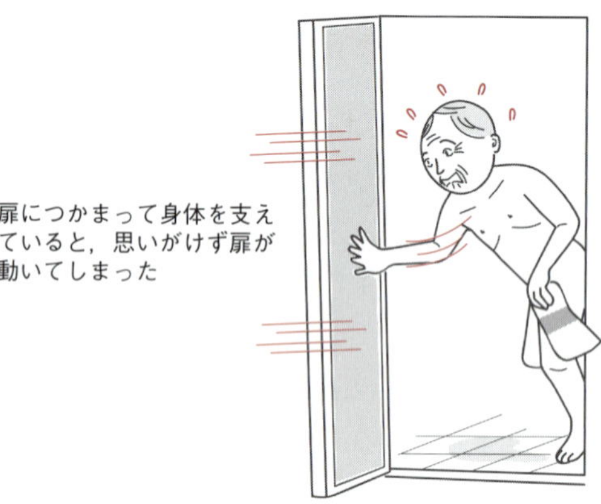

2 アセスメントと対策・コツ

1. 入浴によるその人特有の疲労のあらわれ方・程度（定期的に）

- 定期的あるいは身体状況に変化のあったときは，入浴前後の血圧，脈拍の変動などのバイタルサイン，全般的な様子，疲労感の自覚の程度を把握して，**記録に残し**，在宅サービス提供者と家族とデイケア・デイサービスのスタッフとの間で**共有する**（例：私のノート入浴編）．
- **血圧，脈拍などのバイタルサインに変動**がみられたら，**一定期間は見守りのもとで入浴する**（家族の帰宅後に入浴する，家族不在時はサービスを利用して入浴する）．
- 草むしり，散歩などの**活動量が多いとき**は，いったん**休息をとってから入浴する**か，**見守りのもとで入浴する**．入浴後の疲労を考えて，浴室で座って**いったん呼吸を整えてから脱衣所へ移動する**習慣をつける．

2. 入浴習慣・季節・加齢による身体機能の低下と環境の齟齬

- 季節の変わり目に，習慣となっている**入浴時刻，湯温，湯につかる時間の長さ，浴槽からの出かた，洗身のしかた，脱衣所への移動のしかた**などについて，変更する必要があるかを確認する．
- その際に参考にするのが，**①基礎疾患の状況，②入浴動作に必要な握力，③関節の痛みや可動範囲，④入浴後の疲労，血圧，脈拍，呼吸状態**，などである．これらを定期的にアセスメントし，入浴習慣の調整を行うようにする．
- 入浴姿勢から見えやすい位置に浴室時計を設置して，浴槽につかる時間，入浴全体にかかる時間（「私のノート入浴編」を活用できる）を，**高齢者自身が主体的に調整できるようにする**．本来を言えば，他人の見守りよりも本人のセルフケアによることが望ましい．リスクをより察知できるのも本人だからである．

3. 浴室の環境（定期的に）

- **浴室環境**についても，**①定期的**に，あるいは，**②なんらかの変化があったとき**，または，**③「何か変だな」と感じたとき**に随時確認するようにする．
- 浴槽の脇に，**浴槽からの出入り時にいったん座れる場所を早い時期**（入浴動作など少し変化がみられるけれどまだ何もしなくてよいかなと思うようなとき）**に設置する**ようにする．
- 浴室はぬれてすべりやすいので，**立つ動作がなくても入浴が済ませられるような環境に調整**することも有効である．
- そのほか，**洗い場と脱衣所の境界は**つまずきやすいので，**手すり代わりに扱いがちな扉が動きやすく危険であり，段差の解消**をすること，**扉の取っ手の形・材質・位置を工夫する**こと，**浴室に手すりを設置する**こと，などの工夫が考えられる．
- さらに，すでにある手すり，洗い場のマット，浴槽内のマットなど，介護機器が，現在の身体的変化に適合しなくなっていないか，現在使用中のすべりにくい床材・補助用具は劣化せずにすべりにくさは保たれているか，などについても確認しておく．

在宅要介護高齢者のケース

3

身体機能の低下が大きく影響 慣れ親しんだ自宅トイレで転倒

Aさんは，自宅でゆっくりと過ごしていた．トイレに行こうといつものように歩いてトイレに入った，右手は軽いまひがあり動きがわるいので，左手を手すりから離しズボンを下げていたところ，バランスを崩し，転倒した．

1 なぜ転倒・転落する？

1. 住宅（トイレ）環境

- とくに集合住宅の場合は，**トイレの幅がせまく，方向転換がしにくい**．また，**入り口から便座に座るまで，180°方向転換しないといけない構造になっている**ことが多い．片まひの人や，パーキンソン病の人は，方向転換が困難で，バランスを崩して転倒するリスクが高い．
- 集合住宅などでは，トイレの入り口に小さな段差があることが多いが，**慣れ親しんだ場所だけに油断がおこりやすく**，つまずいて転倒してしまうことがある．
- トイレの**ドアが外開き**になっている場合，手前に開けるときに，**後方にバランスを崩す**ことがある．

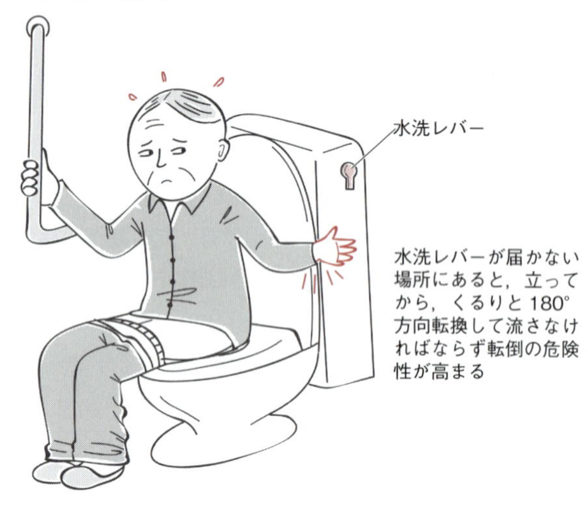

2. 排泄動作に必要な身体機能の低下

- **ズボンの上げ下げ**には，通常，両手を使用する．しかし，**立位のバランスが不安定な人**は，片手で手すりを把持しなければならない．すると，**片手でズボンの上げ下げ**をすることになり，その結果，バランスを崩し，転倒してしまう．

- **片まひの人**は，片手動作になることが多く，**健側の手を手すりから放して，不安定な立位でズボンの上げ下げ**をしなくてはならない．そのためバランスを崩し，転倒してしまう．
- 尿意を感じてからトイレに到着するまでに時間がかかると，**失敗してはいけないという思い**が強くなり，あわててしまったことで転倒してしまう．

まひ側
ズボンへ
ズボンを下ろすためには，手すりを握る健側の手を，手すりから離さなければならない
手すりから手が離れるので，立位はきわめて不安定．しかもズボンなどを下げるという動作をしなければならない

身体を支える方法がなく，転倒の危険性が高まる

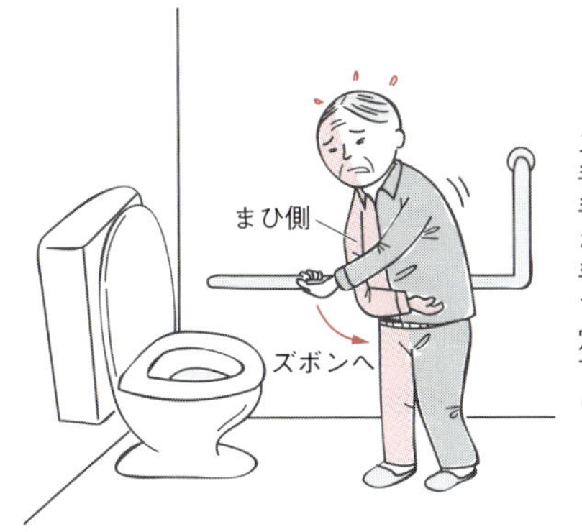

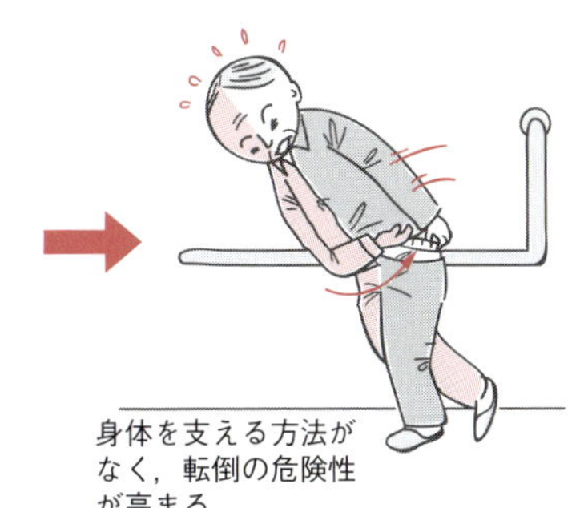

3.「慣れた場所だから」といった気持ちの油断

- **いつも使っているトイレだからこそ，転倒に対しての注意が少なくなる**．ちょっとした**段差**，**あるはずの手すり**（手すりの位置を間違える），ちょっとした**不注意**が転倒につながりやすい．

2 アセスメントと対策・コツ

1. トイレの構造，身体機能を評価し，必要な場所に手すりを設置する

- トイレの入り口が，便座の正面にある場合は，着座するまで180°の回転が必要となる．**回転しやすい方向を調べ，その方向に沿うように，壁にL字型の手すりをつける**と効果的である（便座からの立ち上がりにも使える）．**片まひの人は，**一般的には，**健側を軸として回転する**ほうが安定する．
- パーキンソン病の人は，その人の動きやすさや姿勢の状況をアセスメントして，それぞれの人の手の届く高さや把握しやすい場所に手すりをとりつける．
- **水洗のレバー**は，できれば**便座に座ったまま届くところにつける**とよい．
- **入り口の段差**などは，**スロープを設置して解消**し，または**目立つ色のテープを貼っておく**のもよい．
- トイレのドアを開けるときに，後方にバランスを崩さないように，**手すりを持ってドアを開けられるようにしておく**とよい．
- 必要な改修が困難な場合には，**ポータブルトイレを活用**する．

2. 排泄動作のアセスメント

- **手すりから手を離さないとズボンの上げ下げができない場合**は，**頭や体を壁や手すりにつけ**（クッションを置いておくとよい），**身体を安定させて行う**ようにアドバイスする．

クッション
まひ側
頭をつける位置に，スポンジなどのクッションをとりつけておく．

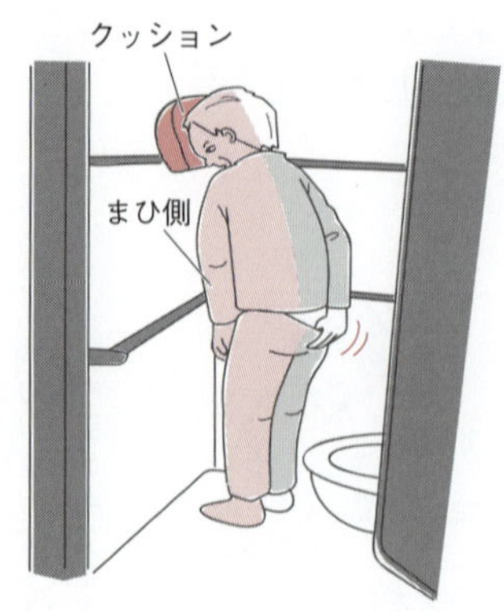

3. 心理面への援助

- 本人の自尊心を大切にしながら，**軽失禁用のパッド**などを紹介し，あわてずに，安心してトイレへ移動できるように援助する．

在宅要介護高齢者のケース 4

“ベッドの近く”でも危険 ポータブルトイレへの移乗時に転倒

Bさんは，昼間はトイレに行っているが，夜間は，ベッドの脇にポータブルトイレを置いて使用している．ある日の夜，少しボーっとしていたが，いつものようにポータブルトイレに移乗しようとしたら，ポータブルトイレがすべって動き，転倒してしまった．

1 なぜ転倒・転落する？

1. 夜間であるということ

- 夜間は，**しっかりと覚醒しないままの動作**となり，**思うように身体が動かない**ことが多い．また，**うす暗い**なかでの移乗動作となり，足もとがしっかりと見えない．
- 片まひの人のなかには，日中は**下肢装具**をつけて移動しているが，**夜間は外している**ことが多く，下肢の安定性が低下している．
- 夜間であるため，**介護者への遠慮**があり，**無理をして1人で移乗する**ため，転倒につながりやすい．

2. ポータブルトイレの設置環境

- ベッドの脇に置いてある場合，**ベッドからポータブルトイレへ移乗する方向転換と，ポータブルトイレからベッドへ移乗する方向転換は，逆方向**になる．そのため，方向転換が困難な高齢者は，転倒のリスクが高くなる．
- 畳の上に，ベッドやポータブルトイレが置いてある場合，**畳の目の方向にトイレがすべり，動きやすくなる**ことがある．
- ポータブルトイレが**固定されておらず，定位置からずれている**と，つかまったときに，**ポータブルトイレと一緒に転倒**してしまう．

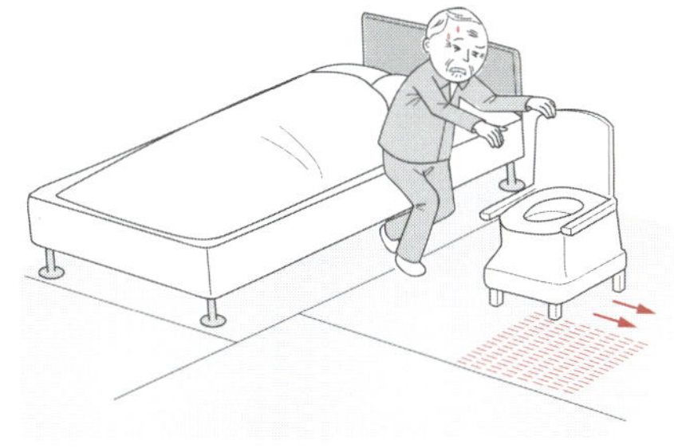

力がかかる方向が，畳の目に沿っていると，ポータブルトイレが移動してしまい，危険

3. 加齢による身体機能の低化

- 高齢者は，**加齢**とともに**身体機能の低下**がおこる．その**変化はゆっくり**であるため，本人は気づきにくく，**いつの間にか動作が不安定**となり転倒してしまうことが多い．とくに**夜間に1人で排泄**する場合は，家族も見ていないため，高齢者の変化に気づきにくく，さらに危険が大きくなる．

2 アセスメントと対策・コツ

1. 夜間の対応

- 尿意を感じてから，ポータブルトイレに移乗する際，**意識がしっかりするまで，しばらく座ったままで過ごし，確実に目が覚めたことを自分で確かめてから移乗する**ように，習慣化してもらう．
- **夜間は，足元だけを明るくする照明をつける**（フットライトを設置する）．

2. 環境への対策

- **ポータブルトイレ**は，ベッドなど**動かないものに，ひもなどでしっかりと固定**する．
- 足元には，**すべり止めのマット**などを敷く．
- **方向転換をするときに必要な手すりを設置**し，つかまる定位置を具体的に決めておく．

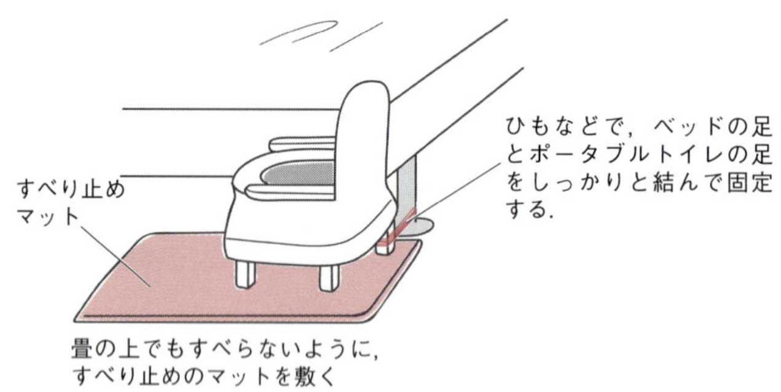

3. 身体機能の低下への対策

- 日中，ベッドからの起き上がり，歩行の様子などを観察し，**不安定な様子がないか確認**する．もし，身体機能の低下が観察されれば，**実際にトイレ動作を確認**し，必要に応じて，トイレ動作の工夫や環境調整などを行う．
- 本人の自尊心を尊重し，**夜間のみおむつやパッドなどをうまく活用する**とよい．

在宅要介護高齢者のケース 5

“いつもとちがう”が危険

日常とちがう，慣れない状況に混乱して転倒

家に大切な来客がある日（はじめて訪問看護師がくる日）に，床に落ちている小さなゴミが気になって拾おうとしたところ，転倒した．いつもは気にしないが，来客があるので気になってしまった．

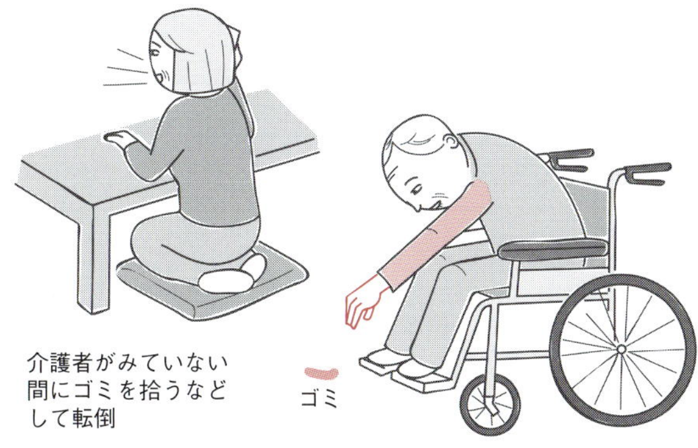

1 なぜ転倒・転落する？

1. 大切な来客がある

- 大切な来客に**失礼のないよう迎えたい気持ち**がはたらき，自分の**身体機能が低下していることを忘れ**，**ふだんの日常生活ではとらない行動**をとり，転倒をひきおこすことがある．
- **期待**や**緊張**でそわそわして気持ちが落ち着かないため，通常では転倒しない場面でも，転倒しやすくなる．

2. 家族におきた非日常的なできごと

- 身内の不幸や突然の病気や事故，お祝いごとなど，**非日常的なできごと**によって家の様子が変化すると，**いつもとはちがう行動**をすることが増える．不慣れな生活動作によって身体のバランスを崩して，転倒リスクを高める．
- 非日常なできごとを目の当たりにすると，心配，悲しみ，喜びなどの**感情の起伏が大きくなる**ため，注意力が散漫になり，転倒リスクが高まる．
- 非日常的なできごとがあると，**介護者が忙しくしている**ことが多く，高齢者から離れる時間が多くなり，**1人で動こうとする**ことが増えて，転倒リスクが高まる．

3. いつもとちがう健康状態

- いつもは，1人で車椅子に移れるが，**疾患や症状の変化**，**かぜなどの体調の変化**がある場合に，動作が不安定になり，転倒のリスクが高くなる．「立ったら膝から崩れて尻もちをつく」といったことがおこる．

4. いつもとちがう介護者

- **いつもの介護者とちがう**と，**支える動作・支えられる動作がうまくかみ合わない**ことがある．その場合，緊張が高まり，双方とも動きが硬くなるため，バランスを崩して転倒することがある．とくに，ふだんから転倒リスクが高いトイレ，風呂，玄関は，さらに転倒リスクが高くなる．

5. 外に見える「草木」「猫」「隣人」

- 庭の花や草木，庭を横切った猫，隣人の姿などが気になり，**慣れない出入り口から出ようとする**ことがある．ふだん使用する出入り口でないため，環境整備がされておらず，たとえば，**つかまるところがない**，**慣れない段差がある**，**いつもと履物がちがう**というように，多くのリスクが重なり，転倒する．

6. その日が受診日であること

- **外来受診日**には，**日常とはちがう身支度**，**持ち物**に気が急いてあわてるなど，転倒リスクが高まる．
- 「この間の**検査結果**は，どうだったかしら？」と気になり，注意力が散漫になる．
- **受診後**は，早起き，移動，長い待ち時間などの影響で，**疲労**が大きく，**ふだんできる動作ができなくなる**ことがある．

2 アセスメントと対策・コツ

1. 大切な来客や家族におきる非日常的なできごと

- ふだんの**慎重さが失われることを見越して**，高齢者に気になることがあるか，言葉をかけながら確認し，“できごと”の準備のすすみぐあいを知らせる．
- 介護者も準備で忙しいが，転倒事故を防止するために，高齢者をなるべく**1人にしない**ようにすることが重要である．
- **介護者に余裕がないと，高齢者は動揺し，不安になる**ので，介護者が落ち着いて「非日常なできごと」に対応するように心がける．

2. いつもとちがう健康状態

- ふだんからその人特有の心身の状態を把握し，そこからずれた場合の**健康不調を見逃さない**ようにする．たとえば，睡眠時間，食事の食べ方・量，動作の変化，口数，機嫌などを観察する．
- **体調不良があるとき**は，ふだんは1人で歩いている高齢者の場合でも，**手を添えて一緒に歩く**など，介護の質・量・範囲をニーズに沿うように変更する．
- 通常は，トイレ排泄であっても，体調不良のときには，ベットサイドで排泄できるようにするなど，**体調に合わせて環境を調整する**．

3. いつもとちがう介護者

- **介護者の変更**がある場合，ケアの内容・方法に変化が生じないように，できるだけ**前もって必要な引き継ぎ**を行う．
- 変更を事前に把握し，**時間的な余裕をもって，高齢者に伝える**．
- 介護交代要員が，ばらばらではなく，できるだけ特定の人に固定できるように調整する．

4. 出入りする可能性のある場所の環境整備

- 玄関以外にも，高齢者が使う可能性のある**出入り口**は，手すりを設置し，段差を解消するなどの**環境を整える**．
- **慣れた安全な履物を複数購入**し，玄関以外にも置いておく．
- **危険な出入り口**は，物や家具を置いて，物理的に**使用できないように工夫**する．

5. その日が受診日であること

- 外来受診日には，高齢者に緊張と疲労が出やすいので，1人でできそうなことも無理させず，介護者が積極的に介助するようにする．
- **時間に余裕をもたせ，あせらせないように準備する**．たとえば服装や持ち物などの準備は，前日に行うようにする．
- **受診後は十分休む**ようにうながす．

在宅要介護高齢者のケース

6 動きたい・誰かと話したい気持ちがつのる 日中は1人．介助がなく転倒

家族はいつも昼間仕事に出かけて留守なので，Cさんは，夕方まで1人で留守番をしている．とてものどが渇いたので，台所に行って飲み物を探したけれど，荷物につっかかりよろけて倒れ，テーブルに腰をぶつけてしまった．

1 なぜ転倒・転落する？

1. 日中1人のときの「排泄・飲水・身体を動かしたい」などの生理的欲求

- **トイレに行きたくなったとき**，誰もいないので，**1人でなんとかしようと無理をして転倒**する．
- **のどが渇いたとき**，台所へ行こうと敷居などにつまずき転倒したり，多くの物が置かれている台所でお茶を入れ，また，冷蔵庫から飲み物を探す一連の動作をするときに，物にぶつかったり，手がふさがっていたりして転倒する．
- **少し身体を動かしたいとき**，体操したり，庭に出たりするが，長い時間じっとしていたために身体が固まったようになり，動きがぎこちなくなるため，転倒するリスクが高くなる．

2. 日中1人のときの「外に出たい・誰かと話をしたい」などの社会心理的欲求

- 人は，長時間，1人で過ごしているとさびしい気持ちになって，**外の景色が見たい，人と会いたい，という思いがつのる**．その場合，少しだけ玄関先に出ようとすることも少なくないが，**玄関は，高齢者にとって転倒しやすい場所**であり，危険が多い（ケース①参照）．
- 人に会いたい気持ちにかられ，**「これくらい大丈夫」と自己判断して隣家へ行こうとする**と，慣れない場所で転倒することもある．

外の景色がみたい…
人に会いたい…
キョロ
キョロ
〒
水たまりなどがあると
すべりやすい

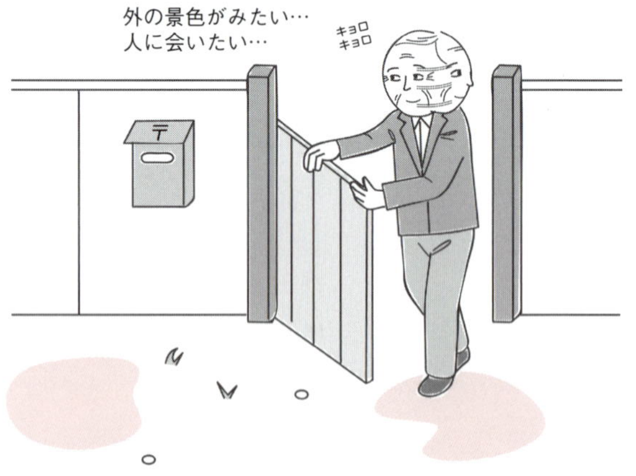

3. 日中1人のときの発熱，頭痛，その他の痛み，めまいなどの身体的変化

- 急な発熱や血圧の変動によるめまい，立ちくらみ，頭痛，関節痛，全身の痛みなどの**身体的変化**は，**家族が留守中で，在宅サービス提供者が不在のときは把握できない**うえに，**本人の自覚が遅れる**ことが多い．その場合には，ふだん安全に行えていた**ベッドからの起き上がりや居室内での移動さえ，転倒につながる**おそれがる．しかも，家族が不在のため，**発見が遅れる**ことも少なくない．
- 誰に話せばよいのかわからず，ちょっとした体調不良でも重篤な症状なのではないかと気持ちが落ち着かなくなり，また，発熱でぐったりし，起き上がることもできず，心臓がドキドキと息苦しく，**「このまま死ぬのではないか」と不安が高まり**，外に行こうとしたり，通常予測できないような行動をとったりして，転倒事故につながることが多い．

2 アセスメントと対策・コツ

1. 日中の生理的欲求を予測する

- 高齢者が**1人で台所まで動かなくても飲食・飲水できるように，あらかじめ準備しておく**．**冬季には温かい飲み物**，**夏季には冷たい飲み物が求められる**ので，そこまで配慮した準備ができれば，高齢者が，1人で台所に行って自分で用意する手間がなくなり，転倒へつながる危険は減少する．
- 排泄欲求に対しては，**トイレが居室に隣接するような調整**，もしくは，**居室内で排泄できるような準備**をする．
- 飲水・排泄などの欲求により高齢者が行動すると予測できる範囲には，できるだけ転倒事故を深刻にさせないような**環境を整える**とよい．具体的には，**①衝撃吸収床材を使用**する，**②柵のすき間は，手などがはさまらないようにする**，**③家具の角を柔らかい材質でくるむ**などの方法によって，たとえ転倒しても衝撃が少なくなるようにする．
- メガネ，杖，財布（お金），携帯電話，または緊急連絡先のメモなど，定位置に準備しているものが見当たらないと，探し回り，通常とはちがう動作・行動を繰り返して，転倒事故につながりやすくなる．**準備している場所を忘れないようにする工夫**，また安易に**定位置を変更しない**ことが重要である．

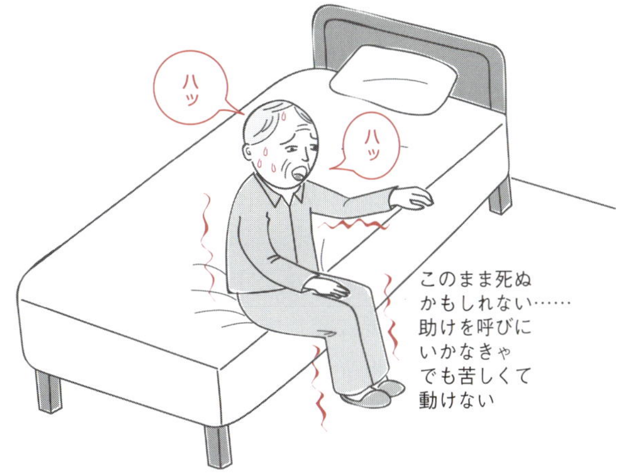

2. 人と話す，身体を動かす機会を日常的に準備する

- 居宅サービスを利用中であれば，**動こうとする時間帯にサービスが入るように，ケアプランを策定**する．
- 社会福祉協議会，町内会・自治会・老人クラブなどから**定期的な訪問が得られるように連携**する．
- **友人，隣家の人，民生委員に具体的な支援を依頼し，協力してもらう**．たとえば，事前の話し合いによって，回覧板は居室まで持ってきてもらい，その内容について，会話を交わしてもらう．あるいは，一緒にお茶を楽しんでもらう．また，“○曜日の○時に”と具体的な日時を決めて訪問してもらい，お互いに肩もみをするなど小さなイベントを行う．民生委員には安否確認を兼ねて，高齢者にいろいろ話しかけてもらい，心身の状況変化を把握してもらう．

3. 日中１人のときの身体状況の変化への対応法を決めておく

- **１日に必ず１度，体温，血圧，脈拍を測定する習慣をつくり，ノートに記載し，共有する**（例：私のノート　体調編）．
- その日に訪問した，友人，隣家の人，民生委員，町内会・自治会・老人クラブのメンバーなどが**異変に気づいたときに，適切な連絡がスムーズにはかれるように，連絡先や伝えるべき内容について明確にしておく**．
- **異変があったときのために，まず，自宅の近所で協力してくれる人を決めて，氏名・連絡先をノートに明記しておく**．多職種連携のなかでも，看護師やケアマネージャーは，日常の身体状況の管理を担当し，必要に応じて，他職種へ協力を呼びかける役割を担う．家族の不在時には，さまざまな連絡調整の窓口となることが多い．

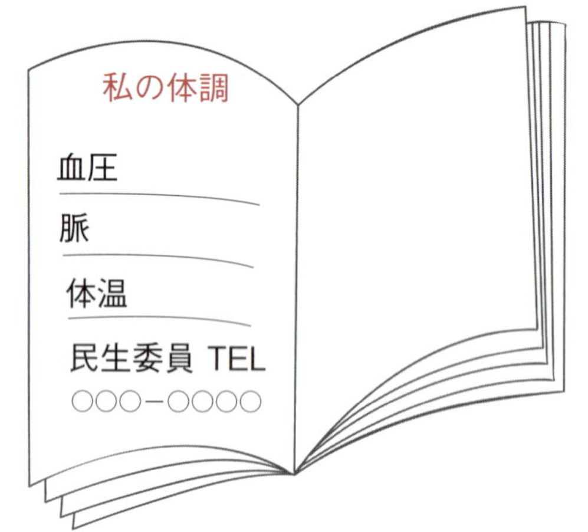

無理な行動がリスクになる

家庭での役割を果たそうとして転倒

急に雨が降り出し，洗濯物をあわてて取り込もうとして転倒してしまった．家族からは，家のことはやらなくてもいいと言われていたが，いつも介護してもらっているから家族の役に立ちたいと思い，少し高いところに干してある洗濯物をとりこもうとして後ろに倒れてしまった．

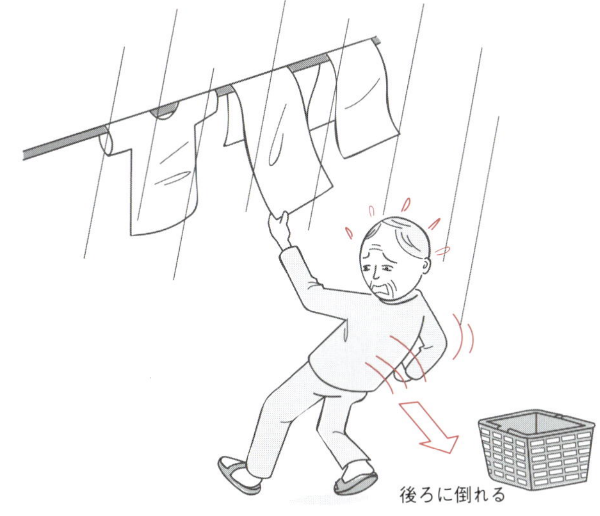

無理してとりいれようとして転倒

1 なぜ転倒・転落する？

1. 役に立ちたい気持ちがひきおこすあわてた行動

- 急に雨が降りだして洗濯物が気になったり，来客による玄関のチャイムや電話のベルが鳴ったり，**“これくらいは自分でやっておこう”と行動することで，転倒のリスクが高まる**（こういう場合，あわてていることが多く，さらにリスクを高める）．
- このような場面では，いつもは気をつけているはずの**転倒防止のための行動を忘れてしまいがち**になる．①**杖を持たずに動きだしてしまう**，②**いつもより早いタイミングで足を出そうとして，バランスを崩してしまう**など，うっかりしたミスで転倒することが多い．
- 玄関からの呼びかけの声に応じようとする場合も，ベッドから急いで立ち上がり，小走りに部屋を出るなど，あわてていることが多いので，転倒する危険性が高くなる．

2. 役に立ちたい気持ちがひきおこす無理な行動やふだんとちがう行動

- 在宅高齢者は，**介護してもらっていることの家族への遠慮から，何か自分でも家の役に立てることはないかと感じている**ことが多い．そのような気持ちから，家族のために，ふだんはしない行動や少し無理な行動をしてしまうことで，転倒のリスクが高まる．つまり，**“役に立ちたい”気持ちによって，自分のできる日常生活機能以上の行動をしてしまう**危険がある．
- ふだんしていない行動や無理をしての行動の場合，注意すべき場所がわからなかったり，行動範囲が日常生活の外にあるために手すりがなかったり，段差がそのままあるなど，**介護用の環境整備が及んでいない**ことがあり，さらに，転倒のリスクが高まることになる．

- とくに**回転動作をともなう行動は，危険度が大きい**．たとえば，孫と廊下ですれちがう際に「気をつけて」と声をかけようとして振り向いたとき，または，立っているときに，後ろにある物を振り向きながらとってあげようとしたとき，などである．
- そのほかにも，**日常生活のなかには，転倒の危険が多く潜んでいる**．

①**ゴミ出し**をしようとして，重いゴミ袋をかかえて，バランスを崩して転倒する．

②**洗濯物を干そうとして**，また**洗濯物をとりこもうとして**転倒する．とくにパーキンソン病，脊髄小脳変性症の人は，手を上に上げただけでもバランスを崩して，後方へ転倒しやすい．

③片まひのある状態で**調理の準備**をしようとして，片手で固定しにくいリンゴやキュウリを切ろうとしたところ，床に落としてしまい，拾おうとしたときにバランスを崩して転倒する．

2 アセスメントと対策・コツ

1. 家族の役に立ちたい本人の気持ちを理解する

- **ふだんの会話に「すまないね」や「何にもできなく申し訳ない」などの言葉が多く聞かれる**ようであれば，**介護してもらっている家族への遠慮**があり，またそのぶん自分も役に立ちたいと思っている気持ちが強くあることのしるしである．
- 介護者は在宅高齢者に対して，**「いつもありがとう」**や**「助かっているよ」**と感謝の気持ちを伝え，**すでに十分に役割を果たしていることを認識してもらう**．

たたんでくれて
いつもありがとう!!
本当に助かっているよ

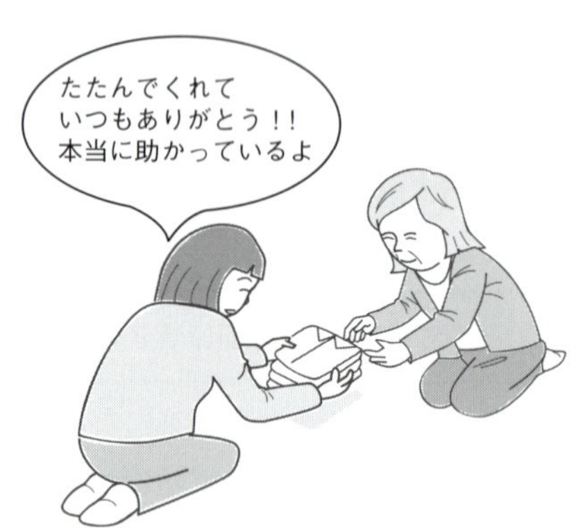

2. 高齢者の活動能力を生かし，家庭内で安全に役割を果たしてもらう

- 自宅において高齢者が**1人でできる日常生活機能(できる活動)を把握**する．
- 高齢者が**どのようなことをできると思っているのか**，また，**どのようなことについて役割を果たしたいと思っているか**について話し合う．
- 自宅の環境と，高齢者の日常生活機能とを併せて考えて，**安全にできる家庭内役割を話し合って決める**．
- 常に**「ゆっくり動き出してね」**や**「あわてないでね」と声かけ**し，安全な動作を意識づけるようにする．また，行動しようと思ったときは，**まず一呼吸おいて動き出す習慣を身につけてもらう**．
- 高齢者があわてて出ようとしなくてすむように，**インターホン・電話の呼び出し音を低音量に調整しておく**．または，**居室内の，高齢者がすぐに手が届く場所に，電話の子機を設置**する．

3. 家庭内でできる活動の行動範囲の環境を整える

- **物干し竿や流し台の高さを調整**する．物干し竿は，**肩の屈曲が90°以下**になるように高さを調整すると，後方への転倒リスクは少なくなる．
- **回転動作が少なくてすむように，椅子などを活用**する．椅子に座ったまま徐々に向きを変える，回転椅子（キャスターなし）を利用するなどの工夫で回転動作を補う．
- **工夫された調理器具を活用**し，**調理器具の使い方を工夫**する（右図）．
- **ゴミ出し**は，キャスターつきの荷台やシルバーカー（手押し車など）を利用し，転倒事故のもととなる負担のうち，避けられるものはできるだけ避けるように工夫する．

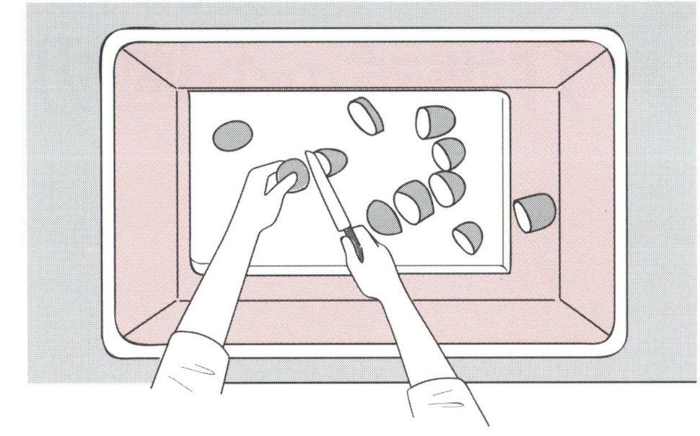

流しの中にすべり止めマットを敷いて，その上にまな板を置くと安定する．身体（腹部）を流し台にもたれかけるようにしてバランスをとるとよい．

在宅要介護高齢者のケース 8

要介護者だけが問題ではない 介護者の不適切な介護で転倒

介護者は脳血管障害の後遺症による片まひの状態である妻に,「リハビリだから」といって,無理にトイレに歩かせようとして,介護者もろとも2人で転倒してしまった.自宅ではまだ歩かせないように,と言われていたのに,病院での理学療法士による介助歩行訓練が開始されたのをみて,夫は,自分でも介助できると思って,まねして介助したところ,転倒させてしまった.

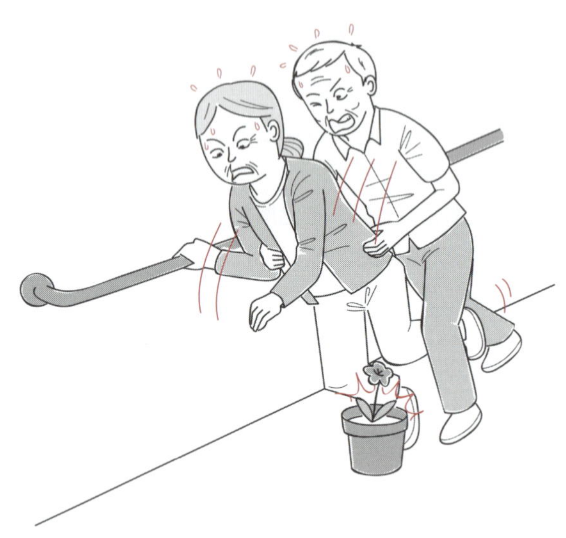

1 なぜ転倒・転落する？

1. 本人の心身の状態と介護者の認識（理解度）とのずれ

- **介護者の過度なリハビリテーションへの期待**や,病院でリハビリテーションをやっているのだから,**家でもできるはずという思い込み**が転倒につながる.
- **本人の能力にそぐわない目標設定**が転倒につながる.たとえば,リハビリテーションの達成目標を段階的に考えずに,すぐに最終ゴールを目標に設定してしまうなどである.
- 疾患を原因とする**まひの状態,視野狭窄,失認,失行などに対する理解不足**が転倒につながる.

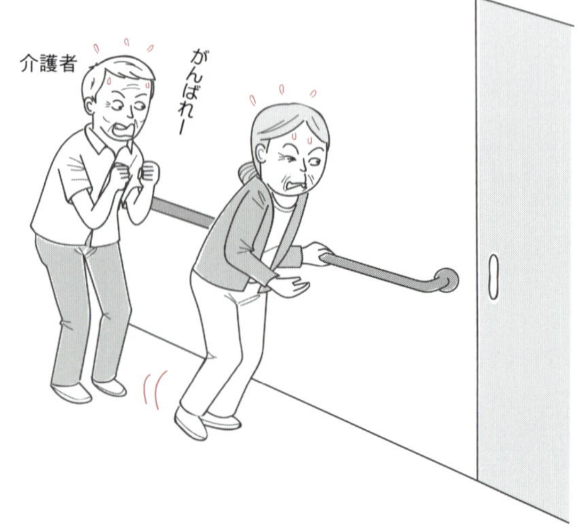

2. 介護者の心身の状況に応じた適切な介護が提供できないこと

- 以下のような状況があると，適切な介護ができず転倒の危険が高まる．
- 要介護者の身体が大きく，介護者の身体が小さいなど，**体格の差**がある．
- 介護者が，高齢，腰痛，持病があるなど，**十分な介護ができない状況**にある．
- 介護知識や介護経験不足により，**適切な介護技術の習得ができていない．**
- 長期の介護や介護することへのストレスなどにより，**疲労の蓄積，精神的圧迫感・不安定さから，介護が十分にできない．**

3. 介護放棄や放置

- **必要な介護**（おむつ交換やトイレ誘導など）**が提供されない**ことにより，**本人が，無理して自分で行おうとして転倒**してしまう．
- **長時間，同一体位**が続いて痛みが強くなり，**無理して動いたり，しだいに姿勢が崩れたりする**ことで，ベッドや車椅子から転落・転倒してしまう．

2 アセスメントと対策・コツ

1. 高齢者の身体状況・生活機能に対する介護者の理解度

- 要介護者が自分１人で何ができて何ができないと思っているかを確認する．
- 介護者は，要介護者がどんなふうになってもらいたい，あるいは，どんなふうになることができると思っているかを確認する．
- 介護者の介護に対する考え方や介護技術の習得度を確認する．

2. 介護者の心身の状態（定期的に）の把握

- **介護者の心理状態の変化**や介護量の増加による**負担感の変化**など「**介護者の気持ちの揺れ動き**」に注意する．
- 介護者が抱えている**持病の悪化**や**新たな病気の発症**を確認する．
- 介護の疲労による**腰痛・関節痛などの出現**の有無を確認する．

3. 介護者の心身の負担を調整する

- **本人の状態，介護者の状態，介護に対する理解，介護技術習得度に合った介護量になるように調整する．**
- 主たる介護者以外の，家族内における具体的な支援内容・時間・人数を確認し，必要に応じて，適切な**役割分担**となるように修正・調整する．

- 介護保険サービスなどを積極的に導入し，家族介護者以外の**介護サービス**を調整する．
- 介護者が**リフレッシュできる機会**をつくる．
- 通所や**ショートステイのサービス**を利用し，介護者の負担軽減をはかる．
- **介護者家族会**などに参加し，**情報共有**や**つらい気持ちをわかりあえる機会**をもつ．

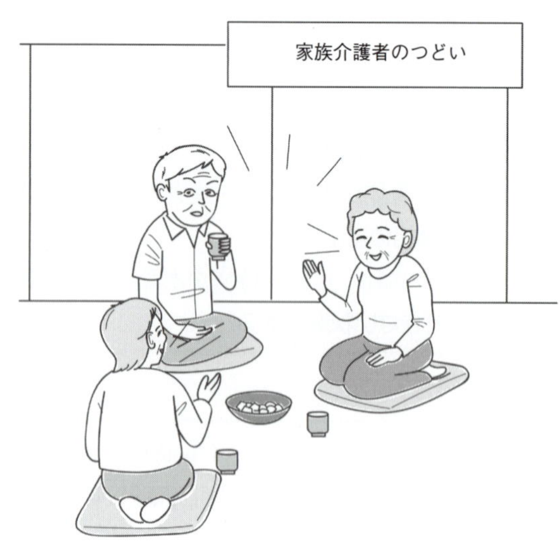

4. 高齢者の身体状況・生活機能に対する理解，介護技術の向上を支援する

- 本人の**現在の状態**や**必要な介護内容・量**について，**繰り返し介護者に説明**する．
- 訪問リハビリテーションや訪問看護を受けることで，自宅の環境に合った**具体的な介護方法を知る機会を提供**する．
- 適切な介護技術が習得できるように，**研修会への参加を支援**する．

在宅要介護高齢者のための 転倒・転落予防の実践のポイント

在宅要介護高齢者と家族―その特徴と支援

- 自宅で生活する要介護高齢者は，“要介護高齢者”という名称でよばれる前に，あくまでも，**家族との関係のなかで生活する１人の生活者**である．たとえ1人暮らしであったとしても，高齢者は，別に住む息子や娘，また，きょうだいなどの家族との間で，過去から現在にいたるまでの関係・つながりをもち続けている生活者である．
- 高齢者のなかには，家族に迷惑をかけないように生きることを普遍的な価値とし，それを支えにしている人が多くいる．その一方で，多くの高齢者は，家族とのつながりに重きをおき，それが，自身の生きる価値に大きな影響を及ぼす要素となっている．したがって，在宅支援においては，**家族との関係を損なわないように配慮することがきわめて重要となる**．
- 要介護状態になると，多くの在宅高齢者は，家族に対して，世話にならざるをえない心苦しさを抱えることになる．そのような状況にあって，**高齢者はささやかなことであっても，自分の「家族のなかで果たす役割」に大きな意味を見出す**ことが多い．
- ただ，「家族のなかでの役割」を果たしたいという気持ちが大き過ぎると，自分の身体機能ではやり遂げることがむずかしいことも，**「自分でしたい！」と無理をして，その結果，転倒事故にいたる**ことも多い．
- 高齢者の「自分でしたい」ことを，どのように対応すれば安全に「自分でできる」行為へと具現化することができるかは，その家族とともに考えるべき重要なポイントである．ともすると**家族**は，転倒しないで過ごしてほしいと考えがちであるため，高齢者が“**単に何もしないでいる状態**”**を望む**ことが少なくない．これは決して**よい状況とはいえない**．その誤解を解消するためにも，家族とともに考えることが大切である．
- ここで注意が必要なのが，**自宅で要介護状態の高齢者を介護する家族**には，子ども，夫または妻，きょうだいなどの**立場のちがいによって，それぞれに別の思いがある**ということである．日中，高齢者を1人にせざるをえない働く息子にも，遠方に嫁いでいる娘にも，年老いた夫，または妻にも，それぞれに異なる思惑がある自宅で介護する意味も，受け止め方も，また，そもそも家族の身体の健康状態もさまざまである．そのため，**家族への支援もまた，個別的な対応が求められる**．このことを心にとめておく必要がある．

在宅要介護高齢者に必要な転倒リスクアセスメント

- 何よりもまず，個々の**家屋の状況**のちがい，日々その状況に適合させ培ってきたその人ならではの**生活のしかた**，その地域社会で生きる**人の価値観**などの**個別性を理解したうえでのアセスメント**が必要となる．
- 対象となる高齢者の，24時間の生活のしかたについて，「何を」「なぜ」「どんなふうに」行うのかを具体的かつ詳細に理解していなければ，その高齢者が**自分なりの方法で適応して，長い時間積み重ねてきた生活スタイル**を理解することはできず，さらに生活スタイルに潜む転倒リスクをアセスメントすることもむずかしくなる．

- また，在宅では，**機能低下を気づきにくくする**側面があることに加えて，たとえ転倒があっても「年だからしかたがない」と，なかば**当然のできごとと受け止めて，問題視せず**，事態の改善に向けた**アセスメントの対象にさえならない**ことがある．
- その人の長年の生活スタイルを重視しながら，**「できることは刻々と変化する」「できるはずのことと，できることは別」「昨日できたことと，今日できることは別」**という認識をしっかりもちながら，ADL全般について予測的にアセスメントすることが重要である．まさに，「転ばぬ先の杖」ならぬ**「転ばぬ先のアセスメント」**である．
- 家族，介護者，そして高齢者自身が，転倒リスクについて，**他からの強制ではなく主体的に考えていく姿勢**をうながし，維持できるようなかかわりが求められている．

転倒予防に効果的な生活環境の整備と介護保険サービス

- **転倒予防に効果的な生活環境**が実現した場合でも，「改善された」生活環境が，長い時間を積み重ねて**"私らしく"適応してきた生活スタイルからかけ離れていると，混乱をまねく**のみで，かえって転倒リスクを高めることになりかねない．
- サービスを計画する際には，数十年もの長期間に及んで**その人が生活のなかでかたちづくってきた**困難な事態などへの**"取り組み方"について理解する**ことが大切である．つまり，**「すでに獲得している解決方法」をいかに今後のケアに活用するか**，という視点を中心に考える．援助方法や生活環境の整備を検討する際は，さまざまな視点をとりいれるために，看護師だけでなく，理学療法士，作業療法士，福祉用具専門相談員などの**多職種連携のもとで行う**ことが求められる．
- そして，「私の城」における，高齢者の生活であるから，どのように生活環境を整備するのか，また，**どのような介護保険サービスを利用するのかについては，高齢者本人が家族とともに，最終的に選択し，決定する．**
- その選択・決定が，より良いものになり，より適切な生活のしかたを新たに獲得するためには，専門職から専門的な視点による意見を提示し，その意見に耳を傾けてもらうことが必要となってくる．そのためにも，**日ごろのかかわりをとおして，信頼される関係が育まれていなければならない．**
- 介護保険サービスには，利用限度額があり，また提供できるサービスにも限界がある．在宅だけに限ったことではないが，**要介護状態が中重度者よりも軽度であるほど，また要支援である場合のほうが，自分で行動する能力・範囲が大きいため，当然転倒リスクは高くなる．**にもかかわらず，要介護度が軽度であれば，利用限度額も低く設定されているため，サービスが提供される時間は短く，転倒予防への有効な対象とはなりえない．
- このように，在宅ではとくに，介護保険サービスだけで転倒を予防することはほとんど不可能である．介護支援を活用しながらも過度の期待・依存は避け，地域における「介護予防事業」と「介護をめぐる相談」を一体的に提供している**地域包括支援センターとの協働や，隣近所の人とのつながり，民生委員，地区の子供会，小中学生のボランティア活動など地域との連携**を生かし，転倒予防に役立ていく必要がある．

第3章

もしも 転倒・転落事故を おこしたら

ここでは，実際に転倒・転落をおこしたときや，そのあとの対応について，実践的に考えてみよう．まず，転倒・転落をおこした直後である．転倒・転落事故が深刻な場合，また，特定の基礎疾患がある場合などには，事故をきっかけにして，重篤な症状に進展するおそれがある．その徴候を見逃さず，適切に対応し，医師に報告する必要がある．具体的な流れ・方法についてみてみよう．次に，転倒・転落事故をおこした際の記録のつけ方についてである．とくにヒヤリハット報告・インシデント報告の書き方が上手であれば，将来おこりうる転倒事故の再発を有効に予防することができる．書き方のポイント—とくにどのような情報を書き残しておくとよいかについて，その根拠も含めて具体的にみていく．さらに，転倒・転落事故が実際におこり，その影響が深刻な場合，時に訴訟問題に発展することがある．そのような事態を未然に防ぐためにも，訴訟の判決（判例）の内容をおおまかにでもよいので把握して，病院側のどのような対応が問題とされ，訴訟問題に発展しうるのかについて理解しておく必要がある．

1 発見したとき何をすればよい？ 転倒・転落発生時の救急対応

- **転倒・転落事故発生直後**に行うことは，主に以下の2つである．
  ①**事故の状況確認**を行い，**全身状態の観察**を行うこと．
  ②全身状態の観察後，**医師への報告**を行うこと，
  である．以下，具体的にみていこう．

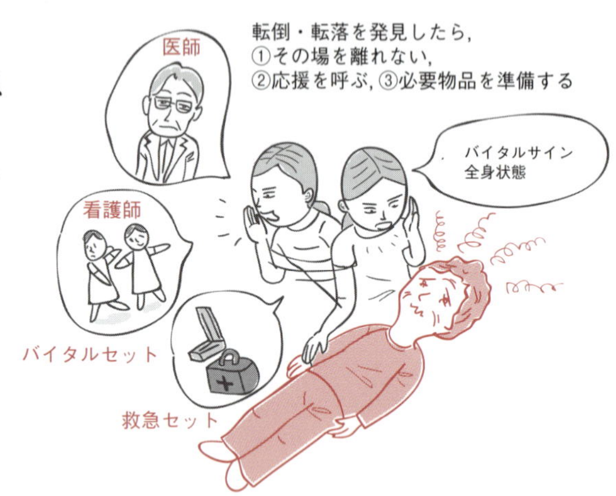

①事故の状況確認を行い，全身状態の観察を行う

事故の状況確認

［転倒・転落は，いつ発生したの？］

- 転倒・転落事故は，**夜間に多く発生する**．睡眠途中で覚醒し，転倒した場合，その時点では疼痛がなくても，**朝起床後に四肢の疼痛がおこり，「痛くて歩けない」という訴えが聞かれる**ことも少なくない．転倒直後の観察だけに終わらず，**継続的な観察が必要**になる．

［転倒・転落は，どこで発生したの？］

- 転倒・転落事故後に対策を立てるためにも，**事故がおこった場所**も重要である．トイレか？　または病室か？　それとも浴室か？　あるいは廊下だろうか？
- 病室以外で，もっとも**転倒の発生しやすい場所**は，**トイレ**である．トイレは，せまい場所であるため，壁や床以外に，便座や手すりで頭部や背部を強打することもある．介助時は，便座に座るまで確認する，また，終了時1人では立ち上がらないように注意する．

全身状態の観察

[転倒・転落の発生・発見時は，何を観察するの？]

- **転倒・転落時のチェック項目**を挙げる．以下に該当するかどうかをしっかり確認する．

□**バイタルサインに異常がある**

- バイタルサインに，**ふだんと比較して変化はみられないか**．**体温・血圧・脈拍・呼吸**を確認する．発熱のため，足元がふらついて転倒したということも考えられるため，転倒時のバイタルサインとふだんのバイタルサインを比較することにより，病状変化による転倒かどうかを確認することが大切である．

□**転倒後，意識レベルに変化がある**

- 呼びかけに反応しないなどの**意識レベルの低下**はないか．
- **瞳孔の異常**はないか．
- **転倒による意識レベルの低下なのか，転倒前から意識レベルの低下があったのか**．頭蓋内出血，硬膜外血腫の危険もあるため，しっかり観察してアセスメントする．

□**外傷・挫創がある．出血をしている**

- 外傷や挫傷のある場合は，**部位**や**程度**，**出血**の確認をする．**出血の程度によっては，止血を優先する**．

□**四肢・体幹を動かしたときに，ひどい痛みがある**

- **四肢・体幹の動き**を確認する．また，動きの確認と同時に，**痛みの有無も確認**していく．転倒時には痛みがなくても，時間経過とともに痛みが出現することもある．とくに**骨折に注意が必**要なので，**転倒・転落後は，継続的に観察する**．

□**四肢・体幹に変形がみられる**

- 変形がみられる場合は，**骨折のおそれ**もある．医師へ連絡する．

□**転倒前に比較して，起き上がりや立ち上がり，歩行が困難になっている**

- 転倒・転落によって，**起き上がり・立ち上がり・歩行**が困難となったかどうかを確認する．ふだんとの比較がここでも必要となる．とくに症状が伝えられない高齢者は，十分な観察が必要となる．

□**IVH（中心静脈栄養療法），各種ドレーン類，気管内挿管チューブが抜去された**

- 転倒・転落によって**必要な処置・治療が中断されないようにしなければならない．気管内挿管チューブが抜去されれば生命の危機につながる**ので，とくに注意が必要である．さらに，転倒により，チューブはそのままで，点滴ボトルのみ外れて出血多量となることもある．点滴中やIVH挿入中は，刺入部からボトルまでの一連のチューブ管理が必要である．必要時は，医師への報告を優先させる．

□**術創部が汚染されている**

- 術創部がある場合は，**創部の状態観察**を行う．転倒による体動によって**出血や排液の増加につながる**こともあるので，注意が必要である．

□**頭部挫創，もしくは頭部を強打している**

- 転倒・転落時，どこを打ったかを確認する．とくに頭部は，**脳内出血をおこすおそれ**があり，**意識レベルの低下**にもつながる．

□**悪心・嘔吐，めまいがある**

- 転倒・転落時に，**頭部（後頭部），胸部を強打した可能性**がある．**頭蓋内出血は，時間が経過してから症状が出現する**場合もあるため，転倒・転落発生後しばらくは，経過観察を行う．

②医師への報告を行う

- 全身状態を観察したら，医師にはどのように報告すればよいか.
- まず，**チェック項目のいずれかが該当する場合は，ただちに医師への報告**を行う．とくに重要な項目は，**バイタルサインの変化**である．**ふだんと，何がどの程度ちがうかを正確に観察して，報告する.**
- **いずれの項目にも該当しない場合**は，夜間であれば，発生時の**状況報告は，朝まで待ってもよい.** ただし，その後，**症状が出現した場合は，ただちに医師への報告**が必要となる.
- **朝まで変化がなく経過した場合**は，転倒・転落発生について，**異常がなかったことを添えて医師に報告**する.
- また，**再発防止のため原因分析**も行う．転倒の**状況**や**時間帯**，**過去の転倒・転落歴**があれば，それらも考慮して，転倒・転落の要因を見つけていく．**病状**や**くすり**（睡眠薬や麻薬の使用）によるものであるかどうかは，個別に検討する.

2 転倒・転落の再発予防につなげるために ヒヤリハット・インシデント報告の書き方のポイント

ヒヤリハット報告・インシデント報告とは？

- **インシデント**とは，事故ではないが，**適切に対応しないと事故になる可能性がある事柄**であり，一般的に**「ヒヤリハット」と同じ意味**で用いられている．インシデントに関する情報を収集して分析するための報告書を**インシデントレポート**，あるいは**ヒヤリハット報告書**という．
- **ヒヤリハット報告**は，**現場での「何かおかしいな？」「変だな？」と感じたときに報告するもの**であり，スタッフの事故に対するリスク感性を高めるものでもある．
- ヒヤリハット報告は，決して，発生件数を集計するための報告書ではない．日常生活内にひそむ，「ひやり」「はっ」とした事故未満の危険な状況を浮かび上がらせて，**発生の危険性がある事故を未然に防ぐための貴重なデータ**にするものである．
- **転倒リスクマネジメント**として，①**転倒リスクアセスメントツールなどを用いて，リスクをアセスメントし，対策につなげる**方法が主流になっているが，②**ヒヤリハット報告によっても，すでに転倒した高齢者の転倒リスクを分析し，再転倒を効果的に予防する**ことができる．
- ヒヤリハット報告やインシデント報告とよばれる報告書は，**実際には，外傷などの医療事故がおこっていない段階の問題を対象とする**もので，患者への実質的な影響がないレベルの状況を扱うものである．
- これらの報告書がないころは，「医療事故がおこらない＝問題ない」との考えから，事故未満の事象については，記録の対象とされることはなく，改善の対象として議論される機会はほとんどなかった．
- しかし，**「重大な医療事故」も「軽微な事故未満」も，実質的には紙一重の差**でしかなく，原因を同じくするものが数多くあると考えられる．「軽微な事故未満」でとどまったのは，たまたま運がよかっただけ，という考えである．
- その点からすれば，**「重大」も「軽微」も原因は同じで，同じ原因ならば，「軽微」なものから原因を分析して改善の対象とし，今後おこりうる「重大」な事故を未然に防ぐ**という視点をもつことはとても合理的である．それがヒヤリハット報告の目的である．
- 1つの重大事故のかげには，過去29のニアミス事故があり，さらに300のヒヤリハット・インシデントがあるといわれている．重大事故がおこる以前の300のヒヤリハットのうち，いくつかでも**報告書として分析し，早めに原因を突き止めることができれば**，その後おこりうる**重大事故を未然に防止できる**可能性が高くなる．
- 転倒・転落事故についても同様である．転倒した高齢者が再転倒を繰り返していることを考えると，**軽微な転倒の原因を分析する**ことで，**転倒の再発の防止**や，さらに，**重い結果の防止**につなげることができる．
- 分析したヒヤリハット報告を集めて，各施設独自のガイドラインを作成することも可能であろう．

ヒヤリハット報告の課題

- ヒヤリハット報告の存在意義を確認したところで，次に，その課題についてみてみよう．
- ここで注意してほしいことは，転倒・転落のヒヤリハット報告の「対策」の欄に，スタッフのとりとめのない**反省コメント**や，「見守りや観察が不十分だったので，これから観察を行うようにする」というような，内容の明確でない**決まり文句**が書かれていないだろうか．
- また，「報告書はとにかく出せばよい」というような，なんでもよいから文章を書いて提出したという雰囲気の報告書もある．文章も，「しかたないから義務をこなした」という気持ちが伝わるような内容で，**“次の改善”につながる原因の描写**（転倒にいたった状況・場所など）**や対策などが十分に記載されていない報告書**である．
- では，どうすれば意義ある報告書を書くことができるだろうか，具体的にみていこう．

どこからが，ヒヤリハット報告・インシデント報告の対象か？

- まず，**どのようなできごとを，ヒヤリハット報告・インシデント報告の対象とすべきかについて，施設内で確認されている必要**がある．この基準がないと，同じ事例がおこったとしても，人によって報告したり・しなかったりという事態がおこるため，施設内にある医療安全上のリスク（転倒・転落にかぎらない）を統一的・網羅的に把握することができなくなる．
- **「転倒・転落」の定義を決める**　「足底以外の身体の部位が床（車椅子のフットレストを含む）についた場合には“転倒”」というように，“転倒・転落”の定義を定めておく必要がある．その定義に相当する状況がおきたときは，必ずヒヤリハット報告を書いて提出することをスタッフに浸透させ，徹底させる．
- **けがにいたらなかった……だからこそ重要な情報**　とくに注意が必要なのが，「けがのない場合も報告する」ということである．報告書を作成することは，そもそも面倒な作業なので，見た目に変化がない（けがない）場合には，他人に気づかれることもなく，どうしても報告を怠る心理がはたらく．
- しかし，**けがにいたらない転倒は，近い将来おこりうる重篤な転倒事故の徴候**であり，目に見えないながらも，適切な対策をとることで，確実に予防の実効性を上げることのできる対象である．逆の発想をすれば，**リスクを発見した以上は，転倒・転落を予防するうえで，何よりも報告する価値の高い情報**といえる．
- 医療スタッフは，**ヒヤリハット報告書を提出すると，自分自身の業務評価をわるくさせるのではないか**と（ある意味当然）心配し，「ただでさえ面倒」な報告書の作成をさらに躊躇させる原因となる．
- **「報告の多さは，優秀さの証」という意識づけ**　上記の考え方についても，発想の転換が必要である．**「ヒヤリハット報告書が多いスタッフは，リスク感性がすぐれた優秀なスタッフ」であるという認識をスタッフ間で共有**し，“常識”とするような意識改革を施設全体で行う必要がある．
- 報告書をネガティブにとらえるのではなく，**報告書をもとに**，リスクマネジャーや安全管理委員が中心になって，**積極的に改善策を検討していく**．特定の誰かのせいにするのではなく，皆がわが身におこったこととしてとらえられるような意識を組織全体が共有し，その前提として，**ヒヤリハット事例の責任は管理者にあり，個々のスタッフの責任でないことを明らかにする**必要がある．
- また，報告書の提出から，それをふまえたリスク改善の流れは，**“その後おこりうる事故”につながる業務を改善するきっかけとなり，自分たちの**

身を守るシステムとなる．そのことを認識してもらうことが大切である．

- これらの意識を施設スタッフ全体に普及させることで，スタッフによる報告書の提出がうながされ，施設全体の医療安全の質を向上させることになる．

ヒヤリハット報告・インシデント報告は，何を書くか？

- 書くべき具体的な内容をみていこう．
- **レポートの構成要素**　ヒヤリハット報告・インシデント報告に記載すべき内容は，①**日時**，②**具体的な発生場所**や**まわりの生活環境**，③転倒をひきおこしうる**心身の状態**［発熱・脱水・痛みなど身体的な転倒のリスク，興奮，看護・介護への抵抗，抑うつなどの認知症の行動・心理症状（BPSD），睡眠薬・向精神薬などの内服薬のリスク］などがある．
- **さらに，**④**転倒を予測していたか，**⑤**その対策をしていたか**，も含めると，実施中の対策が実際に有効なのかどうかを検証することもできるため，今後の改善策につなげることができる．

ヒヤリハット報告・インシデント報告は，どのように書く？

- 次に，具体的な書き方についてみてみよう．
- **「できるだけ詳細に」とは，具体的にどう書くの？**　転倒のリスクと思われる内容は，できるだけ詳細に書いたほうが，その後の分析や対策のために役立つ．しかし「詳細に」とは，いったいどのような書き方をいうのであろうか．
- **量が多ければよい，というわけではない**　あくまで報告書は，一般的に**「広く・わかりやすく」まわりに伝える**ことを目的としているため，思いつくかぎりの内容を，長々と書くことは決してよい書き方ではない．必要かつ十分な要点のみを簡潔に示すことが，その性質上求められている．「詳細に」とは，「量が多ければ多いほどよい」という意味ではないことに注意する．
- **“将来に生かす”ための要点を充実させる**　それでは，ヒヤリハット報告・インシデント報告にとっての「要点」とはなんであろうか．それは，報告書の本質的な役割から考えると，（すでに述べたように）**“将来の医療事故を予防するための内容”**ということになる．その意識をもちながら報告書を書かないと，本来の目的から外れた，つかみどころのない文書となるおそれがある．では，具体的に報告書の書き方のポイントをみてみよう．

書き方の具体的なポイント

- **イラストを効果的に活用する**　転倒の原因ではないかと考えられること，それに関連して気になったことなどを書く．さらに，転倒した状況を，簡単なイラストで描いておくと，転倒原因の理解が深まり，他のスタッフへの広がりもスムーズになる．たとえば，「車椅子とベッドのちょっとした位置のずれが，転倒をひきおこしている」と，ある看護師が考えた場合，それがどんなすき間だったのか，他のスタッフに伝えるためには，多くの文章を用いるよりも，簡単なイラスト1つで伝えるほうが有効な場合がある．
- **抽象的な反省文にならないようにする**　ヒヤリハットを分析する際に，「観察が足りなかった」「見守りが足りなかった」という内容の個人の反省文になってしまい，個々の事故に特徴的な原因・状況が記載されていない例が多くみられる．この場合，今後の対策に実を結びにくくなる．

- **報告書のフォーマットを練り直す** 報告書が空疎な内容となりがちな原因の1つとして，報告書のフォーマットに問題があることも考えられる．たとえば，チェック方式で書かれているだけの場合は，転倒原因をくわしく表現したくても，不可能である．具体的な内容を記載できるように，自由記述の欄を大きくしたり，転倒した状況を図示する欄を設けたりするなどの工夫をし，具体的な記述をある程度“誘導する”ことも有効である．
- **では，具体的な文例から，適切な報告書について考えてみることにしよう．**

報告例 A

85歳，女性，肺炎のために入院，歩行障害のために車椅子利用．
17時に訪室した際に，ベッドからすべり落ちているのを発見．車椅子は，ブレーキがかかっていて，倒れた患者の目の前にあった．
対策：定期的に観察を行う．

- **この報告例Aでは，転倒の現状と一般的・抽象的な対策しか書かれていない．**正直，「よくわからない」という印象ではないだろうか．
- 次に，報告例Bをみてみよう．

報告例 B

85歳，女性，肺炎のために入院，歩行障害のために車椅子利用．
転倒の状況：17時に訪室した際に，ベッドからすべり落ちているのを発見．ベッドから車椅子に移動しようとして，すべり落ちてしまった．車椅子のブレーキはかかっていて，倒れた患者の目の前にあった．いつもよりも，車椅子の位置がはなれていた．そのために，移動の距離があり，バランスを失って，尻もちをついてしまったと考えられる．
対策：2～3日前から，移動のときにふらつきがみられ，見守りが必要になっている．車椅子とベッドとの間がはなれていると，バランスを失って転倒しやすいので，床の車椅子の定位置にテープを貼って，スタッフ間で統一できるようにする．
また，食事や排泄など，ベッドから車椅子の移乗の際には，見守りを確実にする必要があるため，必ず担当者を決めて，決まった時間に見守りが行えるようにする．

- 報告者が，転倒した患者の最近の様子も含めて，ADLや車椅子の位置なども書いており，転倒の原因として，①筋力の低下によりバランスを失ったことと，②車椅子がいつもよりも位置がはなれていたこと，が明らかにされている．そのため，報告例AよりもBのほうが，「車椅子の定位置にテープを貼って統一する」「車椅子の移乗には必ず見守りをする」などの**対策が具体的に書かれている**だけでなく，それらの**対策をとる理由（根拠）が，前段の原因分析からの流れでよく理解することができる．**
- このような筋道の通った報告書は，理解もしやすく，スタッフ間の普及率・浸透率も上がるという効果が見込まれ，転倒（再発）の防止に大きく役立てられると期待できる．
- **次は，トイレに関連した報告例をみてみよう．**

報告例 C

75歳，男性，白内障術後，前立腺肥大．
転倒の状況：夜間3時にトイレで物音がするので，トイレに行ってみると，床に倒れていた．打撲や外傷もみられない．バイタルサインを確認してから異常がないために様子を観察した．
対策：夜間には定期的にトイレの介助が必要である．

- 報告例Cでは，高齢の男性患者がトイレでおこした転倒の状況のみを記載しているが，対策では，具体的な内容が記載されていない．このような抽象的な対策のみを示す報告書では，有効な対策につなげることができず，今後も同じような理由で転倒を繰り返す可能性がある．
- では，次に報告例Dをみてみよう．

報告例 D

75歳，男性，白内障術後，前立腺肥大．
転倒の状況：夜間3時にトイレで物音がするので，トイレに行ってみると，床に倒れていた．
意識があり外傷もなかったが，いつもよりもボーっとした様子であった．バイタルサインを確認したが，異常はない．23時に睡眠薬を内服しており，傾眠やふらつきなど，副作用による転倒の可能性が高い．
対策：睡眠薬によるふらつきなどの副作用の可能性が高い．前立腺肥大もあり，本人に聞くと，夜間も2回ほどトイレに行くとのこと，睡眠薬の使用は今後も転倒のリスクとなるため，使用継続について，主治医と相談する．入眠ができないと訴えるが昼寝などもしており，昼寝はできるだけやめさせる必要がある．夜間に入眠するための援助について，本日のカンファレンスで検討する．

- 23時に睡眠薬を飲んでいることも記載され，転倒の原因の1つとして，睡眠薬の副作用としてのふらつきなどが考えられること，さらに，翌日に主治医に相談して，睡眠薬の使用継続について検討する対策についても明記されている．
- また，前立腺肥大で頻尿であることも記載されており，報告者だけでは十分に対策が検討できない場合には，カンファレンスで検討するなど，ケアチーム全体で考える必要性についても示されている．
- 通常は，インシデント報告書などは，現場の管理者が受け取って安全管理室に報告するという段取りをふむことから，実際の現場にその対策が反映されるのは，やや遅れた段階となることが多い．ただ，なかには，転倒がおきてからすぐに対策を講じなければ，再転倒につながるおそれの高い転倒リスクがある．本事例の場合もそうであり，睡眠薬の使用に関しては，“本日”のカンファレンスで話し合い，すぐに対策を講じるべきである，とする意図が報告書から伝わってくる．
- ヒヤリハット・インシデント報告書は，形骸化することも多く，ややもするとそれを集めること自体が目的になってしまいがちである．あくまで「将来の医療事故を予防するためのもの」という報告書の本来の目的を見失わないことが大切である．

文献

1) 鈴木貴文，鈴木みずえ：特別養護老人ホームにおける事故予防計画書を用いた転倒予防．認知症介護 **9**(3)：76-81,2008
2) 鈴木貴文：特別養護老人ホームにおける転倒・転落事故を予防するために事故予防計画書を開発して取り組んだ報告．介護福祉学 **16**(1)：115-121，2009
3) 橋本廸生(監)：ヒヤリ・ハット報告の分析と活用，メヂカルフレンド社，2002

レポート用紙の例

- 転倒時の外傷や転倒場所，リスクなど分類してあり，チェックすればよい部分とは別に，「事前の危険の予測」や「原因」など，重要であり個別記述が必要な内容については，書き込むスペースが確保されているのが特徴である．

転倒・転落事故報告書

【報告者】 平成　年　月　日

氏名		所属		職種	看護師　　その他（　　）

【患者】

氏名		男　女	歳	入院日	平成　年　月　日
疾患名			□手術後（　　）日目　□発熱中である　□貧血を起こしている		
発生日時	平成　年　月　日　時　分　（8～16　16～0　0～8）				
発見日時	平成　年　月　日　時　分　（8～16　16～0　0～8）				
既往歴	□初めて転倒・転落した（疑い）　□転倒・転落したことがある（　回目） 以前に起こした事故（　　）				

【転倒・転落時】

外傷	1．なし　2．あり（部位：頭部　四肢　体幹　）　3．程度（　軽度　中等度　重度　） （程度：打撲・擦り傷・内出血＝軽度　縫合・捻挫＝中度　骨折頭蓋内出血・意識障害＝重度） （　　）
場所	転倒・転落した場所（　　）　入院病室（　　）号室

【内因的ハイリスク要因（患者側要因）】

意識レベル	□清明　□混濁（　　）
運動機能障害	□麻痺がある　□しびれ感がある　□骨・関節異常がある　□ギプス・または装具装着中である □足腰の弱り・筋力の低下がある（　　）
感覚	□視力障害　□聴覚障害　□平衡感覚障害（　　）
認識力	□正常　□認知症　□不穏　□判断力・理解力の低下がある（　　）
活動領域	□杖使用　□車椅子・歩行器を使用　□ふらつきがある　□移動に介助が必要である □完全に寝たきりである　□寝たきりであるが手足は動かせる（　　）
薬物	□鎮痛薬　□睡眠・精神安定薬　□麻薬　□抗パーキンソン病薬　□下剤　□降圧・利尿薬 □化学療法薬（約　時間前服用）　患者の行動に影響が（ある　ない） 患者行動にどのような影響があるか（　　）
排泄	□ポータブルトイレ　□ベッド上介助　□膀胱留置カテーテル　□側近介助　□車椅子トイレ □自室トイレ　□頻尿がある　□尿・便失禁がある　□自立　□その他（　　）
病状段階	□リハビリテーション開始時期・訓練中（　日目）　□病状が（回復　悪化）している時期
患者の特徴	□ナースコールを押さないで行動しがちである　□ナースコールを認識できない・使えない □何ごとも自分でやろうとする　□環境の変化（入院生活・転入）に慣れていない
その他	

【患者への事故前対策】

□危険を予測していた　□危険を予測していなかった
どのような危険が予測されたか
患者に対してどのような対策をとっていたか アセスメントシート　□使用　最近の実施日　月　日　危険度（　　）　□未使用

【事故のきっかけとなる患者の行動】

□ポータブルトイレへ移る　□トイレ使用中(部屋・車椅子)　□柵乗り越え　□柵のすき間を通る
□歩行中　□物を取ろうとして　□不明
□その他(　　　　　　　　　　　　　　　　　　　　　　　　　)

【事故の経緯(どのようにして事故が起こったのか)；図も含めて】

【外因的ハイリスク因子(環境因子)】

□床が濡れていた　□コードに引っかかる　□段差　□点滴スタンド使用中　□靴下着用　□暗い □ポータブルトイレの位置　□ストッパーがかかっていなかった(ベッド・車椅子)　□オーバーテーブルですべる	
ベッド柵	□使用していない　□スライド式ベッド柵使用(　本)　□はめ込み式ベッド柵使用(　本) □使用していたが降りていた(　本降りていた)　その他(　　　　) 固定していたか・固定の方法(　　　　　　　　　　　　)
安全ベルト	□していない　□している　どのような(　　　　　　　　　　　　)
離床センサ	□使用していない　□使用している □使用していたら防げる事故であった　□使用していても防げない事故であった
事故現場に介護者がいたか	□看護師がいた　□家族がいた　□誰もいなかった 状況(　　　　　　　　　　　　　　　　　　　　)
その他	

【対応後の患者の状況】

家族への連絡	□済　□未
その後の対応	CT撮影　□あり　□なし　X線撮影　□あり　□なし
生命の危険性(医師確認)	□きわめて高い　□高い　□可能性あり　□低い　□ない (　　　　　　　　　　　　　　　　　　　　　　　)

【患者への事故後対策】

事故を起こさないためにはどうしたらよいか(管理・環境・看護上からの対策) (報告者記入) (管理者記入)	
対策の妥当性	□対策は妥当であった　□対策は妥当ではなかった
係長　　　　　　印	師長　　　　　　印

[杉山良子, 2007]

3 法的責任と裁判事例からみる 転倒・転落予防と対応 Q&A

転倒・転落事故は増加傾向

- 公益財団法人日本医療機能評価機構の医療事故情報収集等事業報告では，**死亡または後遺障害を残す可能性のある事故**の報告は，2012年に**1,174件**あった．下図のように，**療養上の世話における事故**は，**586件（45%）**と約半数を占め，このうち，**転倒・転落・衝突に関する事故**（転倒事故等）が**291件（25%）**を占めている．
- この統計は，2005年から公表されているので，転倒事故等の経年推移をみると，事故件数も，全体の事故に含まれる転倒事故等の割合も，**顕著に増加**してきたが，2012年は，2011年の381件（29%）から事故件数および全体に占める比率もようやく低下し，一定の歯止めがかかってきた．

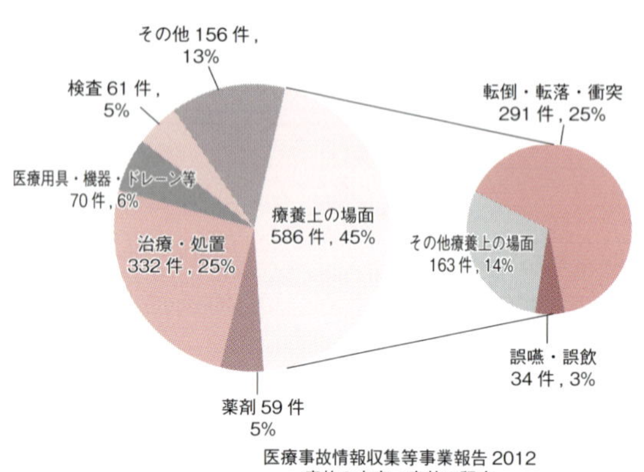

医療事故情報収集等事業報告 2012
事故の内容／事故の程度

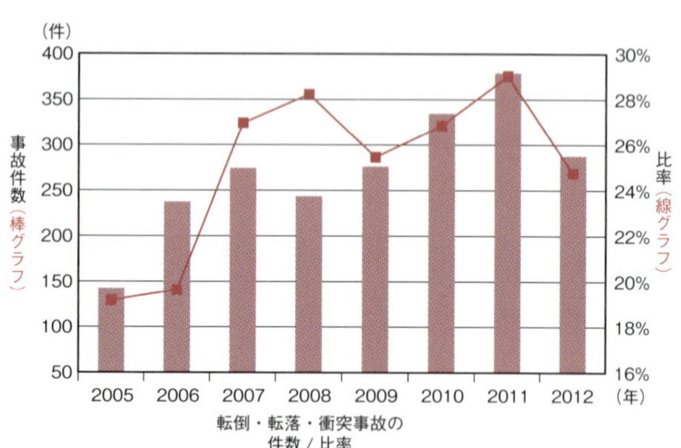

転倒・転落・衝突事故の件数／比率

訴訟も増加傾向

- 判例集に掲載された2010年末までに，一審判決があった**転倒事故等判例**（交通事故，スポーツ中の事故，故意による転倒などを除く）を事故態様と一審判決の年代別に整理すると，**顕著な増加傾向**にあり，右図のように，**2000年以後**の一審判決数は**42件**で，全体の**70%以上**を占めている．
- 転倒事故等も増加し，これらの事故が**法的紛争にいたるケースも増加**しているのが現状である．転倒事故等を防ぎ，転倒事故等を紛争にしない

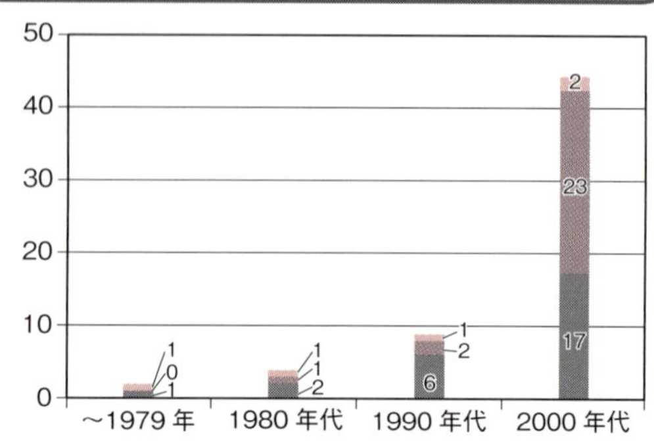

ための取り組みが重要となっている．

- **2000年以降**の判決の傾向としては，**施設の管理に起因する転倒事故等**，治療や介護中の転倒事故等については，**施設管理者及び看護・介護者の責任**を肯定する傾向が強い．
- 悩ましいのは，転倒を防ぐために**身体拘束が必要だったのに，身体拘束をしていなかったために転倒した**と医療施設側の責任を肯定する判例がある一方で，**身体拘束をしたことが違法である**として争われる事件もおきている．身体拘束については，**切迫性・非代替性・一時性**の3要件を満たすか否かを的確に判断することが求められている（☞133，154ページ）．この3要件が満たされていないにもかかわらず，転倒予防のために安易に身体拘束をすると，“違法な身体拘束”というもう1つの問題が生じることになる．

判例からみる紛争を予防するための３つの対応

- 転倒事故等についての紛争を予防するための対応は，右表の3つに大別できる．
- **第Ⅰは，転倒させないための配慮**である．**ⅰ施設の問題**と，**ⅱ介護・看護の方法・態様の問題**の2つがあり，施設の問題は，「すべる」「つまずく」「その他」の3つの視点が必要である．（☞ Q1～7）
- **第Ⅱが，仮に転倒しても大けがにさせない配慮**である．転倒自体が紛争になるというよりは，転倒の結果，大けがになっていることが紛争の原因になっているのであり，転倒したとしても大けがとならなければ，多くは紛争にいたることはない．（☞ Q8）
- **第Ⅲが，避けられない転倒を紛争に発展させない配慮**である．避けられない転倒は，医療機関側には法的責任がない．しかし，判決で法的責任がないことが確認されるとしても，争いが裁判にまでいたることは最善とはいえない．医療機関としては避けられない転倒であると考えていても，その情報が**患者・家族と共通の認識になっていないため，患者・家族が避けられた転倒ではないかと思って，訴訟にいたってしまう**ことがある．**避けられない転倒事故を紛争化させない**ために，医療機関側が講じている転倒防止措置と，この措置でも避けられない転倒事故の危険性が残ることについて，患者・家族と認識を共通にすることなどの配慮も必要である．（☞ Q9）

Ⅰ　転倒させないための配慮		
ⅰ（施設）	1	すべりやすい床・路面による転倒（☞ Q3）
	2	つまずきやすい状態の施設による転倒（☞ Q2）
	3	その他の転倒しやすい原因による転倒（☞ Q4）
ⅱ		介護・看護の方法・態様に原因する転倒（☞ Q5, 6, 7）
Ⅱ　転倒しても大けがにしないための配慮（☞ Q8）		
Ⅲ　避けられない転倒事故を紛争にしない配慮（☞ Q9）		

- 以下のQ＆Aで，くわしくみてみることにしよう．

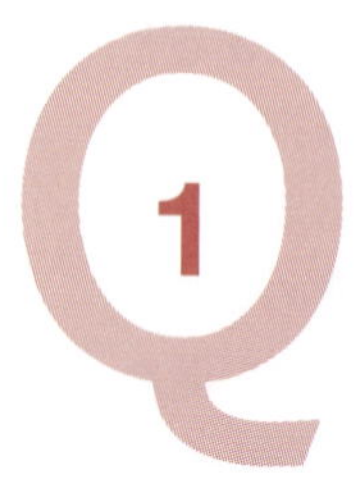

1 防げる転倒事故と防げない転倒事故はどう区別できる？

転倒事故＝医療機関の責任……ではない

- 防げる転倒事故とは「医療機関の責任が認められる事故」であり，防げない転倒事故とは「医療機関に責任が認められない事故」である．医療機関において，**転倒事故があれば，すべて医療機関側の責任となるものではない**．

	防げる転倒事故	防げない転倒事故
建物・設備の安全性	通常有すべき安全性に欠ける	通常有すべき安全性を有する（絶対的安全性までは求められない）
看護の方法	予見可能性あり and 回避可能性あり	予見可能性なし or 予見可能であっても回避可能性なし

①施設について……「通常有すべき安全性」があれば責任を負わない

- 民法717条は，「**土地の工作物の設置又は保存に瑕疵（かし）があることによって他人に損害を生じたときは，その工作物の占有者は，被害者に対してその損害を賠償する責任を負う**」と定められており，建物や設備が「設置又は保存に瑕疵」がある場合には，施設側に責任が生じる．なお，「瑕疵」とは欠陥があること，安全性に欠けることである．
- 法は，いかなる場合にも事故を回避できるような絶対的な安全性は求めていない．判例上は，「**通常有すべき安全性**」を求めており，「通常有すべき安全性」の判断基準は，「当該施設の構造用法，場所的環境及び利用状況等諸般の事情を総合考慮して具体的個別的に行う」とされている．医療施設は，転倒リスクの高い人が多く利用する施設であり，健常者を主たる利用者とする施設より**求められる安全性はより高度**である．
- では，具体的にどのような状況が，裁判で「通常有すべき安全性」を欠くと判断されるだろうか．Q2～4でくわしくみてみよう．

②介護・看護の方法について……予見可能性・回避可能性がなければ責任を負わない

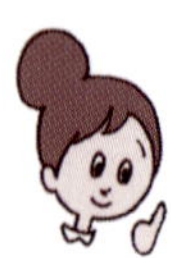

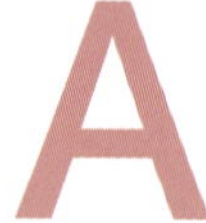

- 看護の方法について責任を問われるのは，**「故意又は過失によって他人の権利又は法律上保護される利益を侵害した者」（民法709条）と評価される場合，あるいは，“医療機関が医療契約上の果たすべき安全配慮義務を尽くさなかった”と評価される場合（民法415条）**である．
- 何が過失あるいは安全配慮義務違反かという点は，**転倒事故でいえば，①転倒することを予見できること，かつ，②転倒することを回避できること，という2つの要件を満たすこと**が必要である．その意味で，**予見できたとしても回避できない場合には，責任を問われることはない．**
- 「**注意義務の基準となるべきものは，診療当時のいわゆる臨床医学の実践に**

おける医療水準」であり，「当該医療機関の性格，所在地域の医療環境の特性等の諸般の事情を考慮すべき」というのが判例である．

- 具体的には，Q5～7でくわしく確認してみよう．

2 施設の“つまずきやすさ”は，どこまで医療者側の責任か？

［第Ⅰの対応―ⅰ施設②］

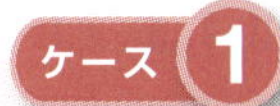

ケース 1

79歳女性の患者が，泌尿器科診察室で診察を終え，診察椅子から立ち上がり，出入り口に向かおうと身体を反転した際に転倒し，右大腿骨頸部を骨折した．患者は，同世代と比べてもおぼつかない足取りで，小さい歩幅で足を地面から離さないような，すり足的な歩行をしていた．シン指数2度の骨粗鬆症があった．診察室内の床には，マイクと電話のコードをガムテープで貼り付けてあり（高さ10mm，長さ約40～60cm），この段差につまずいて転倒・骨折したと認定された．

判　決

- 判決は，**床面は平らであるという意識下で，わずかな突起物に足をとられることがあることは，経験則上肯定しうる**ところであるから，患者がわずか10mm弱の高さの本件コードにつまずいたとしても，不自然ではなく，**通常有すべき安全性を欠いていた**と判示した（東京地裁2004年3月31日判決，過失相殺4割）．

事例から学ぶ対応

- この事件は，その後も不幸な転帰をとった．骨折後，人工骨頭置換術の手術を受け，その後リハビリテーションを受けていたが，その際に再び骨折し，再度の人工骨頭置換術の手術を受けたときに，急性循環不全により死亡した．患者も足元に十分注意をはらうべきであるとして過失相殺を4割認めている（注：患者側に4割の責任を認めたこと．つまり医療者側は全損害の6割を賠償する責任があるとする判決）．
- この事例から学ぶことは，**段差があることが容易に認識できる場所であれば，段差を意識した行動を期待できるが，**

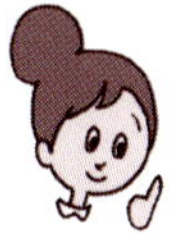

A

段差がないと思っている場所，あるいは，段差があってもそれがわずかであって認識しにくい場合には，段差に気づかず，健常者であってもつまずきやすくなる．同様に，**段差をつけないためにスロープ構造にした場合も，**

平面ではなくスロープになっていることがわかりにくい構造となっていると転倒リスクが高まる．このように一般人が通常いだくであろう予測に反するような施設の構造上の危険がある場合に問題になりやすい．その危険によって転倒がひきおこされた場合は，施設管理者側の責任を問われる可能性が高くなる．危険な場所を「安全だ」と思わせることがないような対応が必要である．

Q3 施設の“すべりやすさ”は，どこまで医療者側の責任か？

［第Ⅰの対応―ⅰ施設①］

- すべりやすくなっている場所での転倒事故では，①本来すべりやすい状態にない場所か，②本来すべりやすい状態にある場所か，のちがいをみることが大切である．

①本来すべりやすい状態ではない場所が，すべりやすい状態になっていた

ケース2

フィットネスクラブのプールから更衣室に行く途中の廊下に，通常時とちがい水がたまっていたために転倒した事故について，施設管理者の責任を肯定した判決がある，過失相殺4割（東京地裁1997年2月13日判決）．

事例から学ぶ対応

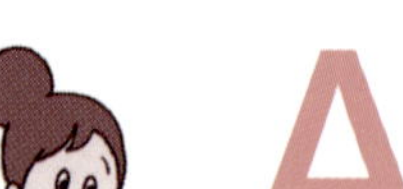

A

- この失敗から学ぶことは，利用者は，使用する施設の通常の管理状態を前提として行動するため，**通常であれば，建物内で本来水たまりがない状態に管理されるべき場所に水たまりなどがあると，これを予期することができず，転倒する可能性がある**ことである．Q2でも触れたように，通常の予測に反したことが原因で事故がおこると，施設管理者側に責任が認められやすい．

②本来すべりやすい状態にある場所（浴場）に，当然備えるべき設備が備えられていなかった

ケース 3

浴場内の多くの場所ですべりにくい床材を使いながら，浴場内の階段部分には浴場内に比べて滑りやすい床材を使ったために転倒した事故では，階段部分の床材は滑りやすく，かつ，手すりなどの設置もなかったとして，施設の管理者の責任が認められた，過失相殺４割（盛岡地裁2011年3月4日）．

ケース 4

プールで，未就学児童が，更衣室で転倒し負傷する事故があった．床材は，ぬれることがあり，素足で歩くことが想定される場所の床材としては通常使用しないすべりやすい素材だったため，施設管理者に事情を聴くと，本来はすのこを敷いて使うことになっていたが，掃除が大変であるという理由ですのこを倉庫にしまっていたということであった．設計段階では安全性が確保されている施設であっても，管理する側の利便性を優先するために，使用者を危険な状態に置いてしまったという事例である．

事例から学ぶ対応

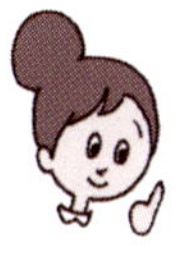

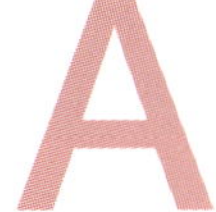

- 自分が使用している施設が，本当に安全かどうかの点検が求められる．つまり，①本来すべりやすい場所の場合には，ｉすべって転倒することがないような設備・構造となっているかどうか，ⅱすべって転倒することを防止するために定められている管理方法が守られているかどうか，②本来すべりにくい場所の場合には，ⅲぬれていることが予定されていない場所が，水や油などでぬれていてすべりやすくなっていないかどうか，などの点検である．

Q4 自動ドアなどを原因とする転倒事故は，どこまで医療者側の責任か？

［第Ⅰの対応―ⅰ施設③］

- 自動ドアは，正しく管理すれば，ドアの開閉動作を省略できるため，転倒リスクの高い人に優しい設備である．一方で，利用者の期待に反した管理をすると，新たな危険をまねき，事故の原因となる．

ケース 5

レストランの自動ドアの事案であるが，杖で歩行していた66歳女性が，レストランで食事をすませて，出入口の自動ドアを通過している間にドアが閉まりだし，右上半身及び右腕部がドアに当たり，その衝撃で店舗の外側に転倒し，左大腿骨頸部骨折の傷害を負った．この自動ドアは，人がドアにはさまれて，閉め動作中に約0.5秒程度停止した場合に，反転してドアが開く機能はあった．
裁判では，自動ドアが閉まる速度が速すぎた，ドアが閉まりかかった際に人がいる場合には，これを感知してドアが閉じることを中止する補助光電スイッチが設置されていなかったことが事故の原因であると主張された．

判　決

- 1988年に発行された「自動ドア安全指針並びに自動ドア安全指針解説」においては補助光電スイッチの設置が推奨されているが，1993年当時では，**いまだ補助光電スイッチが十分普及していなかった**ことから，**「本件ドアに補助光電スイッチが設置されていることが望ましいことであったとはいえるが，これが設置されていなかったことをもって直ちに本件ドアに瑕疵があったとまではいえない」**と判断した．
- 一方で，「本件ドアは，**開閉速度が速く，通行可能時間が十分なものではない**ために，これを通過しようとする者に接触又は衝突する危険性を有するものであった」と判断して，**自動ドアが通常有すべき安全性に欠けている**と判断した（東京地裁2001年12月27日判決，過失相殺7割）．

事例から学ぶ対応

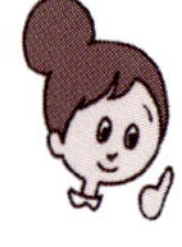

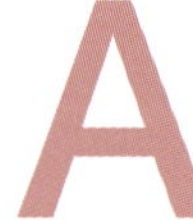

- **自動ドアに関して生じる事故を予想して，安全性を確保する**ことが求められている．全国自動ドア協会の「自動ドア安全ガイドライン（スライド式自動ドア編）」（2004年），「多機能トイレ用自動ドアの安全ガイドブック」（2011年）に基づいて安全を確認しよう．

5 介助の方法によって，転倒事故がおきたときの責任はかわる？

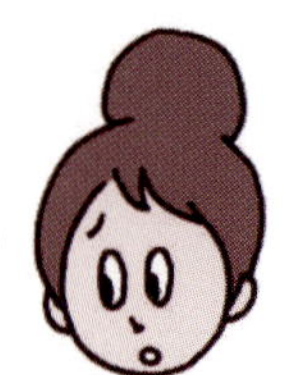

［第Ⅰの対応―ⅱ介護・看護の方法］

- 介助の方法が“正しくなかった”ために生じた転倒事故についてみてみよう．

ケース⑥

医院からタクシーで自宅に戻るための介護中の事故である．介護職員は，歩行が不安定な通院患者とともにタクシーに乗るために，肩に透析バッグを掛け，洗濯物を入れた袋を左腕に引っかけた状態のまま利用者の傘を左手に持ち，右腕をＬ字形に曲げ，利用者を自らの肘につかまらせ，自らのほうに引き寄せようとしたところ，患者がバランスを崩して転倒しかかったが，介護職員の手がふさがっていて，転倒を防げなかったという事故である（東京地裁2005年6月7日判決，過失相殺0割）．

ケース⑦

通所介護施設での事故である．歩行がおぼつかないので，トイレに行く際には職員が介助していたケースで，職員がトイレ前までは同行した．利用者は，「自分１人で大丈夫だから」と言ったため，職員は，「あ，どうしようかな」と思い，トイレの中に入ろうかと迷ったが，結局，トイレの外で待機することにした．利用者は，手すりのないトイレ内を便器に向かって，杖をつきながら歩き始めたが，突然杖が右方にすべり，転倒した（横浜地裁2005年3月22日判決，過失相殺3割）．

判　決

- いずれの事故も，転倒した要介護者は，大腿骨頸部骨折の傷害を負い，**介護者の責任が認められた．**

事例から学ぶ対応

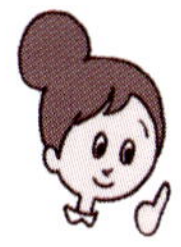
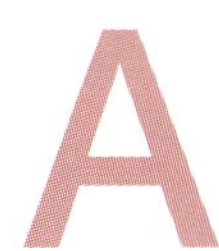

- 事故の原因の1つに「**無理**」がある．ケース⑥は，先に荷物をタクシー内に置けばよかったのだが，荷物も利用者も一度にタクシーに運ぼうとした「無理」が転倒事故をまねいた．ケース⑦も，せっかくトイレ介助に行っているのに，いちばんすべりやすいトイレ内で転倒しないだろうと思って介助を中断してしまった「無理」が原因となっている事例である．
- ケース⑦は，**要介護者が介護を断っている事例**ではある．この点は，判決では，「要介護者に対して介護義務を負う者であっても，意思能力に問題のない要介護者が介護拒絶の意思を示した場合，介護義務を免れる事態が考えられないではない．しかし，そのような**介護拒絶の意思が示された場合であっても，介護の専門知識を有すべき介護義務者においては，要介護者に対し，介護を受けない場合の危険性とその危険を回避するための介護の必要性とを専門的見地から意を尽くして説明し，介護を受けるよう説得すべきであり，それでもなお要介護者が真摯な介護拒絶の態度を示したというような場合でなければ，介護義務を免れることにはならない**」と判示している．
トイレ介助については，プライバシーの保護という点も考えなければならないが，要介護者の安易な同意だけでは，介護義務は免除されないことに注意が必要である．

Q6 介助者なしの移動中におきた転倒事故は，医療者側の責任となる？

［第Iの対応—ii介護・看護の方法］

ケース8

老人ホームにおいて，ほぼ全盲の状態にある82歳女性の転倒事故である．職員が，居室内で朝食をとらせるため，椅子に座らせたまま食事を運んでくるまで待つように言って，居室を離れている間に，1人で居室を離れて転倒し，負傷した事故である．

判　決

- ①介護職員と要介護者との**意思疎通は可能**であったこと，②前日までの食事の際には，**介護職員の指示に従わないで居室を離れたことはなかった**こと，③**事故当日**の朝食の際にも**介護職員の指示に従わないような様子はうかがえなかった**ことに照らして責任を否定した（福岡高裁2007年1月25日判決）．

ケース9

多発性脳梗塞で入院し，左上下肢の片まひのある72歳女性患者が，トイレに行くときにナースコールをしなかったために転倒した事故である．

判　決

- 看護師は患者に対して，トイレには看護師の介助を求めるように再三指示していたが，**直前のトイレ介助**において，**看護師がトイレまで患者に同行しながら，その前で患者と別れ，患者がトイレで用をすませて病室まで戻るのに同行しなかったことが，その直後にナースコールをしなかった原因となっている**として，**病院の責任を認めた**（東京高裁2003年9月29日判決，過失相殺8割）．

事例から学ぶ対応

- 移動に介護を必要とする患者が，十分に理解力があり，介護者がいない状態での移動を禁止されていることを理解している場合には，看護師が常に立ち会うことまでは求められていないというのがケース⑧の判決である．
- 一方，ケース⑨の場合，第1審は，患者が，看護師への遠慮あるいは

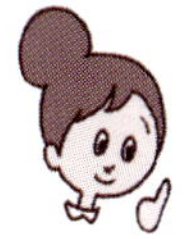
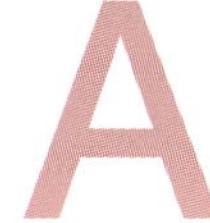

歩行能力の過信などにより，トイレに行く際にナースコールをしなかったが，病院側はナースコールをすることを徹底していたとして責任を否定した．しかし，控訴審判決は，**看護師が，患者が転倒直前に，単独でトイレから自室に戻ることを容認したことが，患者がナースコールを使わなかった一因と判断し**，**病院の責任を肯定**した．事故時の状況だけでなく，それまでの介護の状況・経緯についても病院側の責任として考慮される．適切な介護の方法については，介護者だけでなく患者とも共有しておく必要性があることを考えさせる事例である．わずかな油断が，事故につながったケースである．

7 夜間など見守りが困難な状況下での転倒事故も，医療者側の責任となる？

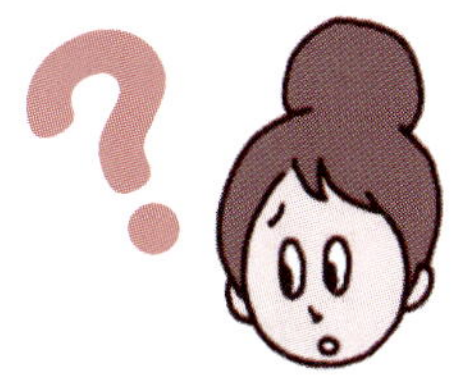

［第Ⅰの対応―ⅱ介護・看護の方法］

身体拘束が許される基準（判例より）

- 身体拘束は，①**切迫性**（患者本人又は他の患者等の生命又は身体が危険にさらされる可能性が著しく高いこと），②**非代替性**（身体拘束その他の行動制限を行う以外に代替する介護方法がないこと），③**一時性**（身体拘束その他の行動制限が一時的なものであること）の要件を満たしたときに限って許される（2001年3月「身体拘束ゼロへの手引き：高齢者ケアにかかわるすべての人に」厚生労働省．2010年1月26日最高裁判決）．

ケース 10

ベッドからの転落歴があるパーキンソン病の78歳女性入院患者が，午前4時ごろベッドから転落して，くも膜下出血により死亡した事故について，身体拘束をしなかったことは適法とされたが，転倒・転落リスクが高いため，夜間も頻回の巡回が必要とされ，1時間に1回以上の巡回をしていなかった点で看護の過失を肯定した（東京地裁1996年4月15日判決，過失相殺なし）．

事例から学ぶ対応

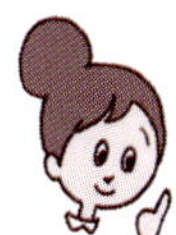
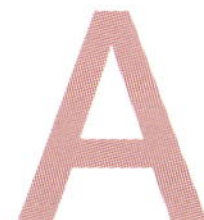

- ケース⑩では，夜間ベッドからの転落の危険を防ぐため，**巡回の頻度を多くして患者の動静に注意するのが看護方針となっていた場合には，身体拘束をしなかったことは，医療機関の裁量事項であると判断され，適法**とされた．しかし，この看護方針の実践としては，**1時間に1回以上の巡回をすべきである**と判断されたものであり，身体拘束をしない場合の巡回頻度の目安を示している．

ケース⑪

脳内出血で入院中の73歳女性患者が，高さ47 cmのベッド柵を乗り越えて，ベッドから転落した事故について，病院の責任を否定した．ベッドからの転落を防止するため，家族の了解を得て，患者の両上肢を，抑制帯を用いて抑制していたが，過度の抑制が患者にストレスを与えることを避けるために，緩めに拘束していたため，抑制帯がほどけた点で過失があると主張された．裁判所は，患者の症状が改善傾向にあったこと，医師や看護師の指示，説明を一応理解していたこと，看護師が定期的に患者の様子を確認していたこと，ベッド上での移動は認められたものの，柵を乗り越える等の激しい体動は行っていなかったことなどから，ある程度上肢の自由が利くような結び方をしたことは，患者の当時の状態からすると相当であったとして，緩やかな抑制帯の使用について過失がないと判示した（大阪地裁2007年11月14日判決）．

事例から学ぶ対応

- ケース⑪では，ⅰループ型抑制帯を使用しなかったこと，ⅱ 離床センサーを使用しなかったこと，ⅲ 緩衝マットを使用しなかったこと，ⅳ 低床ベッドを使用しなかったこと，ⅴ 柵の高さが低いことも事故原因であると主張された．
- **いずれの過失も否定**されているが，**離床センサーについては，心電図モニターを装着していたため，必要がない**とされた．**ループ型抑制帯と緩衝マットについては，事故時（2004年）の「臨床医学の実践における医療水準」としては使用義務なし**とされ，**柵とベッドの高さについても問題がない**とされた．ただし，**「臨床医学の実践における医療水準」は，時代とともに変化するものであり，この判決から，現時点でもループ型抑制帯と緩衝マットについて使用義務なしと判断することはできない**ため，慎重な検討が必要である．

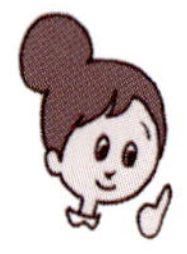

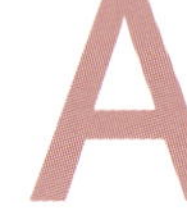

Q 8 転倒によるけがを大きなものとしないための措置とは？

［第Ⅱの対応］

- 多くの裁判では，転倒自体が紛争になるというよりは，**転倒の結果，大けがになっていることが紛争の原因になっている．**この点からいえば，転倒自体は避けられなくても，大けがとならないようにすれば，多くは紛争にいたらないといえる．

ケース 12

保育園の転倒事故のケースを例に考えてみる．保育園や学校は，活発な身体活動が行われることが想定されており，転倒をなくすことは不可能である．このような場所においては，転倒しても大けがとならない配慮が求められている．

保育園の玄関ポーチで園児が転倒した事故である．玄関ポーチはレンガ製であり，レンガの角の部分で大けがを負ってしまった．角の部分は丸みがない状態で，直角となっており，素材も，耐久性を優先したため，通常のレンガより硬い焼過赤レンガを使っていた．

他の保育園では，子どもたちが走り回ったりする場所は，①転倒しにくくするために， 段差をなくしたり，スロープにしている，②転倒しても大けがとならないために，木製のすのこ，ゴム製マット，カーペット，人工芝などを敷いたり，ベランダの床に被覆加工をしたり角を丸くする，という配慮をしているが，事故があった保育園では，これらの対応はとられていなかった．

判　決

- **保育園では，玄関で走り回って転倒することは，当然予想される**ことであるから，これらの構造，設備は，**そのような場合でも**，些少の打撲傷等は格別，**重大な負傷を生じないような形状，材質でなければならない**と判断した（東京地裁八王子支部1998年12月7日判決，過失相殺0割）．

事例から学ぶ対応

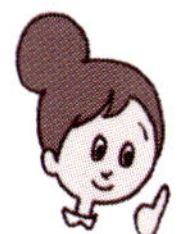

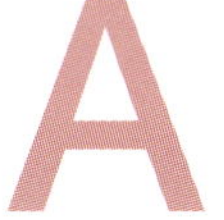

- 医療施設についても当てはまる内容である．**転倒・転落事故がおきても大きなけがとならないように配慮する**ことが求められる．
- たとえば，①**転倒が予想される場合**には，転倒による衝突で大きなけがとならないように，**低い位置に鋭利な突起物や硬い素材の器具・備品を置かない**ようにする．②**ベッドからの転落が予想される場合**には，ベッドまわりなどには転落してぶつかると**大けがにつながるような物品を置かない**ようにする．また，転落するおそれがある場所には，**緩衝マットを設置したり低床ベッドとしたりする**ことで，転落自体を防止できなくても大きなけがとならないような方法を検討する．③**ベッドに柵を設置する場合**には，柵を越えて転落するとより大きな危険になるので，**患者が柵を乗り越える可能性について十分に検討する**必要がある．

Q9 紛争を予防（あるいは対応）するために看護記録に記載しておくべきことは何？

［第Ⅲの対応］

- 転倒事故に限らないが，医療をめぐる紛争においては，患者やその家族から医療機関が最善を尽くしてくれなかったのではないかという思いがある．そこで紛争を回避するために大切なのが，**事実関係を医療機関側と患者側とがともに正確に認識しあうこと**である．

転倒リスクの対応策を家族に説明し記録する

- 第1に，**医療機関側が，患者の転倒リスクを把握して，必要な対応が計画され記録されていること**が必要である．**看護計画**においては，**①患者の転倒リスクに対する評価とその根拠**，**②転倒リスクに対する医療機関側の対応**が記載されていなければならない．医療機関側から患者や家族に対し，**上記転倒リスクと対応については，事前に説明をして理解を得る**ことが必要である．このような情報の共有化は，紛争化を防ぐ点でも重要である．後日，このような情報の共有化をしたか否かが争いとなることがないように，看護記録上に記録を残す必要がある．

転倒リスクの変化・（それにともなう）対応策を記録する

- 第2に，**患者の変化などにも配慮**し，**転倒リスクの変化があった場合には，その内容を記載し，変化に対応した方針の変更**を記録しておくことが必要である．

計画どおりの看護が実行できたかどうか記録する

- 第3に，**転倒リスクに対して，計画どおりの看護が実行できたかについて**の記載が必要である．たとえば，夜間の巡回をしたか否かが争われるようなケースでは，看護記録に巡回をした記録がなければ，本当に巡回をしたのかなどと紛争の原因となりかねない．

直ちに，具体的・詳細に記録する

- 第4に，**患者や家族から看護記録の内容を信用してもらうための配慮**である．**記載対象の事象が生じてから時間が経過してからの記載，あるいは，画一的・抽象的な記載で，具体性・詳細さに欠ける記載など，記載内容が真実かと疑われることがない記載をする**配慮が必要である．
- 実際の医療現場の忙しさから，即時的かつ詳細な看護記録の作成は困難なことが多いが，**看護記録の記載が充実し，信頼されることで紛争が回避できる**メリットを軽視してはならない．

まとめ

紛争を未然に防ぐために

- 第1に，**防止できる転倒事故を防止する**こと，第2に，**防止できない転倒についても大きなけがをさせないこと**が大事である．第3に，**患者や家族との間で**，転倒リスク，医療機関側の対応，それでも残される転倒事故のリスクについて，**情報を共有化すること**が必要である．情報の共有化が十分でないと，医療機関側が防げない転倒事故だと考えていても，患者や家族は防げたにもかかわらず転倒させたと考えて紛争となる．このような紛争にいたらないことを目指さなければならない．そのためには，患者・家族との間の日常的な信頼関係を築くことは不可欠である．

事故予防	情報の共有	信頼を得ること
(1) 施設の安全性の確保	(1) 転倒リスクの内容と程度	(1) 日常的な誠実な対応
(2) 正しい看護方法の実践	(2) 転倒リスクに対する施設の対策	(2) 患者の状態を正確に把握する
	(3) 対策を講じても，なお，残る転倒リスク（避けられない転倒事故）	(3) 患者の状態に即した看護方針を立て実践する

事故がおこったあとの対処も大切

- 事故後の対応としては，①**情報の開示**，②**事故原因の分析**，③**再発防止策を示す**ことが重要である．**真実を知ることで，遺族の心の傷が癒される効果を軽視してはならない**．「病院からは誠意ある説明も謝罪もない．金銭的なことより，真実を知りたい」「早い段階で説明と謝罪があれば，ここまで苦しみや悲しみと闘わずにすんだかもしれないし，民事訴訟をおこすこともなかった」という患者・家族の言葉を受け止めることが必要である．医療機関側に責任がある事案であれば早期の謝罪が，責任がない事案であっても，医療従事者として，患者と家族の痛み・苦しみに対して理解し共感する姿勢が，紛争を予防するうえで不可欠である．

責任あり	責任なし
(1) 情報の開示	
(2) 事故原因の分析	
(3) 再発防止策	
謝罪	共感

第4章

転倒・転落予防のための おさらいキホン技術

第1・2章でみた転倒・転落予防の対策について，その基本となる“技術”をさらにくわしくみてみよう．ベッドの高さ・位置の決め方，患者の日常使用する物の配置の工夫の方法（☞1．環境整備），センサーをうまく活用すること（☞2．センサーの活用），さらに，患者自身に転倒・転落事故の注意喚起をうながす方法を工夫すること（☞7．注意喚起の技術）により，有効な転倒・転落予防がはかれる．また，転倒事故のきっかけとなる歩行・移動能力の低下について，どのように測定，どのような“転ばぬ先の”具体的な対策（たとえば適切な補助具の選択など）につなげていけばよいかを選択する方法（☞3．歩行・移動能力のアセスメントと補助具の選択）や，身体拘束について患者・家族の尊厳にも配慮しながらどのように行えばよいか・行ってはいけないか（☞4．身体拘束），も重要である．また，日常生活援助のなかでも排泄介助・入浴介助は，転倒事故をおこさないように配慮する必要があり，特別の配慮・注意を要する場面である（☞5．排泄介助のキホン/6．入浴介助のキホン）．また，睡眠時間などが十分でないと，体調を崩すきっかけとなり，夜間せん妄などの転倒リスクを高める．生活リズムを整えることは，すべての転倒・転落予防を効果的にすすめるための大前提となるケアである（☞8．高齢者への生活リズムの援助）．

1 動く経路・ベッド・車椅子などの 環境整備

- **転倒・転落は，患者の周辺の環境によって，おこりやすくなったり，おこりにくくなったりする．**この環境を事故がおこりにくいように調整することも，1つの技術である．どのような点に注意して，具体的にどのような環境を整えるとよいかみてみよう．

周辺，動く経路（動線）の“妨げ”をとりのぞく

- **障害物**　認知機能が低下した高齢者では，障害物があることを認識したり，自覚している身体能力と実際の身体能力が一致していないことで，適切な距離をとって障害物を避けて通ることができず，ぶつかったり，つまずいたりすることがある．視覚障害のある場合は，1cm程度の高さの物でもつまづき，転倒するおそれがある．認知機能などに問題がなくとも，車輪が付いているオーバーテーブルやブレーキをかけていない車椅子が置いてあると，それにつかまり，車輪の動きとともに転倒することがある．**患者の動線を意識し，生活経路に物を置かない**ようにする．
- **床がぬれているなど**　**床がぬれている**ことのほか，**床マットのずれ・めくれ**，**段差**も転倒のリスクとなるため，できるだけなくすように心がける．“段差”などは，**スロープ化**（平坦化）**して物理的に危険をとりのぞく**方法のほか，**シールを貼るなどの方法で患者自身の注意をうながす**ことも，広い意味での環境整備といえる（☞注意喚起の方法については，162ページ参照）．
- **点滴・ドレーン類**　点滴やドレーンが挿入されている場合は，ベッド端座位の姿勢から足を接地する際に点滴架台が置いてあると，架台を移動させようとして前方向に転落する，チューブに足が引っかかる，点滴架台を把持して歩行している際に車輪の動く速さについていけず転倒する，などのおそれがある．点滴やドレーンが挿入されている状態でのベッド昇降時は，危険がともなうので，**①ナースコールを押してもらう**，**②昇降するベッドサイドに点滴架台を置かない**，**③点滴架台を把持して安全に歩行できない場合は，看護師が付き添い，架台のスピードを高齢者の歩行に合わせる**，などの工夫をする．

ベッドの環境整備

ベッドの“高さ”について

- 転倒・転落事故の予防として，ベッドを低床にすることがあるが，**筋力低下のある患者では，低床にすることで，かえって立ち上がりを困難にする**ことがある．どのような患者に対しても常に低床がよいというわけではなく，**患者の身長を考慮して，適宜，ベッドの高さを調整する**必要が

ある．

- ここでは，**患者の下腿の長さから考えてみる**ことにする（ベッドからの立ち上がりの研究について，下腿の長さと筋力活動について調査した結果より）．下腿の長さ100％のベッドの高さでは，すべての筋の活動力が高くなり，筋力に対する負荷が上昇する．筋力に負担のないベッドの高さとして，比較的低めの設定を考えがちであるが，**いちばん筋力の負担がかからない高さは，実は下腿の長さに対し140％**というやや高めの設定である．
- しかし，ここでも注意が必要で，確かに140％の高さであると，筋力の負荷はかからないものの，立ち上がり動作のときに，上半身を前屈し弧を描きながら起き上がるという**ふだんの立ち上がり姿勢がとりにくくなる**ため，本人にとって決して快適な立ち上がり動作とならなくなる．
- そこで，**ちょうどよいと考えられるのが，120％の高さ**である．この下腿の長さと140％の中間の高さが立ち上がりに適しているという研究結果があり，患者の筋力の状態や立ち上がり動作の安全性をふまえた，適切な高さの目安と考えられる．
- **転落のおそれが高い場合は別（疼痛が強い場合/意識障害が重い場合）** 疼痛が強い状況では，自力での体動が困難なことが多いため，自力で立ち上がろうとしても立ち上がれずに，転落して床に尻もちをつくことが多い．また，意識障害などの症状が重い場合も，ベッドから転落しやすい傾向がある．このように，**ベッドからの転落のおそれが大きい場合は，“立ち上がりやすさ”よりも，転落後“被害を最小限に抑えられること”を重視する**必要があり，そのためにも，**低床に設定する**ことが有効となる．

ベッドの“位置”について

- ベッドからの転落事故は，ベッドの端から床に落ちることで発生する．通常，ベッドの昇降口は左右であるが，この**左右の一方を壁につけて埋めることで，リスクを物理的に2分の1に軽減する**ことが可能である．ベッドの配置を考える際，転倒リスクが高いと判断できる場合には，ベッドを壁に横づけにし，片側より乗り降りできるように工夫することが有効である．
- **まひ側を考慮した適正なベッドの配置を検討する．** 健側の手で柵につかまりながらベッドに入れるようにする．つまり，**右まひの場合は，**（枕を上に見て）**ベッドに向かって右側より入れるように，左まひの場合はベッドに向かって左側より入れるように，ベッドの配置を工夫する．**

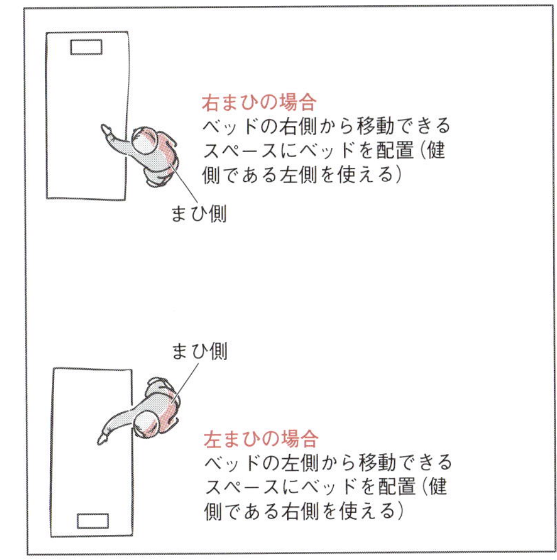

その他

- **転倒・転落のリスクが高い**と判断される場合は，基本的に**ベッド柵は3点**として，患者が乗り越えることのないようにする．
- 転倒・転落した場合の被害を最小限に抑えるために，**床には緩衝マットを敷く**．

よく使用するものが容易に手の届くところにある

- 転倒のもととなる患者の**"危険な"動き**は，**生活ニーズを自ら満たそうとする動機から生まれたもの**である．そのようなリスクを減らすためには，生活ニーズ上，**日常的に使用するものを，"危険な"動きをしなくても容易に利用できるように，生活環境を整える**必要がある．たとえば，生活上のニーズの多くを人の介助を得ながら満たしている患者にとっては，ナースコールを容易に使えるかどうかも，転倒リスク予防の観点からみて重要な要素である．
- **ナースコールの適正な位置・長さを調節する**．まひのある患者の場合は，**健肢側にナースコールを配置する**．また，その場合，リモコンベッドを作動する際の妨げ，また患者自身の体動の妨げとならないような位置を工夫する．

車椅子などの移動用具の整備

- ベッドまわりや患者の動線だけでなく，日常的に使う**車椅子を安全な状態に維持する**．
- **移動用具の選択・調整**　①体格に合った**車椅子のサイズ**か，②車いす座面のクッションの厚さを考慮したうえで**フットレストの高さ**が調整され，両足底がフットレストに接地しながら姿勢が安定しているか，③車椅子の**ブレーキ**がきくか，④**タイヤの空気圧**は適切か，などを確認する．
- その他，**杖**も，**長さ**が適切か，**先端のゴム**が磨耗していないか，などを確認する．

●文献

1）横井和美ほか：安全なベッドからの立ち上がりに関する研究（その表面筋電図を用いた成人患者の下肢筋力の検討）．人間看護学研究 3：29-37，2004

2 転倒予防のための センサーの活用

センサーを患者の生活行動に合わせて活用する

- 認知機能が低下した患者が，**生活上のニーズを満たそうとして，転倒の危険を自覚せずに行動する**とき，転倒事故にいたることが多い．
- 身体拘束を避け，患者の行動欲求を尊重しながら，安全を確保する方法として，**転倒予防センサー**を活用することがある．生活行動の動作に合わせて活用することで，**リスクの高い動作をタイムリーにキャッチすることができ，転倒事故を未然に防止する**ことができる．**"ナースコールの代替物"**と考えることもできるだろう．

どのような場合にセンサー設置が必要か―考え方と段取り

- センサーが必要となる場合は，どのような場合か．下図に沿って説明する．
- まず，**センサー設置の対象**となるのは，①転倒を繰り返し，行動が予測できない場合や，まだ転倒しないまでも②下肢の筋力が衰え，③ナースコールを必要時に押さない，④目的もなく徘徊するなど，転倒のリスクが高まっている場合である．
- センサーの設置は，人の意思とそれにともなう意思表示を軽視している側面があることは否め

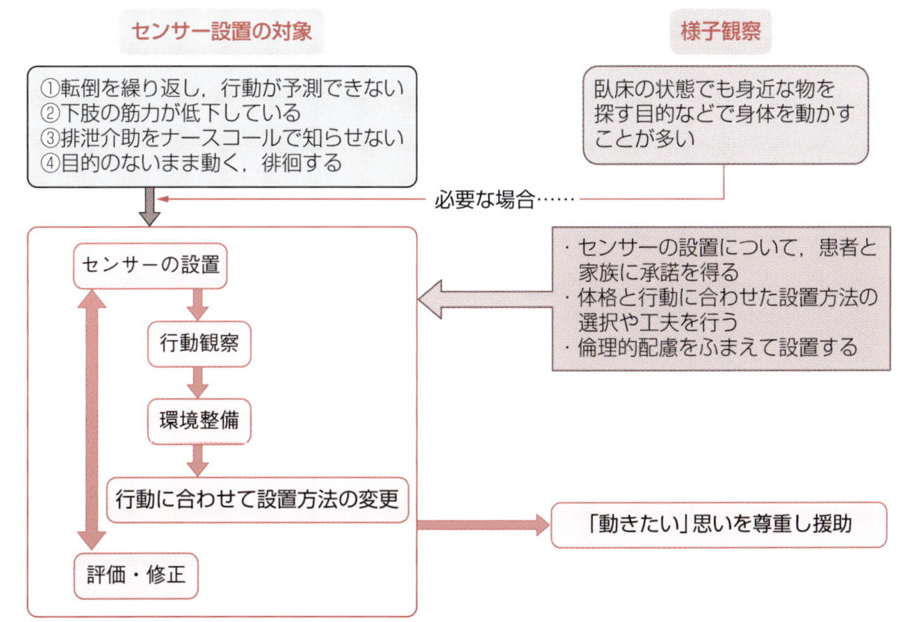

ない．**倫理的にも設置は控えめに考える**必要がある．患者の様子を観察し，具体的に転倒・転落の危険があると感じたときに，慎重な判断のもとにとりつける．また，センサーの設置については，**患者と家族の承諾が必要**となる．

- **センサーは，その患者ごとの特性をふまえて，種類を選び設置する**．いったん設置した場合でも，ふさわしくないと判断したら，種類・方法を変更する必要がある．そのためにも，**「このセンサーは最良か」というアセスメントの視点をもち続ける**．
- 次にセンサーの種類についてみてみよう．患者の特性にどう合わせられるか，考えてみよう．

タイプ1 センサーに触れる・圧が加わると作動するタイプ

- 市販されているインターホンボタンを使用する．ナースコールのアダプターに接続し，ボタンが押されるとナースコールが作動するしくみとなっている．臨床工学技士の協力も得ながら，1つのアダプターから2股の電源が伸びるようにコードを改良し，並行してナースコールも利用できるように工夫する．

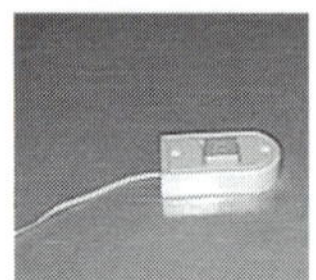

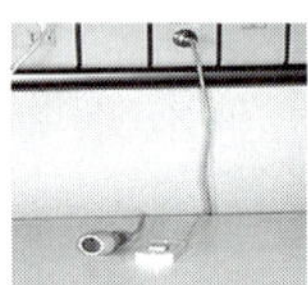

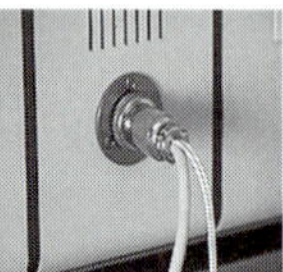

①ベッドから降りる動作をキャッチするために

- ベッドを昇降する際に座る位置にセンサーを設置し，殿部か大腿部の圧が加わると作動するようにする．
- センサーが小さいため，**体重が軽く，体型が細い患者の場合は，センサーが作動しない場合がある**．対策としては，**センサーを2つ使用し，接触面を拡大するなど，感度をよくする**工夫が必要となる．

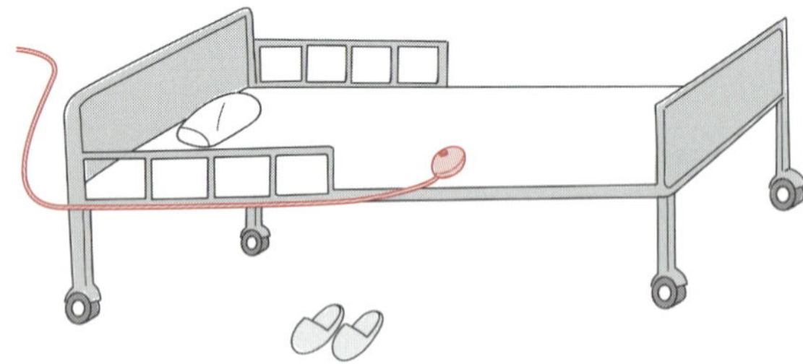

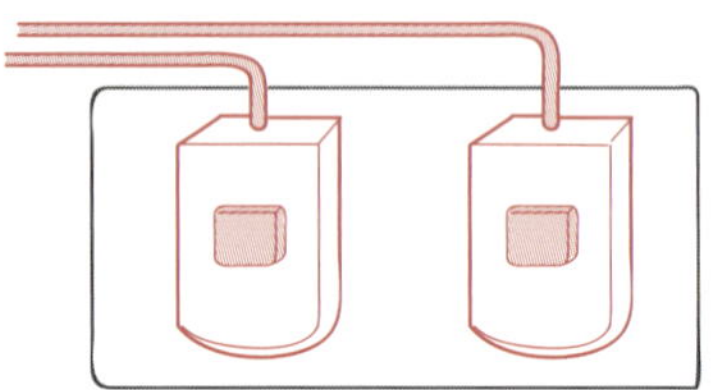

②ベッドから降りて立位になる動作をキャッチするために

- 立位時にバランスを維持するために**ベッド周囲の物につかまるとセンサーが作動するように設定する**．つかまる物が移動する場合は，立位になっても当然つかまらず作動しないため，**“物”の配置が常に一定になるように**（ずれないように），**床に配置箇所をマーキングする**とよい．

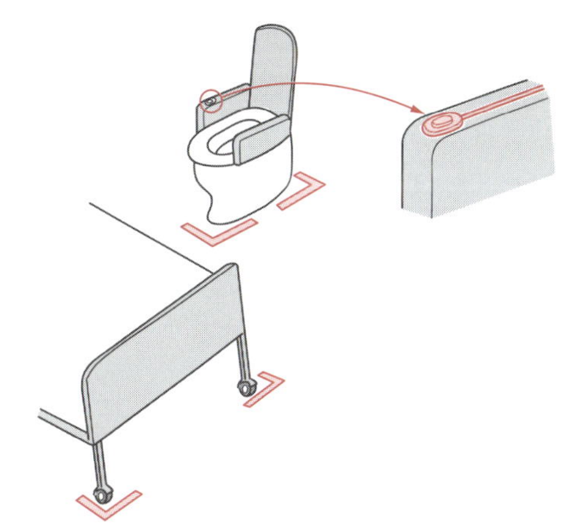

③ベッド柵を降ろす動作をキャッチするために

- **ベッド柵を降ろすとベッド柵の一部がセンサーに触れて作動するように設定する**．ベッド柵を降ろした位置がセンサーからずれ，作動しないことがあるので，その場合は，⑥に変更する．

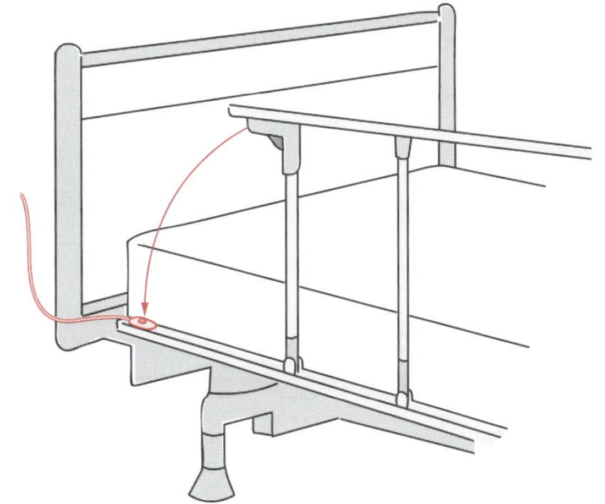

タイプ2 センサーが外れたら作動するタイプ

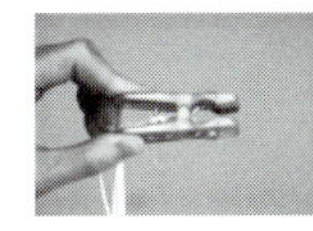

- 洗濯ばさみの先端部分の内側に金属の板を装着させ，金属どうしが接触することで電流が流れる．ナースコールのアダプターに接続し，洗濯ばさみが物から外れることでセンサー（ナースコール）が作動するしくみとなっている．臨床工学技士の協力も得て，製作・修理などを行ってもらうとよい．

④身体を起こす動作をキャッチするために

- 衣服の肩・背部もしくはズボンの裾など，**そのときの体勢に合わせて衣服の一部に付ける**．
- 付けようとすると抵抗する，嫌だと拒否する患者には，転ばないための“お守り”であると説明するとよい．また，“体動の激しくなったとき”のみ，もしくは“夜間”のみ付けるなど，**使う時間をできるかぎり短縮する**．

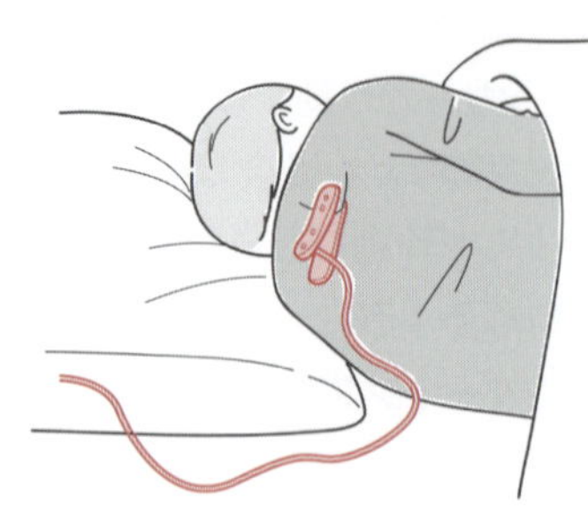

⑤起床動作のかけふとんを勢いよくめくる動作をキャッチするために

- ふとんカバーの端にセンサーをつけ，ふとんをめくるとセンサーが外れ作動するように設定する．**センサーを深く止めると外れないことがあるため，浅めに止める**．

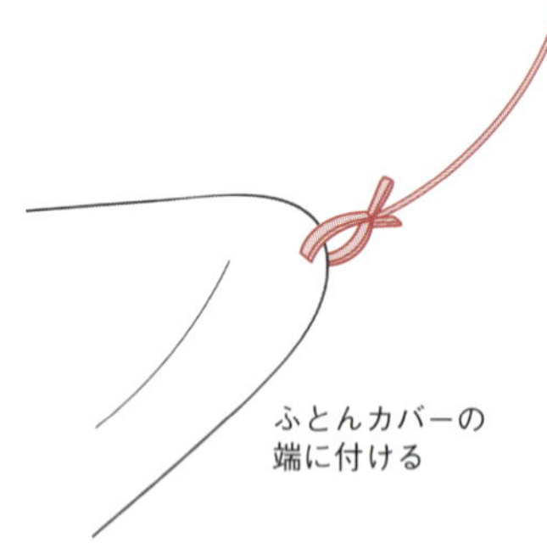

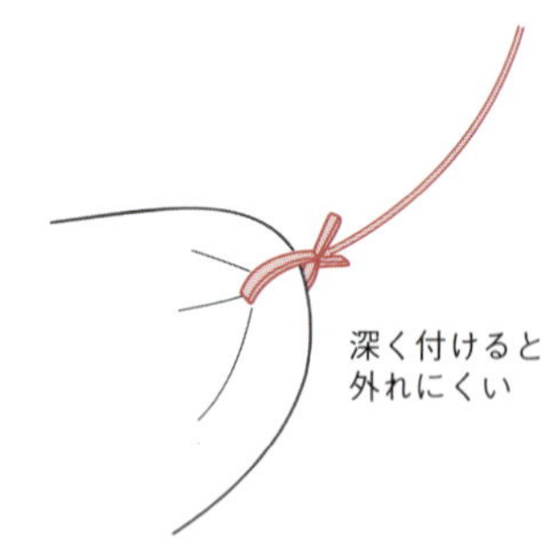

⑥ベッド柵を降ろす動作をキャッチするために

- **ベッド柵を降ろすとセンサーが外れ作動するように設定する**．
- センサーの設置位置の素材によっては，また，設置の位置関係にゆとりがあり**センサーのひもに緩みがあると，センサーが外れず作動しないため，①洗濯ばさみが外れやすいようにすべりやすい素材につけ，②設置位置の調節に留意する**．

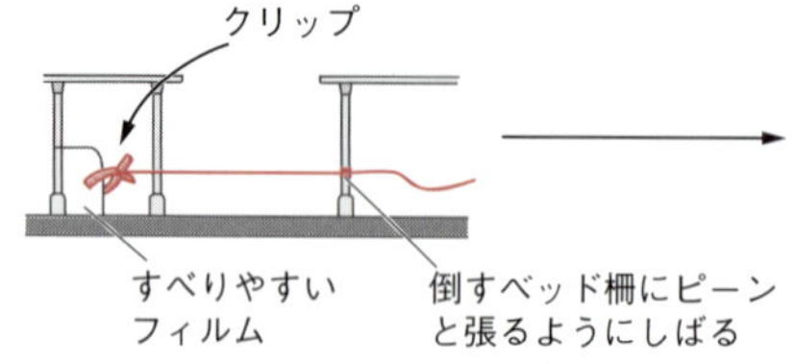

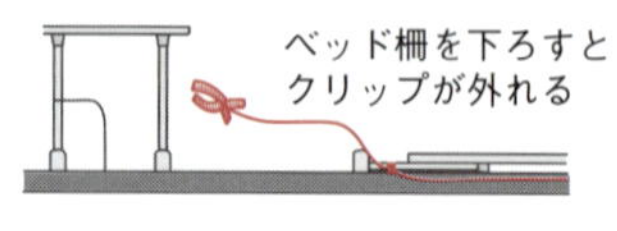

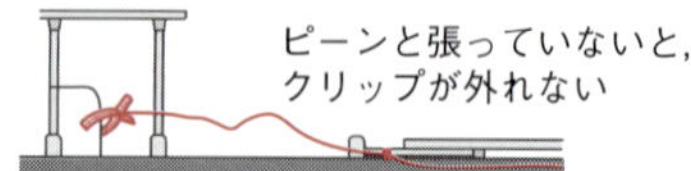

3 転倒・転落予防のための 歩行・移動能力のアセスメントと補助具の選択

- 「行きたいところへ自由に安全に移動できる」ということは，人間の生活にとってとても重要である．
- できるだけ，移動のニーズを満たしながら，かつ転倒・転落のリスクを避けるためには，それぞれの人の**歩行・移動能力をアセスメント**し，①**通常の歩行が可能か，もしそうでないならば，**②**どのような歩行・移動補助具で援助すべきか**を判断することになる．
- しかも，選択される補助具は，**患者の身体機能にとって補助が不足するものであれば，なお転倒のリスクが消えず，**かといって**過保護なものとなれば，現在ある身体機能の衰えをまねく**おそれもある．そのため，歩行・移動能力のアセスメントは，とくに正確に行う必要がある．
- ここでは，
  ①**どのようにアセスメントすればよいか**（方法），
  また，アセスメント結果から，
  ②**日常生活にどのように反映すればよいか，**
  あるいは，
  ③**歩行・移動にどのような援助が必要か**（どのような補助具を選べばよいか），
  についてくわしくみていきたい．

1 ―歩行・移動能力のアセスメントは，どのようにすればよい？

バーグ・バランス・スケール（BBS）とは

- ここでは，アセスメントツールとして，**バーグ・バランス・スケール**（Berg Balance Scale：**BBS**）を紹介し，その具体的なアセスメント方法をみていきたい．
- 歩行は，身体のさまざまな要素が組み合わされて行われるが，なかでも**「バランス能力」は，安全に歩行するために重要な機能**の1つである．**BBS**は，日常生活で必要な動作が含まれる**14項目からなるバランス機能をテストするもの**であり，そのテスト結果から，歩行・移動手段を検討することができるアセスメントツールである．
- 慣れれば，15分程度で実施可能である．

BBSの14項目とそのアセスメント方法

- まず，アセスメント項目の全体像をみてみよう．右の14項目である．
- それぞれの項目について，点数をつけて評価するが，その点数のつけ方—つまり実際のアセスメント方法は，以下のとおりである．

No.	アセスメント項目	No.	アセスメント項目
1	立ち上がり	8	両手前方
2	立位保持	9	拾い上げ
3	座位保持	10	振り返り
4	座り	11	360°方向転換
5	トランスファー	12	踏み台昇降
6	立位保持（閉眼）	13	タンデム立位
7	立位保持（両足そろえ）	14	片足立位

1　立ち上がり（椅子座位からの立ち上がり）
◇指示：「手を用いずに立ってください」
4：立ち上がり可能
3：手を用いれば1人で立ち上がり可能
2：数回試した後，手を用いて立ち上がり可能
1：立ったり，平衡をとるために最小限の介助が必要
0：立ち上がりに中等度ないし高度な介助が必要

2　立位保持
◇指示：「つかまらずに2分間立ったままでいてください」
4：安全に2分間立位保持可能
3：監視下で2分間立位保持可能
2：30秒間立位保持可能
1：30秒間立位保持に数回の試行が必要
0：介助なしには30秒間立っていられない
※2分間安全に立位保持できれば，座位保持の項目は満点とし，「4　座り（立位から座位へ）」の項目にすすむ

3　座位保持（両足を床につけ，もたれずに座る）
◇指示：「腕を組んで2分間座ってください」
4：安全確実に2分間座位をとることが可能
3：監視下で2分間座位をとることが可能
2：30秒間座位をとることが可能
1：10秒間座位をとることが可能
0：介助なしでは10秒間座位をとることが不可能

4　座り（立位から座位へ）
◇指示：「どうぞお座りください」
4：ほとんど手を使用せずに安全に座ることが可能
3：両手でしゃがみ動作を制御する
2：両下腿背側を椅子に押しつけてしゃがみ動作を制御する
1：座れるがしゃがみ動作の制御ができない
0：介助しないとしゃがみ動作ができない

5　トランスファー
◇指示：「車椅子からベッドに移り，また車椅子へ戻ってください．まず肘掛を使用して移ってください．次に肘掛を使用しないで移ってください」
4：ほとんど手を使用せずに安全にトランスファーが可能
3：手を十分に用いれば安全にトランスファーが可能
2：言葉での誘導もしくは監視があればトランスファーが可能
1：トランスファーに介助者1名が必要
0：2名の介助者もしくは安全面での監視が必要

6　立位保持（閉眼での立位保持）
◇指示：「目を閉じて10秒間立っていてください」
4：安全に10秒間閉眼立位可能
3：監視のもとで10秒間閉眼立位可能
2：3秒間は立位保持可能
1：閉眼で3秒間立位保持できないが，ぐらつかないで立っていられる
0：転倒しないよう介助が必要

7　立位保持（両足を一緒にそろえた立位保持）[*]
◇指示：「足をそろえて，何もつかまらずに立っていてください」（☞149ページ）
4：1人で足をそろえることができ，1分間安全に立位可能
3：1人で足をそろえることができ，1分間監視下で立位可能
2：1人で足をそろえることはできるが，30秒間立位は不可能
1：開脚立位をとるために介助が必要であるが，足をそろえて15秒間立位可能
0：開脚立位をとるために介助が必要で，15秒間立位保持不可能

※以下の項目は，立位保持中に実施する
8　両手前方（上肢を前方へ伸ばす範囲）[*]
◇指示：「両手を90°上げてください．指を伸ばした状態でできるだけ前方に手を伸ばしてください」（☞150ページ）
→測定者は，被験者が90°に上肢を上げたときに指先の先端に定規を当てる．前方に伸ばしている間，定規に指先が触れないようにする．最も前方に傾いた位置で指先が届いた距離を記録する．
4：確実に25cm以上前方へリーチ可能
3：12.5cm以上安全に前方へリーチ可能
2：5cm以上安全に前方へリーチ可能
1：監視があれば前方へリーチ可能
0：転倒しないように介助が必要

9　拾い上げ（床から物を拾う）[*]
◇指示：「足の前にある靴（あるいはスリッパ）を拾い上げてください」（☞150ページ）
4：安全かつ簡単に靴（あるいはスリッパ）を拾い上げることが可能
3：監視があれば靴（あるいはスリッパ）を拾い上げることが可能
2：独力で平衡を保ったまま2.5～5cmのところに置いたスリッパまでリーチできるが，拾い上げることはできない
1：検査中監視が必要であり，拾い上げることもできない
0：転倒しないように介助が必要で，検査ができない

10　振り返り（左右の肩越しに後ろを振り向く）[*]
◇指示：「左肩越しに後ろを振り向いてください．それができたら今度は右肩越しに後ろを振り向いてください」（☞150ページ）
4：上手に体重移動しながら，両方向から振り向ける
3：一方向からのみ振り向きができる．もう一方向では体重移動が少ない
2：横を向けるだけだが，バランスは保てる
1：振り向く動作中に監視が必要
0：転倒しないように介助が必要

11　360°方向転換（1回転）
◇指示：「円周上を完全に1周回ってください．いったん止まり，その後反対方向に1周回ってください」
4：4秒以内に両方向安全に1周回ることが可能
3：4秒以内に一方向のみ安全に1周回ることが可能
2：ゆっくりとなら1周回ることが可能
1：間近での監視が必要か，言葉での手がかりが必要
0：1周するのに介助が必要

12　踏み台昇降
◇指示：「足台の上に交互に足をのせてください．各足が4回ずつ足台にのるまで続けてください」
4：支持なしで安全にかつ20秒以内に8回足のせが可能
3：支持なしで20秒以上必要であるが，完全に8回足のせが可能
2：監視下であるが，介助不要で，完全に4回足のせが可能
1：最小限の介助で，完全に2回以上の足のせが可能
0：転倒しないよう介助が必要，または試行不可能

13　タンデム立位（片足を前に出した立位保持）
◇指示：（課題を実地で説明）「一方の足をもう片方の足のすぐ前にまっすぐ置いてください．もしできないと感じたならば，前になっている足の踵を，後ろになっている足のつま先から十分に離れたところに置いてみてください」
4：単独で継ぎ足を取ることができ，30秒間保持可能
3：単独で足を別の足の前に置くことができ，30秒間保持可能
2：単独で足をわずかにずらし，30秒間保持可能
1：検査姿勢をとるために介助を要するが，15秒間保持可能
0：足を出すとき，または立っているときにバランスを崩してしまう

14　片足立位
◇指示：「どこにもつかまらず，できるだけ長く片足で立っていてください」
4：単独で片足を上げ，10秒以上保持可能
3：単独で片足を上げ，5～10秒保持可能
2：単独で片足を上げ，3秒もしくはそれ以上保持可能
1：片足を上げることはできるが，片足立ちを3秒間保持することができない
0：試行不可能，もしくは転倒予防に介助が必要

[*]次ページよりくわしく紹介．

2—アセスメント結果を日常生活へどのように反映する？

- BBSのテスト項目の動きを把握することで，歩行・移動だけでなく，その他の**日常生活に関するケアプランにも反映することができる**.
- ここでは，14のアセスメント項目のうち，とくに**No.7（立位保持［両足そろえ］），No.8（両手前方），No.9（拾い上げ），No.10（振り返り）**の結果から，ケアプランへ反映する方法についてみていく.

立位保持（両足そろえ）（BBS No.7）のテスト

［点数が低い患者の傾向］

- **足をそろえて**（支持面がせまい状態で）**立ち上がる**際，または，**立位保持**をする際に**転倒する**ことがある.

［ケアプランへの反映例］

- 靴を床にセッティングするときは，**靴を履く際に支持面が広くなるよう**（肩幅くらい）**にセット**する．セットの位置がわかるように，**テープで印をつけておく**とよい.
- **歩行時，足幅を肩幅位に広げて歩く**よう注意する.

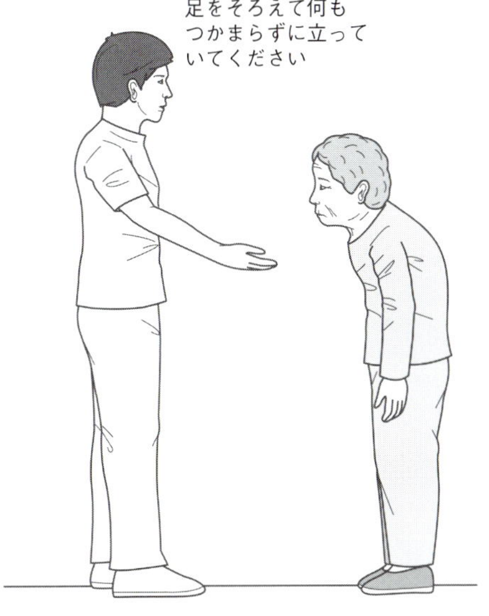

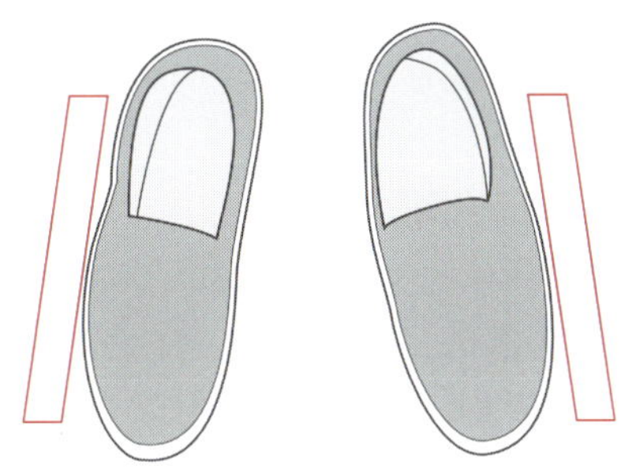

靴のセッティング（肩幅にテープでマークしておく）

両手前方（BBS No.8）のテスト

[点数が低い患者の傾向]

- **足が前に出にくく，すぐ前にある物につかまろうとして転倒する**ことがある．

[ケアプランへの反映例]

- **ベッドを壁の近くに移動**し，ベッドから降りて歩き始める際に，**すぐに壁に手が届く**ようにする．
- 目の前の物につかまっても，物が動いて転倒しないように，**周囲の動く物を固定する**．

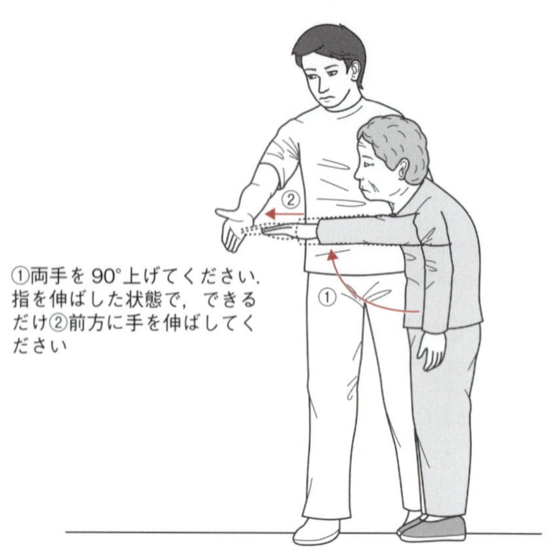

拾い上げ（BBS No.9）のテスト

[点数が低い患者の傾向]

- 床に落ちた物など，**低い位置にある物を拾おうとして転倒する**ことがある．

[ケアプランへの反映例]

- **よく使う物**は，床頭台の上など，**かがまなくてよい高さに置いておく**．
- 冷蔵庫の下の**引き出しの使用**や**庭の草むしり**などの際は，**椅子を使用して座位で行う**．

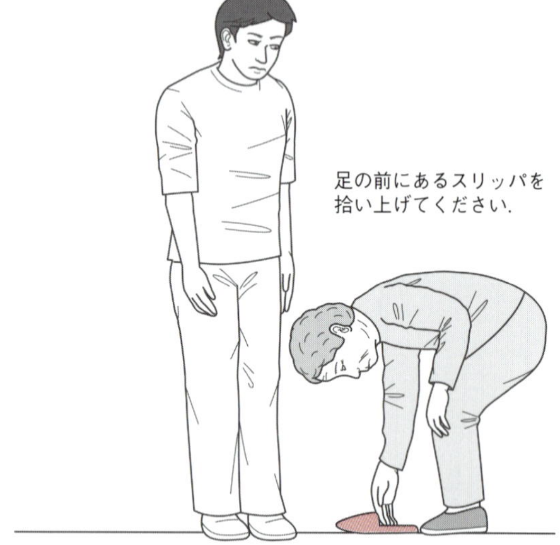

振り返り（BBS No.10）のテスト

［点数の低い患者の傾向］

- 方向転換など，**身体の向きを変えようとして，転倒する**ことがある．

［ケアプランへの反映例］

- （このテストの点数の高低にかかわらず）**後ろから声をかけない．**
- **トイレ動作での移動・移乗時**には，**介助を提供する．**

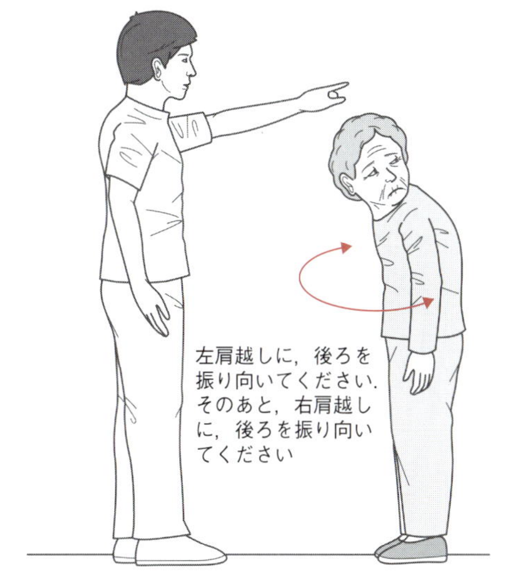

3―アセスメント結果を歩行・移動援助へ反映する

- では，1で紹介した**BBSによるアセスメント結果を，歩行・移動援助にどのように反映させることができるであろうか．**
- その指標となるのが，右図である．
- つまり，**合計点数が，0～34点→車椅子，35～42点→歩行補助具が必要，43～56点→自立した通常の歩行が可能**，ということになる．

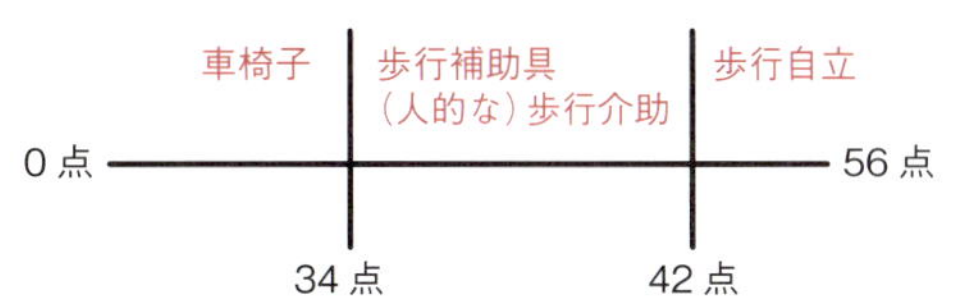

歩行・移動補助具を選ぶ

- 同じ「杖」「車椅子」でもいろいろな種類がある．BBSアセスメントに基づいて，選択する補助具が決定された場合でも，**それぞれの患者に，より適した補助具を選ぶ**ことが求められる．ここでは，補助具の種類と性質（どのような患者にマッチするか）についてみてみよう．

［杖］

- 杖は，歩行機能の低下した患者が，歩行能力を補助するために使用する用具である．

T字型杖　一般的に用いられる杖．グリップがT字で持ちやすく，また，体重がかけやすい．

オフセット型杖　指全体でグリップを握ることが可能．握力が弱い患者やT字型杖で不安定な患者に有用である．

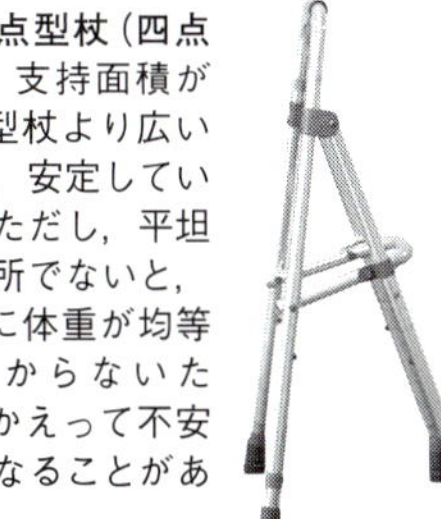

多支点型杖（四点杖）　支持面積がT字型杖より広いため，安定している．ただし，平坦な場所でないと，4点に体重が均等にかからないため，かえって不安定になることがある．

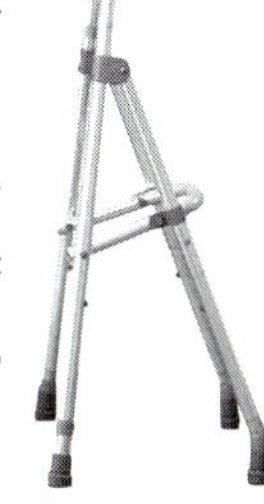

サイドケイン　多支点型杖の安定性をより高めたもので，寄りかかる感じで杖歩行ができる．片まひでまひ側に体重をかけると不安定な患者でも，歩行可能になることがある．ただ，通常の杖より重いため，上肢の筋力が弱い患者には使いにくいこともある．

[歩行器]

- 歩行器は，杖でも歩行する機能が低下してきた患者に提供する．

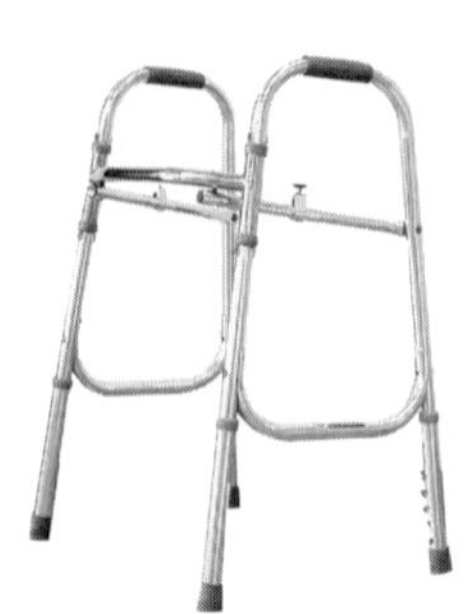

固定型歩行器 両手で歩行器を持ち上げて前方に出して歩行する．「歩行器を持ち上げる」「身体を支える」ことが必要なので，ある程度の上肢の筋力が必要である．

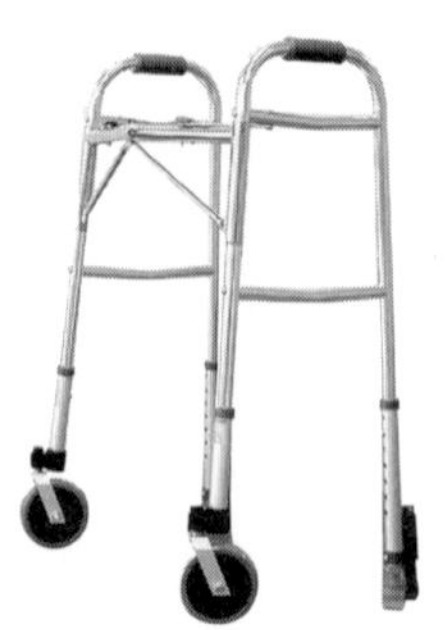

前輪付歩行器 固定型歩行器に前輪をつけたもの．後脚を少し持ち上げて，歩行器を前にすべらせながら歩行する．

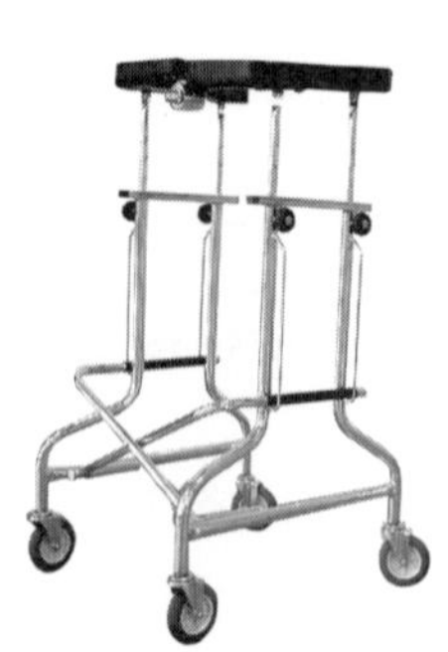

前腕支持型四輪歩行器 フレームに上腕をのせて身体を支えながら歩行する．全身の筋力が低下している患者に有用である．

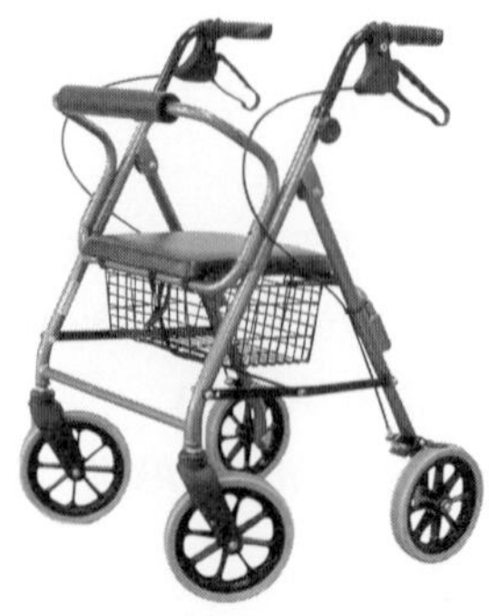

四輪歩行補助車 歩行補助車から身体が離れると扱いづらく，また危険なので注意が必要である．独歩や杖歩行が可能な患者でも，外出などの長時間の歩行が必要なときに有用である．

[車椅子]

- 個々の患者に適合しない車椅子を提供した場合，適切な座位姿勢がとれなくなる．不良な座位姿勢は，車椅子からの転落などのリスクや食事，排泄，呼吸，腰痛，廃用性萎縮などのさまざまな身体機能に影響を与える．

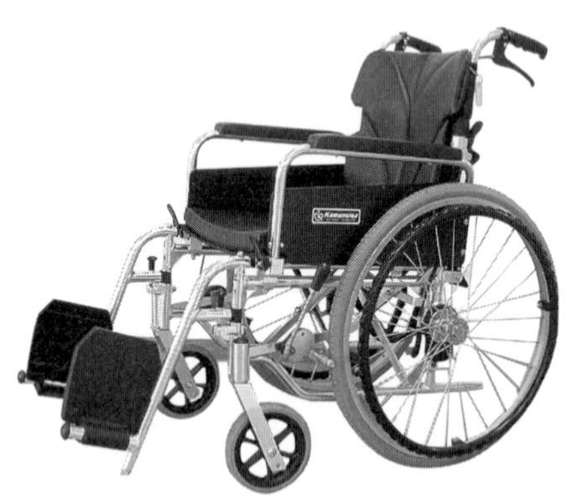

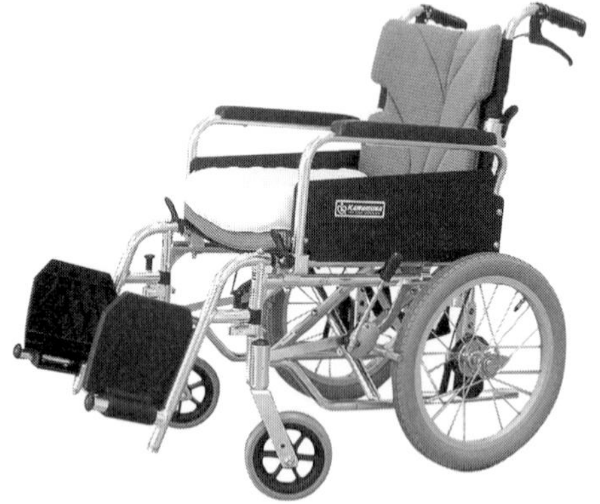

標準型車椅子 一般的な車椅子で，サイズが一定のため，個々の患者にフィットしないことがある．患者が自分で操作する「自走式」(左) と，介助者が操作する「介助式」(右) がある．

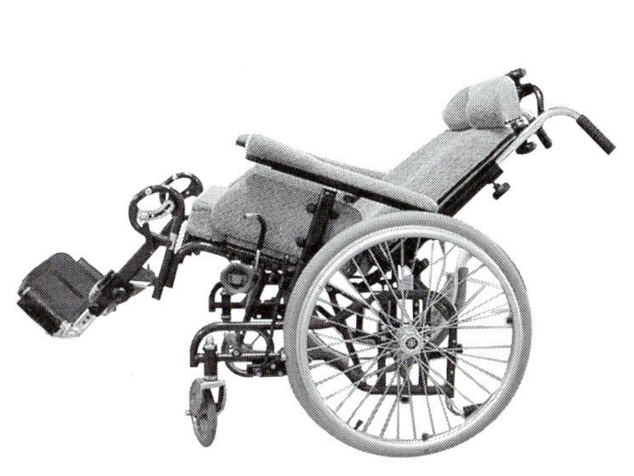

ティルト型車椅子　座位バランスがわるく，座位を保持するために身体を手で支えることが必要な患者が適応になる．座面とバックレスト（背シート）の角度が同じ状態のままで，車椅子全体の角度を変えることができる．

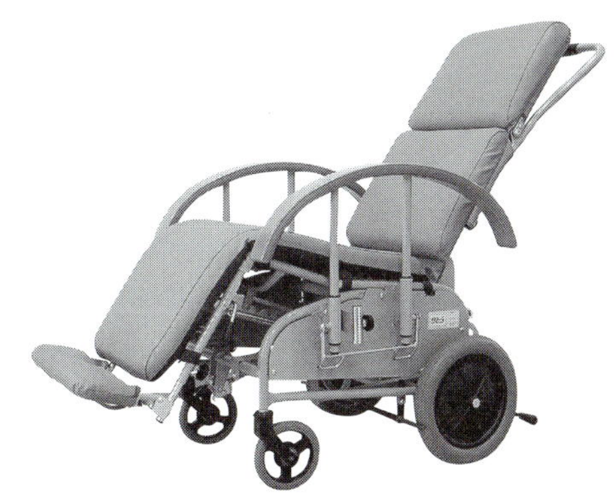

リクライニング型車椅子　バックレストを後方に大きく倒すことができるので，下肢に十分な関節可動域がない患者や，長時間の座位保持が困難な患者が対象になる．

- なお，**車椅子については**，その選択だけではなく，**「座り方」についても注意が必要**である．車椅子での座位を調整する際は，右図を参考にする．座面にクッションが必要な患者には，クッションを使用した状態で，図の姿勢になるようにする．
- BBSは，簡便に患者のバランス機能をアセスメントすることができ，移動手段決定の一助となるツールである．認知症などを有し，**テストを遂行するための指示が理解できない患者の場合は，行動を観察して点数化する**必要がある．
- BBSは，おもに「静的バランス」をアセスメントするものなので，「Timed up & go Test」（☞211ページ）などの「動的バランス」をアセスメントするスケールも用いて，総合的に移動能力をアセスメントする必要がある．最終的には，カンファレンスで多職種の情報も交え，チームで移動能力の手段の決定を行うことが重要である．

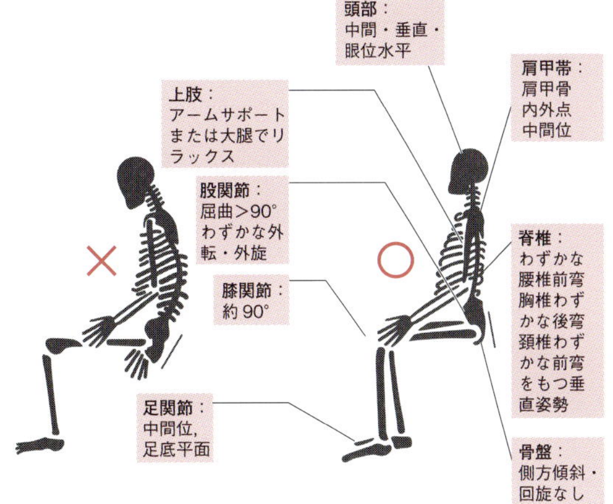

車椅子での座位姿勢

メモ **シーティング技術**●座り方についての技術を「シーティング技術」という．「シーティング技術」は，障害者，高齢者が椅子や車椅子，座位保持装置を適切に活用して，自立的生活を築くための支援技術であり，介護者の負担を軽減する技術でもある．なお，「シーティング」とは座位保持のこと．

●**文献**

1）中間浩一，笠原岳人：理学療法MOOK11，施設内における転倒予防，増補版，82-85ページ，三輪書店，2009
2）市橋則明（編）：運動療法学，259-275ページ．文光堂，2008
3）古賀　洋：車いすシーティングと座位補助具の活用，高齢者ケア11（1）：10-11，2007
4）廣瀬秀行，木之瀬隆：高齢者のシーティング，34-39ページ，三輪書店，2006

4 やむをえないときは行ってもよい？ 身体拘束（考え方と実施できる要件）

マンパワーが足りない……は，理由にはならない

- 転倒・転落事故防止の対策として，身体拘束が挙げられることがあるが，**倫理的にみて身体拘束が医療行為の一環として本当に許されるものなのかどうか**，いま一度考えてみる必要がある．
- 身体拘束の是非は，患者の権利の保護と安全管理の確保とのせめぎ合いの問題であり，医療機関にとっては，もっともむずかしいテーマの1つである．精神科病院の場合は，精神保健福祉法に基づき，入院中の患者について「医療や保健に欠くことができない限度」で身体拘束の特例が認められているが，**一般病院の場合には，身体拘束を認める根拠法令がない**．では，どう判断すればよいであろうか．
- 医療機関と患者で身体拘束の是非が争われた裁判において，**最高裁判所は，身体拘束について「負傷防止などのため必要やむをえない事情がある場合のみ許される」**とはじめての判断を示した（最高裁2010年1月26日判決）．臨床現場の実情からすれば当然のことであろうと思う一方で，医療者側に都合よく拡大解釈をしてしまわないように注意する必要がある（☞133ページ）．
- マンパワーが不足する現場で，「事情があれば許される」「やむをえないから」として，徐々に，スタッフの意識や体制が「まず拘束ありき」の雰囲気に流れていってはいないか，きちんと検証していく必要がある．

身体拘束が許される3つの要件

- 「人間の尊厳を侵し，寝たきりにつながる」と，不要な身体拘束への反省が全国へ広がっていき，社会問題化した背景を受けて，2001年3月に，厚生労働省は，「身体拘束ゼロへの手引き」を作成した．**身体拘束が許される場合**として，**①生命・身体の危険が著しい**，**②代替方法がない**，**③一時的である**，の3要件を示した．
- 先に述べた裁判でも，病院側は，「拘束の可否や基準を規定した法令などが存在していないため，臨床現場は混乱している」として，最高裁に明確な基準を求めた．最高裁は，具体的な判断基準こそ示さなかったものの，「緊急でやむを得ず行った行為であるかどうか」として，実質的に，危険の切迫性，代替方法の有無，身体拘束時間（一時的）を考慮して判断している．
- つまり，身体拘束が認められるのは，「切迫性」「非代替性」「一時性」の要件を満たし，かつ，それらの要件の確認などの手続きが，きわめて慎重に実施されている場合に限られる，ということになる．
- この観点をふまえ，身体拘束にいたるまでの流れの一例をフローチャートにまとめた．

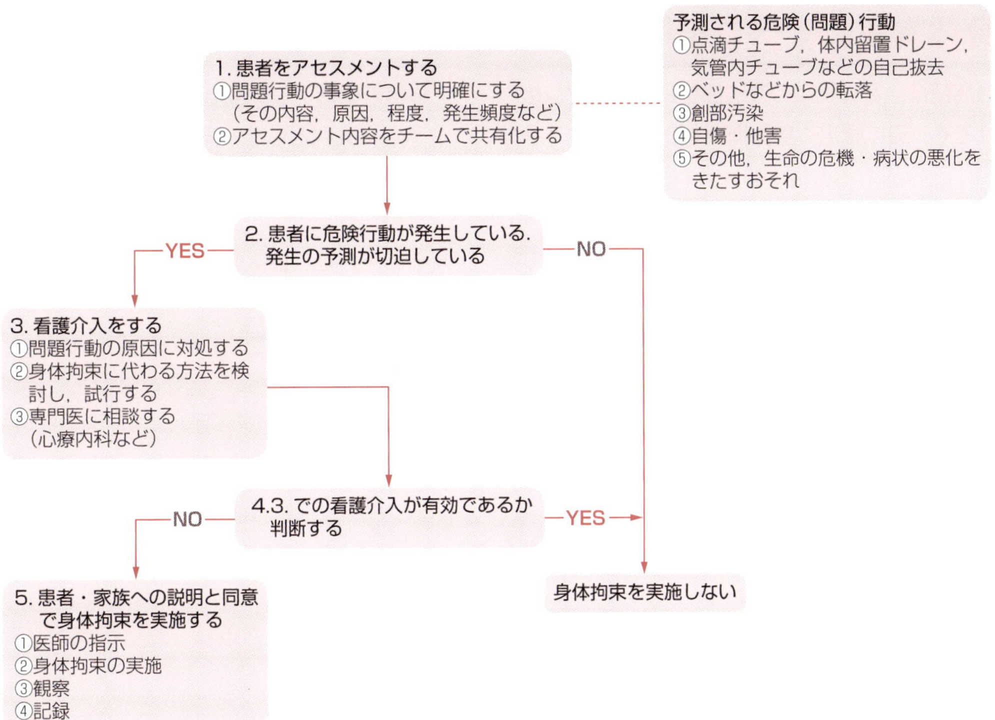

患者に危険行動がないかアセスメントする．具体的な危険行動の例を示す．危険行動をおこすおそれが高い場合に身体拘束がとられるが，患者の人権侵害が著しいことから，当然，慎重な判断が求められる．以下，手順をみてみよう．

1. まず患者の問題行動の起因はどこからか，その原因（疾患自体や症状，意識状態など）について観察し考察する．そのような情報は，病棟内や多職種のチーム内で共有化しておくとよい．
2. 患者自身に，危険行動発生の徴候があるか観察する．
3. 危険予測があれば（YES），すぐに身体拘束を行うのではなく，まずより緩やかな看護介入を実施する．
   - 問題行動の原因に対処する．たとえば，昼夜逆転による生活リズムの乱れがあれば，その解消に向けたケア方法についての看護計画を立てて実施する．あるいは，術後せん妄が原因であれば，せん妄を解消するための対処法を行う．
   - まずは，身体拘束という方法によらない対策について検討する．離床センサーなどの使用による物的対策も考慮し，看護計画を立てて実施する．
   - 場合によっては，看護ケアだけでなく，治療（医師）の立場からも対処してみる．
4. 3. で行った介護介入が有効であったかどうか判断する．こまめな患者観察が必要であり，チームとしての評価を行う（チームは多職種間であることが望ましい）．
   - 3. で行った看護介入が有効であればそれを続行し，身体拘束は行わない．
   - 3. での対処では有効性の確認ができない場合には，身体拘束を行う．
5. チームで身体拘束の実施を確認した場合には，患者・家族への説明と同意を得る．
   - 患者・家族へのインフォームドコンセントが重要であることは言うまでもない．①患者の危険行動の状況，②そのことがもたらす患者の身体への悪影響，③対策として実施する身体拘束の方法と期間，④危険行動が解消あるいは身体への悪影響を及ぼさなければただちに身体拘束を解除すること，についての説明が必要である（また，同意書が必要となる）．
   - 身体拘束を施行するにあたっては，医師から指示を出す．
   - 看護計画に基づき，同意を得た内容に沿って身体拘束を実施する．
   - 身体拘束中も観察する（患者状態を含めて，身体拘束部位の皮膚や循環状態について観察する）
   - 観察結果を記録する．
   - 看護ケアとしての身体拘束に関するアセスメントや実施における一連の看護ケアの実施記録全般について確認する（身体拘束は看護ケアのプロセス評価であり，医療の質評価項目でもある）．

身体拘束にすべてを頼ってはダメ…… まったく避けてもダメ……

- **最高裁**は，**身体拘束の違法性を完全に否定したわけでも，逆に幅広く身体拘束を認めたわけでもない**．この基準・方針からすれば，私たちも臨床現場において，**身体拘束が患者に対して身体への弊害や精神的苦痛を与えるものと認識し，その実施を制限的に考える**必要がある．
- また，身体拘束は，人権擁護の観点から問題があるだけでなく，**高齢者のQOLを根本から損なう危険性**もある．身体拘束によって**高齢者の身体機能は低下し，寝たきりになるおそれ**があり，さらに**人間としての尊厳もおびやかされ**，時には**死期を早めるケースもある**ことを忘れてはならない．
- その一方で，**身体拘束を避けた結果**，ベッドから転落死した患者側が，**病状がよくなっていくという期待権が死亡によって侵害された**として，損害賠償請求を提訴する例もあり，医療現場のジレンマは深い．

身体拘束が許される“統一基準”をつくる

- このように対立する困難なジレンマがあり，なかなか判断することがむずかしい身体拘束であるが，**病院内で統一した基準があれば，安易な拘束はなくなり，また必要な拘束を避けることもなくなり，より患者の安全・安心につながる**のではないだろうか．
- いずれにしろ，**身体拘束を目的化するのではなく，ケアの一手段として，あらゆる側面から患者を全人的にケアしていく**ことを，患者・家族を含めて検討することが必要である．
- 上記の要件・観点をとりいれた統一基準「身体拘束のチェックリスト」の一例を示したので，参考にしてみよう．
- このチェックリストは，身体拘束の必要性，身体拘束の種類（方法），拘束部位がチェックされ，しかも医師の指示において行われるということを示している．毎日チェックしていくので，身体拘束の一時的施行，すなわち廃止も明確になって，情報が共有化されるメリットがある．身体拘束は，事前に家族の同意を得ることが原則であるが，こうしたチェックがルーティンで行われていれば，仮に施行後の説明と同意になっても，説明責任を果たすことができるのではないだろうか．

身体拘束のチェックリストの例

「手順書」

◆身体拘束が必要と判断された場合には，医療者（医師・看護師）は，患者・家族に「身体拘束に関する説明・同意書」を用いて説明し，同意を得る．
◆医師は，「身体拘束の観察と指示」により身体抑制を指示し，サインする．
◆看護師は，身体抑制の指示を受け実施し，サインする．
◆医師，看護師は，ベッドサイドで開始後の観察および必要性の検討を日々行い，該当欄にサインする．
なお，身体拘束開始時は，15分程度経過後に状況を観察する．
◆「身体拘束の観察と指示」用紙は，カルテの指示簿にはさんで保存する．
◆身体拘束は，緊急時やむをえず，最小限で行うものであり，患者のベッドサイドへのラウンド時には，医師とともに，早期解除に向けたケア方法の検討を行う．

身体拘束の観察と指示

（No.　　）

日付	月/日（曜日）　時間	／							
身体拘束の必要性	神経・精神症状のため転倒・転落の可能性がある								
	チューブ類を抜去する可能性がある								
	その他危険行動の可能性がある								
	代替手段を検討した								
身体拘束の種類	サイドレール（ベッド柵）4点								
	抑制用グローブ（右手，左手）								
	手足抑制帯（部位：　　　　）								
	肩抑制帯								
	胴体安全ベルト								
	車椅子用安全ベルト								
	その他（　　　　）								
身体拘束部位の観察	身体拘束部位の皮膚に問題がない								
	過度の圧迫がない								
	その他の抑制にともなう障害がない								
医師の指示		開始	継続・中止	継続・中止	継続・中止	継続・中止	継続・中止	継続・中止	継続・中止
医師サイン									
看護師指示受けサイン									
看護師実施サイン									

5 転倒を予防する 排泄介助のキホン

- 排泄介助では，介助を受ける人の，**お尻を拭いてもらうという「情けない気持ち」を理解する**ことが大切である．ドアやカーテンを閉める配慮や，排泄が自立している人の場合は，介助者は席を外すなど，その人の**自立度によって配慮のしかたも異なってくる**．
- また，**排泄介助は原則自立支援が目的**であることを理解する必要がある．つまり，**残存機能はできるだけ活用する**ことが求められる．十分な残存機能があるのに，それを活用せず，すべての動作を手伝うことは，自立支援という原則にかなわない方法である．

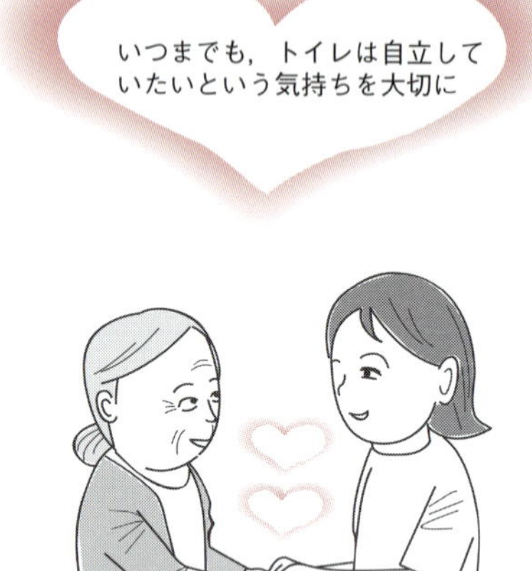

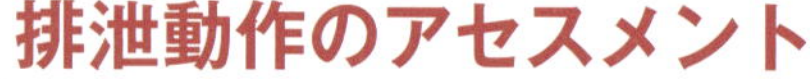

排泄動作のアセスメント

- どれくらいの介助が必要かを検討するための“その人の自立度”は，どのようにアセスメントすることができるであろうか．
- つまり，**ⅰ加齢による排尿への影響**，**ⅱ相手の理解力**はどの程度なのか（認知機能低下），ⅲ具体的に「何ができて・何ができないのか」「何を手伝う必要があって・何が自立しているのか」などの**身体機能**，**ⅳ排泄動作**を順序立てて行えているか，を把握する必要がある．そのための**アセスメント**としては，**①尿意・便意はあるか，また，それを伝えることができるか，②皮膚感覚において，「ぬれていること」が理解できるか，そして，それを伝えることができるか，③トイレの場所，手すりの配置**（高さ，材質など），**トイレ設備の種類などを理解することができるか，④後始末**（紙で拭く，手渡せば拭くことができるかなど）**が可能かどうか**，を確認する必要がある．
- 排泄の自立度―ひいては**転倒リスクの有無・程度**は，**動作・行動上の自立度よりも認知・理解度が大きくかかわってくる**．動作中の会話や，手順が正しいかどうかを観察し，その人の認知・理解度を把握して，転倒リスクを見抜くことが必要となる．たとえば，便座に座り腹圧をかけることで排尿・排便がスムーズに行われることを知っているかなど，**基本的なことを何気なく聞くことによって確認する**とよい．

- また，身体機能のアセスメントは，1人介助か2人介助か見極めることが重要となる．席を外しても大丈夫か，1人にしてしまうと危ないかについて，動作の前に確認する必要がある．

転倒を予防するために

排泄に適した姿勢をとる

- 適切な姿勢をとらなければ排泄ができない．**排泄に適した姿勢**は，①通常の感覚として**楽に排泄を行える**というだけでなく，②**直腸と肛門の角度が緩やかになり，腹圧も上がる**ので，身体機能の面からも排尿・排便がしやすい．また，③適切な姿勢をとることによって**排便反射がおこる**ので，生理的な面からも，直腸の活動が活発になり，排便しやすくなる（便秘に対して日常・継続的に下剤を使っていれば，この反射は正常におこらなくなってしまう）．
- 適切な姿勢で円滑に排泄できることを目的とした下図のような腰掛便座なども商品化されている．
- また，姿勢を維持し，移動の際に利用するための手すりも有用である．

①ノブを持って身体をひじ掛けに預けることで，前方への転倒を防ぐことができる，また，リラックスでき，副交感神経が活発化し，排便がスムーズに行える．

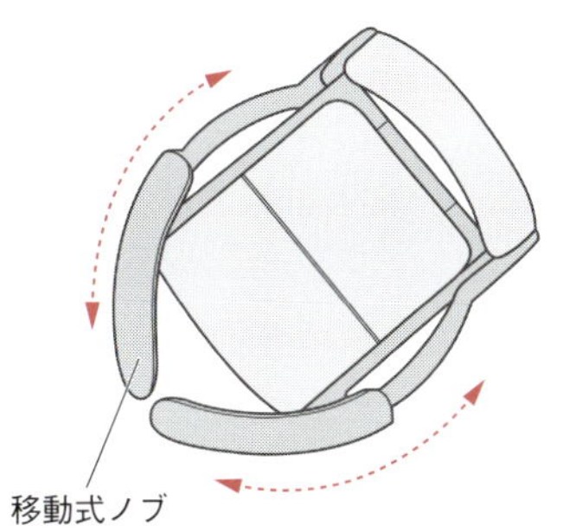

②便座面を前下がりと後ろ下がりに約 4°（±3.5cm）調整できるので，排泄・着座姿勢に調節することができる．

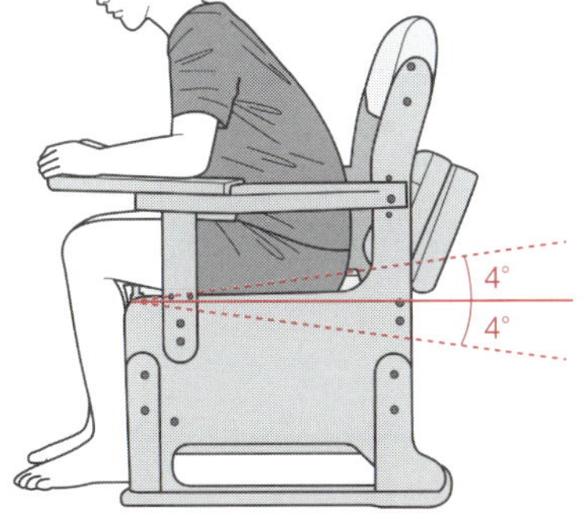

歩行速度を上げて歩く

- **歩行速度**を上げることで排泄にかかわる転倒リスクを減らすことができるとする研究もある．歩行動作の活発化により，骨盤底筋群が強化され，腹圧が十分かかるようになり，立位や座位の姿勢が保持されるようになるからである．

●文献

1）Kim H, Yoshida H, Suzuki T：The effects of multidimensional exercise on functional decline, urinary incontinence, and fear of falling in community-dwelling elderly women with multiple symptoms of geriatric syndrome；A randomized controlled and 6-month follow-up trial. Archives of Gerontology and Geriatrics **52**(1)：99-105, 2011

6 転倒を予防する 入浴介助のキホン

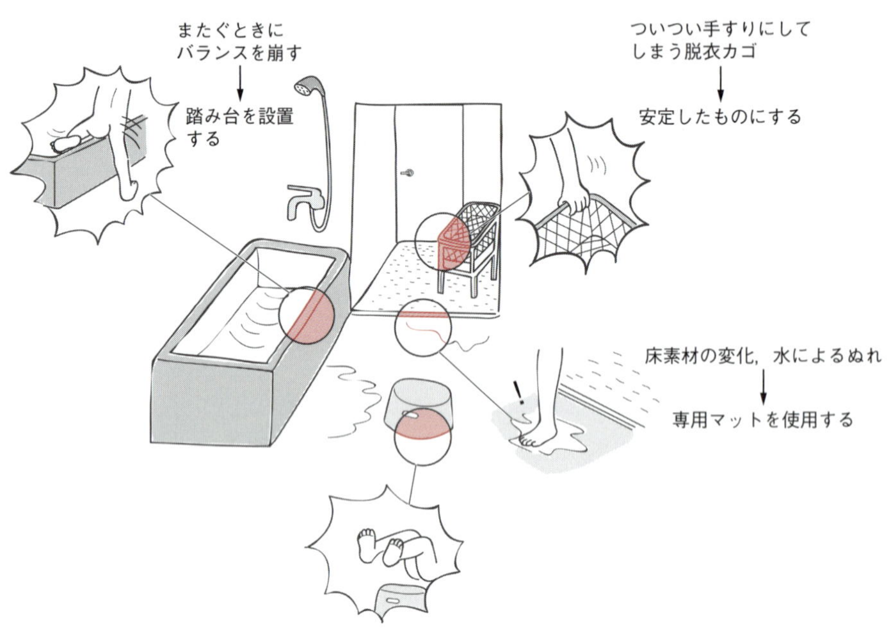

なぜ入浴中に転倒事故が多いの？

- **入浴中の転倒は多い**．原因はなんであろうか．
- 高齢者の**体調は不安定**な傾向にあり，**入浴時の急変**も多く，それが転倒事故の直接的な原因となりうる．
- また，「**衣類着脱時**」「**浴室内等の移動時**」「**洗体時**」「**浴槽内**」の場面で，転倒がおこりやすい．そのほかにも，**入浴介助自体過酷**な作業なため，**介助者のふらつき**をまねき，それが転倒事故の原因となる．昇降器などの**機器の取り扱い不備**による転倒など，介助者の過失により，転倒事故が生じたという報告も多くある．
- 転倒事故で，もっとも注意しなければならないのは，**浴槽への出入り**である．立位で出入りする場合は，手すりにつかまり，身体を安定させながら行うが，高齢者の場合は，立位になるとさらに危険であることが多いため，**なるべく座って出入りしたほうが安心**である．
- 足の筋力は，30歳台をピークに，高齢者になると，健康な場合でも約7割まで落ちるといわれている．しかし，立位のバランスは，さらに衰えのスピードが速く，約3割にまで落ち込んでしまうといわれている．
- 高齢者に転倒が多いのは，**筋力の低下**はもちろんのこと，**立位バランスの低下**が大きな影響を与えているからである．とくに，**片まひの人**が立位により**浴槽へ入る場合**は，**非まひ側**（まひのない側）**から入る**のが原則である．非まひ側であれば，浴槽にはられた**お湯の温度が確かめられる**ことや，**浴槽内で足のふんばりがきく**からである．立位バランスの低下が著しい場合には，浴槽のふちに座ってから入浴動作に移るとよい．

- **浴槽から出る場合**（図）は，**まひ側から出す**ようにする．**手すり**は，自立度が低い場合には，**垂直方向**にも設置されていることが望ましい．

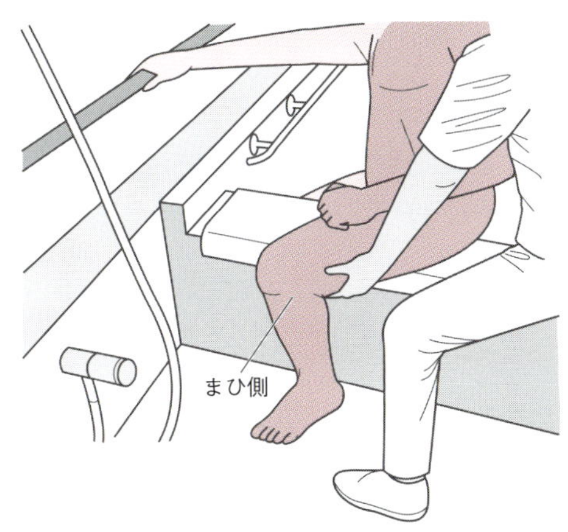
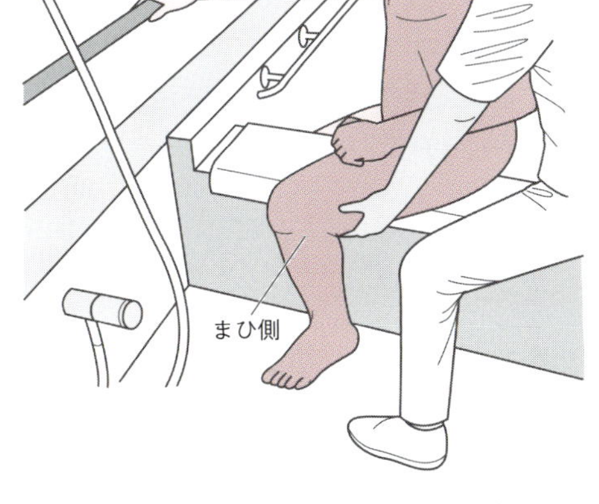

①浴槽を出るときは，浴槽のふちに座ってまひ側から１歩出す．介助者は，まひ側を支えるように介助する．

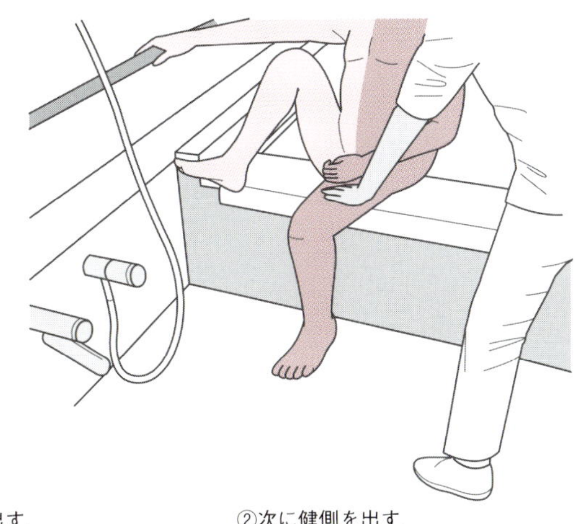

②次に健側を出す．

転倒を予防するための確認事項と対応

①**入浴前には，必ずバイタルサインのチェック**を行い，体調を確認する．体温，脈拍，血圧測定のほか，問診にて，いつもと変わらない様子かどうかを観察することも重要である．

②**食事の前後は避けて入浴**する．

③**入浴前に，排泄はすませておく**．下剤を服用している場合は，入浴前に排便の有無を確認し，排便のない場合は入浴を避けることも必要である．

④**脱衣所の温度は，22〜25℃の適温に保つ**．浴室と脱衣所との温度差によって，血圧の上昇をきたすことがある．

⑤体調のわるさを訴えることができない人もいるので，**顔色などを観察し，常に目を離さない**ように注意する．

⑥足拭きマットなど，水場には**多くのすべりやすい箇所が存在することを確認**する．そして，両足で支持する時間を延長する目的で，大股ではなく，**小股・小刻み歩行で動作するようにする**．

⑦１日の飲水量やのどの渇きなどを確認しながら，**入浴後は必ず水分補給**をする．

●**文献**

1）シルバーサービス振興会（編）：新訂版 生活視点の高齢者施設―新世代の空間デザイン 老人保健福祉施設建設マニュアル，中央法規，2005

2）水と健康医学研究会（監）：患者指導のための水と健康ハンドブック―科学的な飲水から水中運動まで，日本医事新報社，2006

7 転倒の危険を患者に気づかせる 注意喚起の技術

- **注意障害**がある場合は，**通常の言葉かけでは注意喚起が患者に伝わりにくい**ことがある．そのため，**言葉に代わる注意喚起の方法**を考える必要がある．くわしくみてみよう．

ジェスチャーを交える

- 言葉を補足する“ジェスチャー”を交えることで，言葉だけでなく視覚的にコミュニケーションをはかるようにする．たとえば，**ナースコールを押してもらうために，コール案内図を一緒に見ながらジェスチャーを交えて説明するなどである．**

安全な動作を繰り返す

- 見守りと声かけのもと，**安全な動作を繰り返し**てもらい，言葉だけでなく，**身体で覚えてもらう**ようにする．また，様子をみながらできることを増やして，自信や意欲にうまくつなげていく．
- ①まひ側上肢を保護するよう声かけをする．②足の位置が正しいか確認する．③動作全体をゆっくり行うようにうながす．

床に印をつける

- たとえば，**足型ポイントテープ**を使用することで，歩行時にその位置に足を合わせようとする**注意力を高める**ことができる．その結果，**足底の安定をはかりながら**同時に**移動する意識をもつ**ことができるようになる．
- ベッドサイドに，車椅子，椅子，ポータブルトイレなどは，それぞれの患者のADLの程度・状況にいちばんふさわしい場所に設置されている必要がある．**“いつもの位置”からずれてしまうと，意識と実際とのズレから転倒に結びつきやすくなる．**このような状況を防止するために，それぞれの**定位置にテープで印をつける**ことが有効である．

トランスファー（移乗動作）をアセスメントし，統一的に対応する

- トランスファーをアセスメントして（☞148ページ），**できないところを再確認**する．何ができないのか，**スタッフ間で問題点を共有し，声かけや注意喚起の方法を統一する**ことができる．たとえば，車椅子を止めて，トイレ，食卓に着いたときなど次の動作をするときに，ブレーキのかけ忘れがある患者へは「ブレーキ・ブレーキ！」などと短い言葉でスタッフ間で統一した声かけが行えるようにする．

その他

- 車椅子の健側ブレーキに，ラップ芯に赤印の棒をかぶせて注意をうながす．健側フットレストに，すべり止めシートを貼る（☞52ページ）．

8 転倒を予防する 高齢者への生活リズムの援助

- 生活リズムが乱れると，認知症の症状が悪化するなど，転倒事故のリスクが高まる．**生活リズムを整えて，すこやかな日常生活が送れるように援助する**ことも，重要な転倒予防法の1つである．

早期から積極的に介入する

- **生活リズムは，いったん崩れてしまうと，立て直すことが非常に困難である．** たとえば，睡眠が十分とれない→倦怠感，憂うつな気分になる，体調がすぐれない→食欲や活動意欲が減退する→便秘など，体調がさらに乱れる→夜間せん妄などの危険性が高くなる……といった悪循環に陥ることもまれではない．
- **認知症がある場合は，こうした悪循環による体調の変化が，認知症の行動・心理症状**（behavioral and psychological symptoms of dementia：BPSD）**の悪化をまねき，転倒につながる**こともある．したがって，入院・入所などで高齢者の住環境が変わった際には，生活リズムに関する情報を十分収集し，早期から援助計画に組み込むことが望ましい．

それぞれの生活行動をきちんと立て直すことから始める

- **健康時の生活習慣についての情報を得る**　起床・就寝時刻や睡眠時間，食事の時間，排泄周期，活動時間や活動内容，入浴時間など，タイムテーブルとしての**1日の過ごし方についての**情報を得る．さらに，どのような**価値観やこだわり**をもって生活していたのかを知り，その人の生活リズムを整えていくうえでの指標とする．
- **現在の身体・認知機能の状態が，生活リズムにどのような障害をもたらしているのかをアセスメントする**　高齢者は，認知症による記憶障害，脳血管疾患によるまひなどの後遺症，円背や腰痛，変形性膝関節症による可動域制限など，さまざまな疾患や後遺症によって，生活行動が困難な場合がある．**事前の情報だけに頼らず，その時々の高齢者の動作をよく観察し，どのタイミングで，何を，どの程度援助すべきかについて，よく吟味する**必要がある．たとえば，摂食動作がスムーズでない高齢者には，まず，**食器や盛りつけの工夫**で，少しでも自力摂取ができるように援助する．しかし，自力摂取にこだわりすぎて，毎回の食事の所要時間が長くなってしまっては，高齢者自身も疲労し，生活リズムが乱れる原因となってしまう．**そのつど，状態の見極めと柔軟な対応が必要**となる．健康時の生活リズムに沿ったかたちで，食事，排泄，入浴などは，なるべく**時間を決めて，規則正しく援助が提供できるようにし，高齢者自身が生活の主体として満足感や達成感をもって生活できるように援助**

する.

- **生活リズムを変調させる環境因子を最小限にする**　病院や施設などでは，あらかじめ決められたスケジュールや物理的環境に高齢者が合わせることが求められることから，入院・入所自体が，高齢者にとって生活リズムを乱す大きな要因となりうる．ケア提供者にとってなじみの深い環境であるが，**高齢者にとっては違和感や暮らしにくさ**をもつ可能性があることを，常にイメージできるようにしておきたい．
- とくに，夜間は，良質で満足感のある睡眠を得るために，室内の照明，温度，音，寝具といった環境を適切に調整することが重要である．大きな声を出さない，静かに見回る，カーテンや扉の開閉に配慮するなど，**静かな睡眠環境を提供する**．
- **安心感**，**信頼感**も，高齢者が落ち着いて日々を過ごすうえで欠かせない要素である．たとえば，排泄介助を依頼したときに，「ちょっと待っていてください」という対応が積み重なれば，高齢者は，不安感や申し訳なさをつのらせて，気軽に生活援助を求められなくなることから，日常生活を居心地よく過ごすことができなくなる．こうした人的環境も重要である．

援助目標を細分化し，それぞれの生活行動にていねいにかかわる

- たとえば，「座位姿勢がきちんととれた状態で，○○分で食事がとれた」「自分から散歩に出かけようと発言し，参加できた」など，**生活行動ごとに目標を細分化**し，**1つ1つ達成状況を確認**していくことで，**全体としての生活リズムについての評価を行う**．こうした評価方法は，高齢者ばかりでなく，援助者にとってもケアの手応えを感じやすくする効果がある．

睡眠に焦点化したアセスメント

- **睡眠障害の有無や程度を観察することは，生活リズムを整えるうえで重要**である．
- **不眠の原因**として，**認知症**や**うつ状態**，**身体疾患による痛み**などの有無を確認しておくことも大切である．医師に相談し，睡眠薬を処方してもらったほうがよい場合もある．逆に，こうしたくすりによって，かえって生活リズムを乱してまう場合もあるため，**睡眠薬を服用している高齢者の場合は，より適切な処方につながるように，医師に高齢者の情報を十分にフィードバックする**ことが重要である．
- また，生活面では，**認知行動療法**として，睡眠衛生習慣（右表）を参考にする．また，不眠に対しては，睡眠薬以外にも，**光線療法**が効果的である場合もある．具体的には，窓際の1m以内の，光が入りやすい環境で過ごしたり，夕方以降から就床前にかけての居眠りを避けるなど，日中の覚醒の質を高める工夫も必要である．

睡眠衛生習慣

1. 寝床の中で，多くの時間を過ごさない.
2. 就寝/起床時間は，いつも一定にする.
3. もし寝つけなければ，寝床を離れる.
4. 昼寝は，午前中の遅めの時間か午後早めの時間に，30分程度までにとどめる.
5. 定期的に運動する.
6. とくに日中遅めの時間に，サングラスなしで，たっぷり外で過ごす.
7. 総露光量を増やす.
8. 就寝前に軽いもの（たとえば，牛乳やパン）をとる.
9. 昼食後は，カフェイン，たばこ，アルコールを避ける.
10. 夜間の水分は控える.

[Neikrug AB, Ancoli-Israel S：Sleep disorders in the older adult；A mini-review. Gerontology **56**：181-189, 2010. 小林小百合訳]

第5章

転倒・転落予防のための
アドバンス技術/方法論・理論

さらに一歩先にすすんだ技術や方法論・理論についてみてみよう．認知症患者へのケアの基本となる考え方（☞1．パーソン・センタード・ケア）や非言語的なコミュニケーション方法（☞4．タクティール®ケア），転倒を予知する感性をトレーニングする方法（☞2．実践的KYT），またベッド上でも継続して患者のADLを維持させる具体的な運動方法（☞3．運動プログラム），転倒事故の原因ともなる“足”の状態の整える技術（☞5．メディカルフットケア）についてみてみよう．また，組織として転倒・転落事故予防にどのように取り組むかについて，事故がおこった場合に，いかにチームでその情報を共有し，普及させ，次の対策につなげるか（☞7．リスクの情報共有とその生かし方），また，事故後，報告されるレポートをどのように有効に分析することできるか（☞8．インシデントレポートの分析法）を確認するとともに，さらに集団活動中の転倒予防の方法（☞6．），患者の退院後，自宅での生活を継続するにあたって，どのようにしてこれらの情報を生かすことができるかなど，医療施設と地域間の連携方法（☞9．転倒予防のための地域サポートシステム）についてもみていきたい．

1 認知症BPSDに対するケアの基本 パーソン・センタード・ケア

認知症高齢者の視点で考える―パーソン・センタード・ケア

- 認知症高齢者に対しては，転倒に進展しやすい危険な行動を抑えるという考え方をやめて，**その人がなぜそうしようとするのか，その人の視点で考えるようにする発想の転換**が必要である．その発想に基づくケアの1つとして，**パーソン・センタード・ケア**がある．
- パーソン・センタード・ケアは，「認知症高齢者が，その人をとりまく人々や社会とかかわりをもち，人として受け入れられ，尊重されていると本人が実感できるように，認知高齢者とともに行うケア」といわれている．つまり，認知高齢者にかかわる家族や地域との関係を保ち，その人が人として尊重されている，大事にされていると感じるように配慮するケアである．あるいは，認知高齢者の意思や好みを尊重したケアを，その人と一緒に模索していくケアとも言い替えることができる．
- パーソン・センタード・ケアが実践されることで，**認知症高齢者のよい状態が維持されて，生活の質が向上することでBPSDの緩和につながる**ことが期待されている．くわしくみてみよう．

認知症の症状に影響を及ぼす要因

- パーソン・センタード・ケアでは，認知症の症状は以下の5つの主要な要因の複雑な相互作用によって発生していると考えられている．すなわち，①**神経系の機能と構造の両方の変化にともなう脳神経障害**，②**性格傾向**，③**生活歴**，④**感覚機能**，⑤**その人をとり囲む社会心理の相互作用**が影響しており，またそれらの相互作用によって生じる，という考え方を基本にしている．

“徘徊”行動の裏にあるものを探る

- たとえば，長く主婦をしていた女性が，家族のために食事をつくったり，洗濯をしたりしていたとする．その女性が，あるとき入院することになり，そこで認知症から徘徊を始めた場合，その行動の背景には何があると考えられるだろうか．
- （これは，決して完全な答えではないが）彼女にとって，「入院してふだん行っていた家事を行えなくなりやることがなくなった」というできごとが，とても大きく影響しているものと考えられる．つまり，**自分の社会的な役割がなくなった**ために所在ない気持ちになり，一方で，病院の中とはいえ，**“何かをしたい”という意思が高じて**，意味もなく病院内を動き回るというかたちでその意思を表現したということが考えられる．

- このような“**徘徊**”**行動**は，病棟では「問題行動」として考えられがちだが，以上のような推察のないまま，**一方的な態度で注意すると，さらにストレスを高めて，BPSDの症状を重くさせる可能性がある．**その場合には，さらに激しい徘徊，あるいは焦燥といった行動から深刻な転倒をひきおこすおそれもある．
- このような高齢者には，パーソン・センタード・ケアを検討してみる．このケアは，目にみえてわかる技術（テクニック）ではなく，**通常のケアを行ううえで，どのような考えや視点をもって行うべきかの指針を示すもの**である．具体的にみてみよう．

パーソン・センタード・ケアを実践してみよう

- まず，パーソン・センタード・ケアを行う前提として，認知症高齢者の中心的なニーズを把握しておく必要がある．そのうえで，事例をもとにケアについてみてみよう．

認知症の人の5つの心理的ニーズ

- 認知症の人たちにとって，**人が人としてあり続けるために最低限必要なニーズ**は，おもに5つあるといわれている．すなわち，**くつろぎ**（comfort），**共にあること**（inclusion），**自分が自分であること**（identity），**たずさわること**（occupation），**愛着・結びつき**（attachment）であり，これら5つのニーズは，互いに重なりあい，関連しあう関係にある．
- **くつろぎ**は，優しさ，親密さ，やすらぎがもたらされること．**共にあること**は，人と人との関係が促進され，自分が受け入れられていると感じること．**自分が自分であること**は自分が何者であるかわかっていること，過去と現在の自分が連続しているという感覚をもつこと．**たずさわること**は，その人にとって意味のあるやりかたで，なんらかの活動にかかわること．**結びつき**（愛着・こだわり）とは，他人と交流があり，心のきずな，信頼などの人間関係にあること．5つのニーズの**中心にあるニーズは“愛”**で，あるがままに受け入れられ，心からの思いやりを受けていることである．これらのニーズは，すべての人に共通するニーズであるが，認知症の人たちは，自らの力で満たすことがむずかしいため，認知症のない人以上に援助者のケアが必要な重要なニーズであり，それぞれに多様なニーズを満たすように個別のケアを検討する必要がある．

事例をもとにケアを考えてみよう

- では，**認知症高齢者の事例をもとに，転倒予防のための，認知症高齢者のパーソン・センタード・ケアを考えてみよう．**

ケース 1

Aさんは，脳血管性認知症の75歳，女性．脳卒中後遺症があり，左半身片まひがある．最近は，毎日車椅子を利用する．車椅子から急に立ち上がって歩き出そうとして，午後2～3時の間に転倒することがよくある．

[“たずさわり”のニーズの視点から考える]

- 車椅子から立ち上がるということは，「何かをしたい」「何かの活動にたずさわりたい」という欲求をもっていることが考えられる．その対応として，**本人の意思を確かめたうえで，できるかぎりその欲求を満たす**ことを考える．
- Aさんに，なぜ立ち上がるのかを確認し，たとえば単に「身体を動かしたい」という欲求であれば，一緒に散歩する，もしくは，介助して病棟を一周することなどでニーズを満たすことができ，その後，立ち上がる行為が少なくなることが期待できる．

[“くつろぎ”のニーズの視点から考える]

- 1日中車椅子に座ることは，たとえ健常人であっても身体的に苦痛である．Aさんが車椅子を長時間使用することで，殿部に痛みが発生している可能性も高い．
- これらの**身体的な苦痛を除去**するため，食事の時間帯は食堂の椅子に座るようにし，ほかの時間はソファーに座るなどの工夫すれば，疼痛が一時的に軽減することが期待され，立ち上がりの回数も少なくなる可能性がある．

[自分が自分であること（アイデンティティ）のニーズの視点から考える]

- Aさんは，介助すれば歩行も可能な状態でもあり，自分で自由に歩きたいという自立心の強い人で，できるだけ人の手を借りたくない性格の人かもしれない．にもかかわらず，看護師が，Aさんを子どもを扱うようにかかわり，あるいは，一方的に「立ち上がってはだめ」と否定する対応をするならば，Aさんの自尊心，さらにアイデンティティがおびやかされる．
- **自尊心・アイデンティティがおびやかされると，不安から心理的な落ち着きを失い，さらには行動的な落ち着きも失って，不要な立ち上がり動作が多くなり，転倒の危険性も高くなる**．
- まずは，「どうなさいましたか．どうされたいのですか」と，相手の**年齢に合った言葉づかいで接する．これは欠かせない留意点**である．

[愛着・結びつきのニーズの視点から考える]

- スタッフや他の高齢者とのかかわりが少なく，不安な状態にある認知症高齢者も，車椅子から立ち上がる動作が多くなる場合がある．患者がそのような心理状態にあると感じたならば，**まわりの人との関係がよい方向に向かうように援助し，安心感のある社会環境を提供する**ことが必要である．たとえば，アクティビティ・ケアを実施するときには，Aさんができない部分をサポートし，他の高齢者とできるだけ同じ条件で参加することができるようにする．このような状況をつくることで，不安が薄れ，やがて立ち上がりの回数も少なくなることが期待できる．

●文献
1) 日本老年医学会(監)：BPSD痴呆の行動と心理症状，アルタ出版，2005
2) 日比野正己ほか：痴呆バリアフリー百科，TBSブリタニカ，2002
3) 社会福祉法人仁志会認知症介護研究・研修大府センター：平成21年度独立行政法人福祉医療機構長寿社会福祉基金報告書・認知症高齢者の在宅介護の家族に対するパーソン・センタード・ケアに基づく支援プログラム開発事業報告書，2011
4) ブルッカー D：VIPSですすめるパーソン・センタード・ケア（水野 裕監，村田康子ほか訳），クリエイツかもがわ，2010

2 転倒を予知する感性をみがく 実践的KYT（危険予知トレーニング）

KYTとは

- **医療現場の多様な状況下に潜む「危険」を察知し，あるいは「危険ストーリー」を予測し，適切な安全対策の工夫をしていくことで，転倒・転落の予防措置を判断し創造する能力を養う練習**が，KYTである．
- KYTは，K（危険）とY（予知）とT（トレーニング）を合わせた，日本語の造語である．KYTは，1960年代後半から，日本の工業界で実施されていた手法で，2000年代になってから，医療界もとり入れるようになった．医療では，「患者の安全第一」を目的にかかげているため，KYTを，患者に危害を加えうる事故を未然に防止することに役立てるために発展させてきた．
- 転倒・転落事故が発生しないようにKY（危険予知）活動を適用することは，①危険を予知する能力を向上させる，②KYTの方法論に従うことで，具体的な対策を提案することができ，事故防止の実践につなげることができる，という大きな意義をもつ．
- 先に述べたように（☞31ページ），転倒・転落事故は，非プロセス型の事故であり，防止するための明確な手順・プロセスがないため，危険を予測するという対応策がよりいっそう重要となる．つまり，患者の行動の予測，療養環境全般の予測である．KYTは，**危険感受性をみがく“気づき”の訓練**といえる．

わるい結果を予測し，そこから予防策を考える

- KYTは，患者にわるい結果をもたらしかねない状況を予測し，その**予測から予防策を考え出して実行していく**という方法である．
- 転倒・転落の場面では，わるい結果とは，“転倒する”，“転落する”ということになるが，KYTではまず，そのようなわるい結果をひきおこす要因**を探っていく**ことになる．これを，「危険ストーリー」という文型で表す．
- **危険ストーリー**は，たとえば，①「A患者は，ナースコールで呼ぶのを忘れるので→トイレに行くとき1人でベッドから降り→転倒する」という文章になる．また，②「点滴台を使用しているので→1人でベッドから降りて歩こうとして→点滴台に引っぱられて転倒する」という文章になる．
- すなわち，**「要因（～なので）＋行動（～して）＝現象（～になる）」**という文型で危険を予測する．このとき，**要因は，目に見えていることばかりではないことに注意する**．実際には，現実には見えていない要因が潜んでいる可能性もあるため，**見えていない要因を見つけること・考えることが重要**である．まだ見えていない要因について，知識や経験をもとにして考え，想像・洞察することで，リスク感性がみがかれていくことにつながる．

見えない危険に気づく→事前に防止する手立てを講じる

- 予測することは，まだ現実にはおきていない事故の可能性を察知することである．つまり，**なんでもない見慣れた安全な風景のなかに，何かの変化，何かの作用，何かの行為が加わることによって発生する変化を見つけ，危険に気づく**ことである．
- そして，気づくだけでは不十分であり，**発生する危険に対して，事前に防止する手立てを講じる**ことが必要となる．このような実践を重ねていくことで，やがて**適切な予防策が立てられ，実際に事故がおこったときにも素早く対応できる**ことが期待できる．

KYTの実際（グループミーティング）

- KYTは，通常5～6人の**少人数のグループミーティング**として実施していく．教材として，**写真**や**イラスト**を使用する．KYTのイラストシートを使用して，KYT基礎4ラウンド法を右表のようにすすめていく．
- 第4ラウンドの**指さし唱和**は，グループで実践への意欲を高める行動として，とても重要である．
- KYT基礎4ラウンド法は，グループで行うため，とくにリーダーの役割が重要である．リーダーは，第4ラウンドで決めた目標設定が実践されているかどうかについて，確認を怠らないようにする．

表　KYT基礎4ラウンド法

第1ラウンド	どんな危険がありますか？（現状把握）	イラストシートを素材として，危険要因の気づきをたくさん出し合って，危険ストーリーで表現し合う．
第2ラウンド	これが危険のポイントだ！（本質追求）	発見した危険ストーリーのうち，重要だと思われるものを選び，さらに絞り込んで印をつける．
第3ラウンド	あなたならどうする？（対策樹立）	上記で印をつけた危険ポイントを解決していくためにはどうしたらよいかを考え，具体的な対策を出し合う．
第4ラウンド	私たちはこうする！（目標設定）	対策のうち重点実施項目を設定し，指さし唱和してしめくくる．

3 ベッドサイドですぐにできる 運動プログラム

- ADLを維持・強化することは，転倒予防に有効であるため，**転倒の危険のある患者は，自分のできる運動を継続する**ことでADLを維持し，転倒予防につなげることができる．
- ただし，運動が“大そうな運動”では，すぐに面倒・おっくうになり，継続することがむずかしくなるだろう．そこで，あくまで**ベッドサイドで簡単・気軽にできる運動プログラムを指導する**ことが，継続性も確保できる意味でとても有効となる．
- ただし，**急性期や病態が悪化している患者には，病状の急変のおそれがあるため，原則，運動は避けたほうがよい**．まず，ナースステーションでの看護師のケース報告，医師の指示から，軽い運動負荷は可能であることを確認する．息をしながらの運動（有酸素運動）であることが必要である．有酸素運動とは，「○○さん，調子は？」との問いかけに，「はい，大丈夫です．」としっかりとした応答を返すことができるほど軽い程度の運動のことをいう．
- では，具体的にみてみよう．

その1　ウォーミングアップ

- いきなり運動を開始することは，患者を緊張させ，血圧を上げてしまう．まずは，**ウォーミングアップから始める**．緊張をほぐし，体温とくに筋温を上昇させ，軽い刺激を与えることで，神経系を前もって刺激させておくことができる．

①**話しかけて，患者が通常の状態であることを再度確認**する．
看護師「今から身体を動かしましょうか」
患者「はい」
と，うなずくのを確認してから，

②患者の背中・お腹をさすったり，もんだりする．これらを**ゆる体操**という．ゆる体操は，筋肉を刺激しエネルギー消費量を増やし，毎日続けるだけで肥満解消の効果があるとされるので，ベッドサイドの運動として適している．

タオルなどを使ってもよい　両手にタオルをもって，胸前で上げたり下ろしたりする．ダンスをする調子でリズムをつけて楽しく実施すれば，より効果的である．
看護師「○○さん，楽しいですか」（と質問する）
患者「楽しいです」
と心から表現したら，緊張が解けている証拠であり，「ゆる運動」を効果的に行えていることが確認できる．

その2 主運動

- **上肢・下肢どちらから始めてもよい** ベッド上で生活する患者は，殿部・足—つまり大腿四頭筋を中心として筋力低下が加速するため，転倒・転落予防のためには，下肢の筋力の維持がとくに重要となる．またストレッチは，筋肉の柔軟性を高め，関節可動域を広げる効果がある．太極拳のように**ゆっくり動かす**のが基本である．運動の前に深呼吸をし，上肢・下肢の運動が終えたのちに歩行トレーニングを行うとよい．

下肢の運動

- **腰，殿部，足の筋力を維持するストレッチを行う．**
- 力んで強く引っぱったり，押したりといったストレッチは，無理に行わないことが重要である．**あくまで自然体で，ゆっくり動かす**こと，局所には力を入れないことを心がける．
- ベッド上，だるまのように膝をかかえて**殿部を丸める．殿部を上げる．枕やボールを殿部に敷く**のも，バランス感覚を整えるのによい．
- ベッドに腰かけて足を床に下ろして，**足踏みや歩く練習**をする．
- 次に，**爪先をゆっくり上げ，その状態を1～2秒維持**し，再び爪先を下げる，という運動を繰り返す．
- **片足のかかとを持ち上げて，1～2秒宙に浮かす．**それを交互に繰り返す．

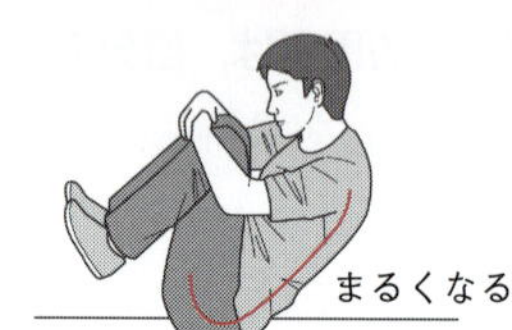

だるま（腰部）

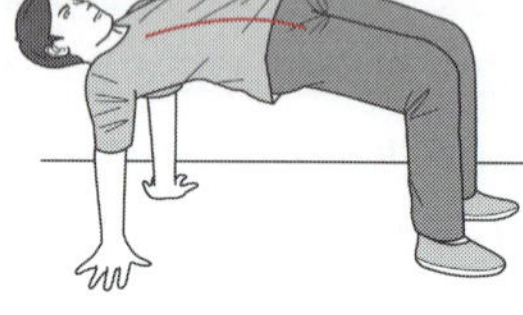
殿部を上げる（腰・腹部）

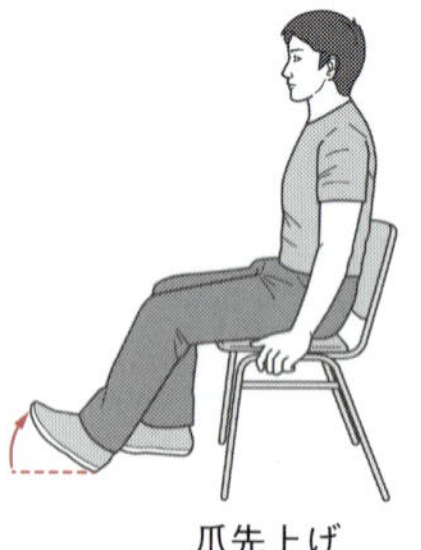
爪先上げ

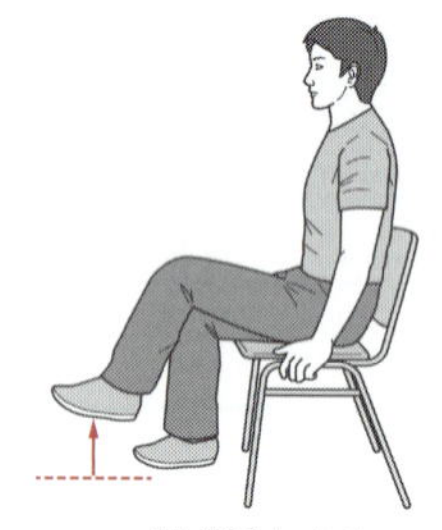
足を浮かせる

上肢の運動

- **肩の運動** 円を描くようにゆっくりと肩を回す．
- **肩甲骨の運動** 肩を上に上げる．
- **腕のストレッチ** 腕を水平に伸ばし，肘の屈曲・伸展を図のように繰り返す．
- いずれも，動きのテンポはゆっくりであるほうが，筋肉に力が伝わり効果的である．

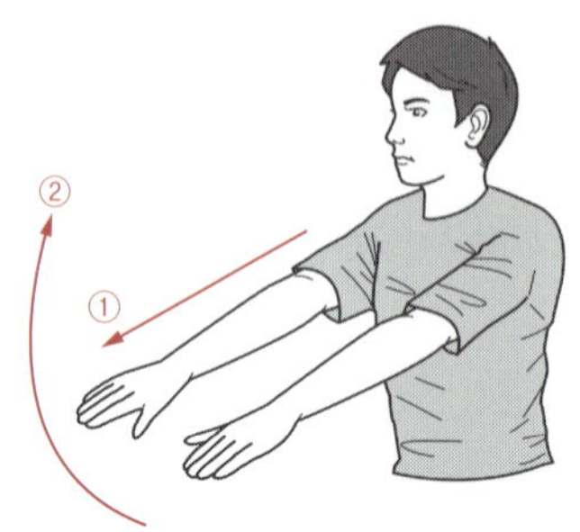

①腕・指をピンと伸ばして，手のひらを下に向ける
②肘を曲げて，ゆっくり前腕を上げる

バランス感覚を得るための運動

- 転倒予防に必要なバランス感覚を得るための運動を行う．患者がベッドでの運動に慣れてきたら，バランスボールを使った運動も効果的である．
- バランス感覚の獲得は，歩くこと（ウォーキング）でも養われる．①ふつうに歩く，②スピードウォーク（速めに歩く），③ポールウォーク（ノルディックウォーク・ストックウォーク，2本の杖で歩く方法がある．膝の負担が少なく，リウマチなど膝に障害のある人が適応となる．上肢の筋力維持をはかれることも特徴である），④車椅子走行があり，それぞれの患者に合ったウォーキング方法を選択する．

その3　クーリングダウン

- 簡単な運動でも，終わったあとは，身体や心をもとの状態に戻すために，必ず**クーリングダウン**をする．使った**筋肉をなでたり，さすったりする**だけでも意味がある．
- そして，深呼吸をして，「幸せ」感，「充実」感を感じてもらえば，それだけで運動は成功である．
- 注意点としては，高齢者の場合は，2～3日してから筋肉痛（遅発性筋肉痛）を訴える場合があるので，**初回の運動は軽めにとどめておく**ほうがよい．

4 認知症高齢者の非言語的コミュニケーションツールとしてのタクティール®ケア

タクティール®ケアとは

- タクティールとは，ラテン語の「タクティリス（taktilis）」に由来する言葉で，「触れる」という意味がある．タクティール®ケアは，**背中や手足を柔らかく包み込むように，また，皮膚を柔らかくなでるように一定の法則によって触れる，**タッチとマッサージの中間的な位置づけにあるケア方法で，**人が人に触れることの癒しの効果を活用したケア方法**である．
- 触れるという行為は，医療や福祉のケアにおける癒しの行為の原点でもあり，さらに，認知症高齢者に対する非言語的コミュニケーションツールとしても活用されている．

メモ タクティール®ケアの手法は，スウェーデンのアーデビー（Ardeby）によって開発され，現在では高齢者福祉，緩和医療など，さまざまな分野で発展・応用されている．わが国では，2006年から日本スウェーデン福祉研究所の教育プログラム・タクティール®ケアⅠコースが開始され，保健・医療・福祉など，さまざまな分野で活用され始めている．タクティール®ケアを本格的に導入する場合には，同コースを受講する必要がある．

認知症高齢者とストレス，BPSD

- ホール（Hall）らによると，認知症高齢者は，認知機能の障害によってストレス閾値が低下しており，少しのストレスでも，興奮や徘徊などの**認知症の行動・心理症状**（behavioral and psychological symptoms of dementia：BPSD）（☞82ページ）をおこしやすい傾向にある．そして，そもそも，認知症高齢者は，記憶の喪失に関連したさまざまな孤独感・不安感があるなど，ストレスを抱えやすい状況にある．BPSDをおこすおそれは大きく，したがって，転倒事故をおこすおそれも大きくなる．

メモ **中核症状と周辺症状**●認知症の症状には，物忘れや判断力の低下など，脳機能の低下を直接示す症状である「中核症状」と，「中核症状」にともなってあらわれる精神・行動面の症状である「周辺症状」に分けられる．

タクティール®ケアの効果

- では，認知症高齢者に対して，タクティール®ケアはどのような効果があるだろうか．
- タクティール®ケアによって，認知症高齢者のストレスが軽減される結果，**BPSDの攻撃性などが軽減される**ということがある．

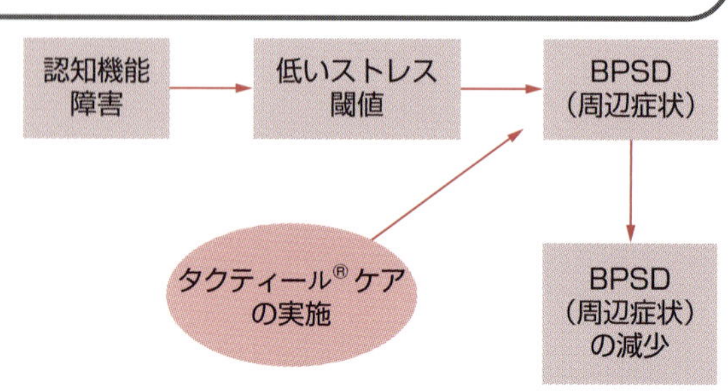

タクティール®ケアの効果

"触れる"ことの意義とさまざまな効果

- **"触れる"**ということは，**人と人の絆を深めあう基本的なコミュニケーション方法**として大きな意義がある．人に対して愛情をもって触れる愛撫行為は，親子関係などの人間関係において，**不安や孤独感を癒す**効果をもっている．タクティール®ケアを実践する際にも，単なる機械的な"テクニック"として行うのではなく，相手に対して**"思い"を込めて実施することで大きな効果を得ることができる**．
- 言葉をとおしてのコミュニケーションとは異なる**皮膚と皮膚を通じての非言語的なコミュニケーション**でもあり，人と人の深い絆をつくり，大切な人を癒し，また自分自身をも癒す力を得ることができる．タクティール®ケアを行うとき，**「あなたは私にとってとても大切な人です」というメッセージを込める**ことで，自分の思いが相手に伝わり，さまざまな反応が返ってくる．このさまざまな反応を得ることで，実践者にとっても大きな励みややりがいにつながることになる．

タクティール®ケアを実践しよう

- 一例として，次ページに背中のタクティール®ケアを紹介する．
- タクティール®ケアは，**なでるように手をすべらせていく**のがポイントである．**1対1で約10分程度行う**．
- はじめての人はむずかしいので，単純に，肩や背中に円を描くように優しくなでる，というような方法でも，十分に効果がある．

●文献

1) タクティールケア普及を考える会：タクティールケア入門，第2版，日経BP出版センター，2009
2) Hall G, Buckwalter KC：Progressively lowered stress threshold：A conceptual model for care of adults with Alzheimer's disease. Archives of Psychiatric Nursing 1 (6)：399-406, 1987
3) Andersson K, Törnkvist L, Wändell P：Tactile massage within theprimary health care setting. Complement Ther Clin Pract **15** (3)：158-160, 2009
4) Suzuki M, Tatsumi A, Otsuka T,et al：Physical and psychological effects of 6-week tactile massage on elderly patients with severe dementia. American Journal of Alzheimer's Disease & Other Dementias **25** (8)：680-686, 2010

❶

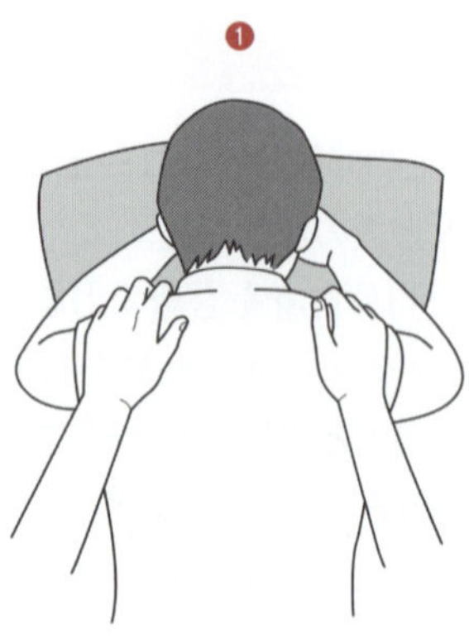

両手を受け手の肩に置き，タクティール®ケアを始めることを伝える．

❷

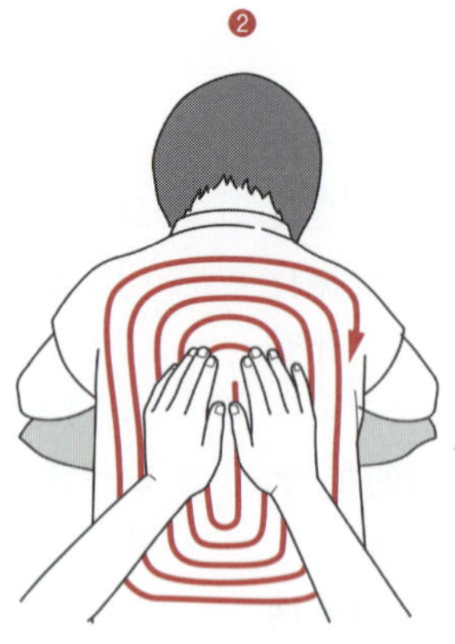

肩に置いた両手をすべらせるように背中の中心に移し，両手をそろえて中心から外側に楕円を描くように触れる．

❸

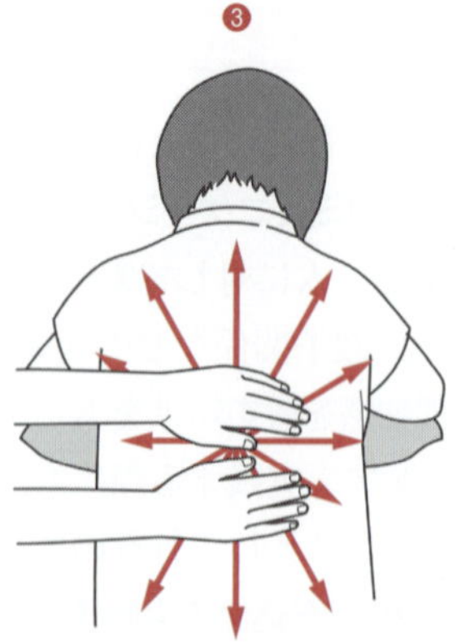

背中の外側に触れたら，その手をまた同じように背中の中心に移し，両手を交互に使い，放射状に背中を一周させる．

❹

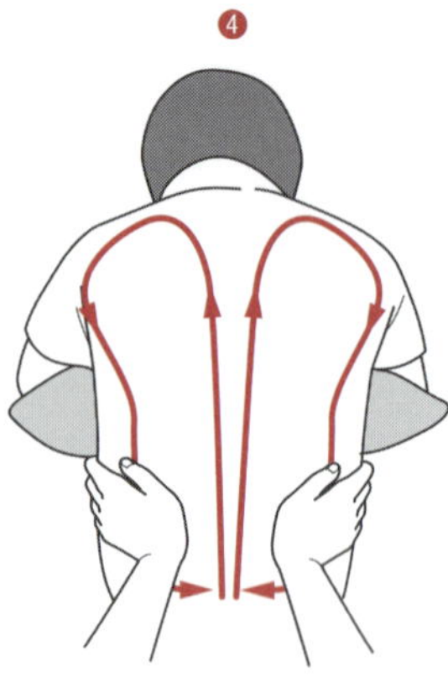

腰の低い位置に置いた両手を背骨に沿って肩まで触れ，そのまま背中の輪郭を触れる．

❺

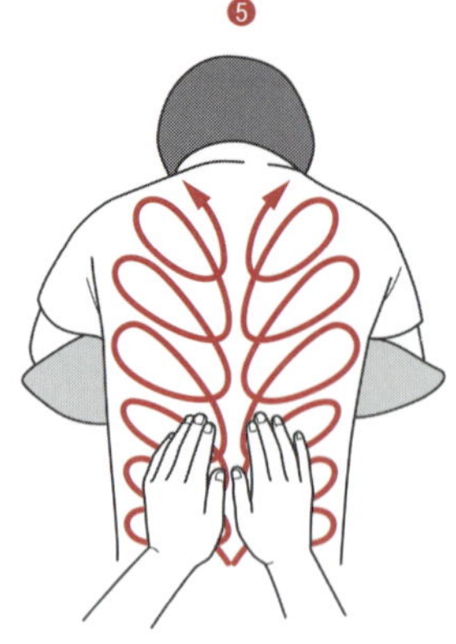

同じように，腰の低い位置から首の方向に両手でハートを描くように触れる．首まできたら，肩を包むように両手で両肩に触れる．

❻

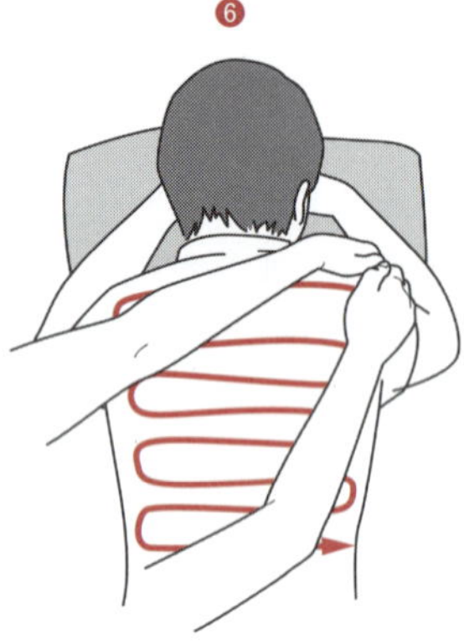

肩から腰まで両手で背中の隅々まで触れる．触れ残しがないようにする．

❼

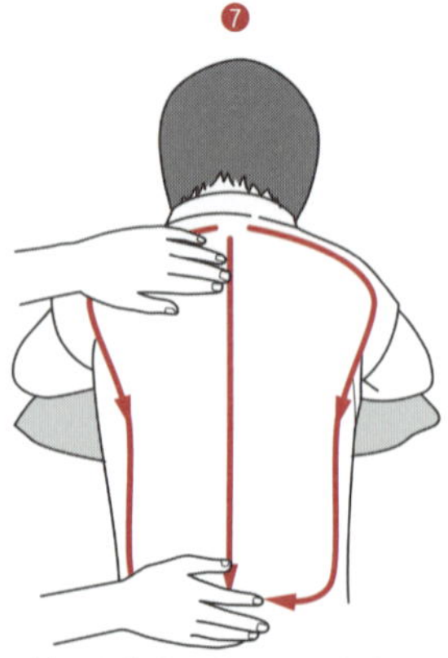

首から背骨に沿って，左右の肩から脇腹に沿って触れる．

❽

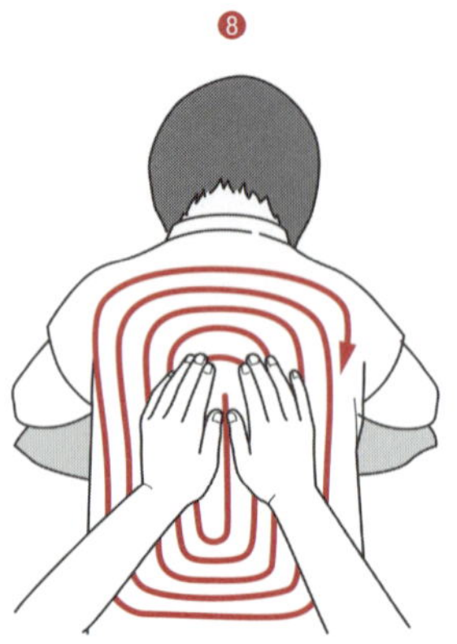

もう一度，背中の中心に両手を移し，中心から外側に楕円を描くように触れる．

❾

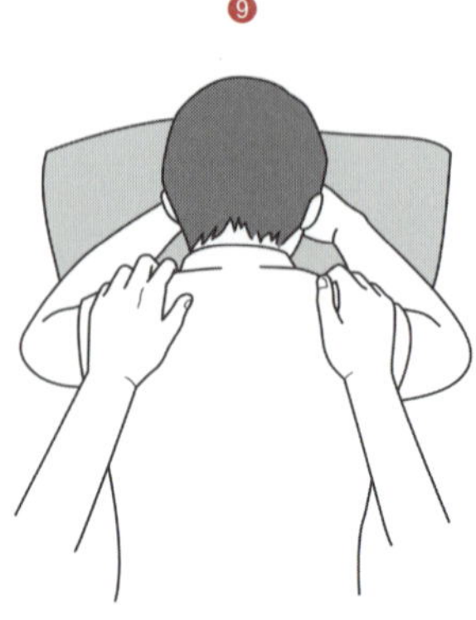

肩に手を置いたまま，受け手へ「ありがとうございました」と感謝の気持ちを伝える．

［木本明恵，原　智代：タクティールケアを体験してみよう―背中のタクティールケア．始めてみようよタクティールケア（鈴木みずえほか編，日本スウェーデン福祉研究所協力），116-119ページ，クオリティケア，2012］

5 転倒予防のための メディカルフットケア

- **爪白癬**や**巻き爪**といった高齢者に多く認められる**趾爪のトラブル**は，**足趾に力を入れにくく，足裏の負担のバランスの崩れ**から**歩行不安定**となり，**転倒事故につながりやすくなる**．そのため，ふだんからの適切なフットケアを行うことで趾爪のトラブルを改善したり予防することが重要となる．ここでは，軽度の肥厚爪の事例を挙げながら，宮川式メディカルフットケアを基本とした応用編を紹介する．

Bさんの場合……

- Bさんは，80歳代の女性で，糖尿病をもつ．屋外では杖を使って歩行しているが，両母趾に鈍痛があり，下肢冷感の訴えもあり，すり足歩行となっている．
- 右の写真は，足の様子である．
- **すり足の原因**として考えられるのが，①**両母趾の肥厚爪**である．肥厚爪が直下の皮膚を圧迫し，そのために母趾に痛みが生じ，さらに，下肢に循環障害をおこしているため，通常の歩行を妨げている可能性がある．また，②母趾の肥厚爪**表面が乾燥により白濁し，ザラザラ感**がある．これも取り除くと不快感が軽減され，より快適な歩行につながる可能性がある．

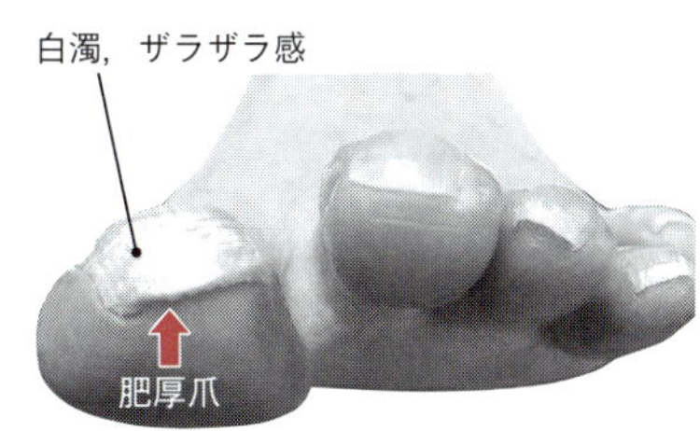

- では，具体的にどうすればよいだろうか．

メディカルフットケアの基本技術

- まずは，メディカルフットケアの基本技術を紹介する．

1—アセスメント

- **趾間**や**足底**も含めた**足の状態を観察して記録**する.
- できればデジタルカメラなどを用いて，画像をその場で確認する．また，**患者または周囲の人**（家族など）**にも見せて認識してもらう**．画像による記録は，現在の足の状態を説明し，これから行うケアの内容を説明するうえで説得力が生まれるため有用である.

2—足 浴

- **容器に36～39℃のお湯**を用意し，**足首までつかる状態**で，**約3分間**入れる．なお，感染予防のため，容器の内側にはポリ袋を重ねておく.
- タオルで優しく包み込むようにして，水分を拭きとる．とくに**趾間は，皮膚が薄くてふやけやすく傷がつきやすい**ため，とくに注意して優しく扱う.
- 入浴が済んでいる場合は，別途，足浴する必要はない.

3—角質除去

- **3倍に希釈した外傷消毒薬**（マキロン®など）を浸したカット綿で，**爪と爪下皮の間をぬらして軟らかくする**．入浴が済んでいる場合は，別途，消毒する必要はない.
- **ゾンデで爪先の角質や汚れをとりのぞき**，爪甲と皮膚が分かれているかを確認する.

4—爪切り

- 次に，爪の切り方である.
- 軽度の肥厚爪や巻き爪の場合は，ニッパー型の爪切りが便利である．**下刃を爪と皮膚の間に固定して，上の刃だけを爪のカーブに合わせて少しずつ切る**と，不快感なく静かに切ることができる．また，**直前に切る部分を3倍希釈の外傷消毒薬でぬらす**と効果的である.

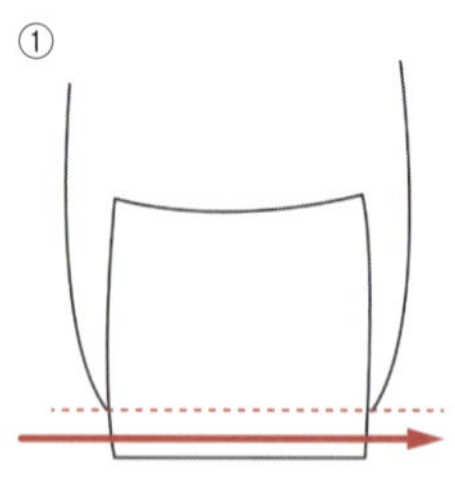

端から少しずつまっすぐに切る.

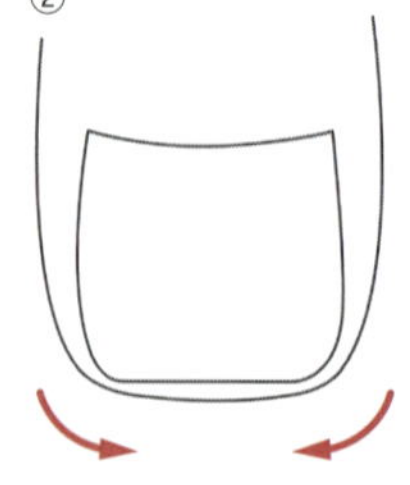

足趾の形どおりになるように，角をわずかに切る（スクエアオフ）.

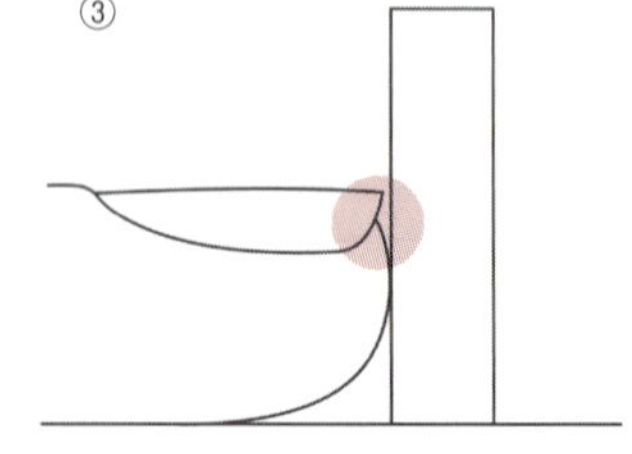

爪は，趾先に平らなものを当てて，わずかに当たらない長さで，爪先の白い部分が1mm程度になることがベストである．爪先の白い部分（爪甲遊離縁）がすべてなくなるまで切ると，深爪になりやすく，好ましくない.

［宮川晴妃：メディカルフットケア実践マニュアル，47ページ，東京法規，2004］

5—やすりをかける

- **爪用のやすり**（ガラスやすり）を用いて，**爪の切り口がなめらかになるようにけずる**．
- 力を入れずに，**①爪の左右から中央に向かってけずる**ようにする．**②仕上げは，上から下にかけて切り口を整える**．
- 力を入れすぎると，かえってけずりにくいので，加える力は軽めがよい．また，**往復がけ**をすると，けずった断面が粗雑になり，患者に不快感を与えるのでできれば避け，**一方向のかけかたを繰り返す**方法をとるようにする．
- 肥厚爪の場合，**電動グラインダー**（電動の爪けずり機）を用いると便利である．肥厚爪はガラスやすりでもけずれるが，時間がかかるため爪甲下出血のおそれがあり避けたほうがよい．ただし，電動グラインダーは，高齢者や疾患をもつ患者の場合には，けずっている爪ではなく，爪床下にある毛細血管などに衝動を与えるおそれが高くなるため注意が必要である．

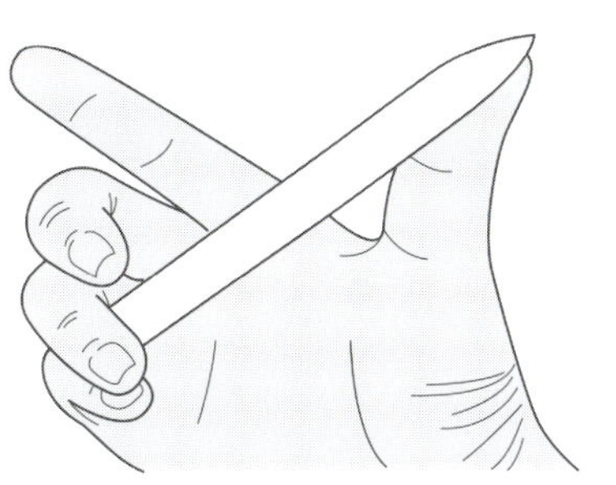

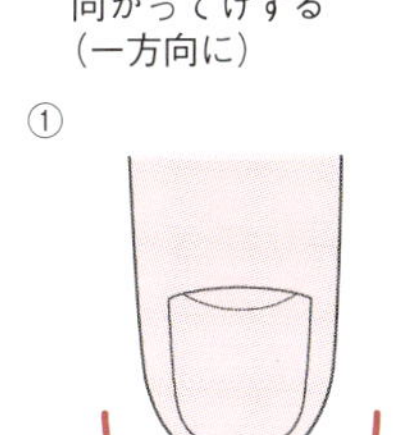

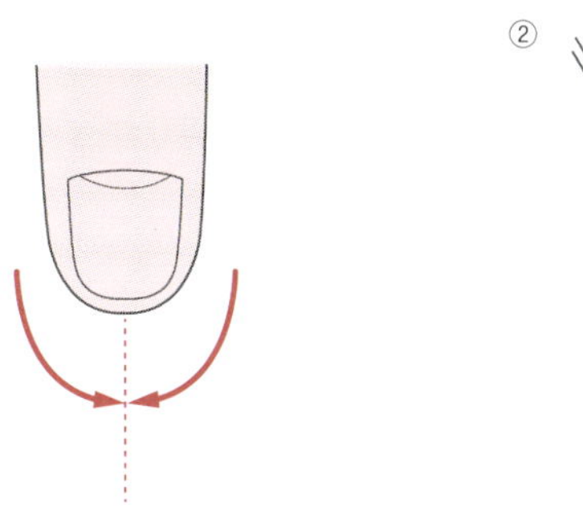

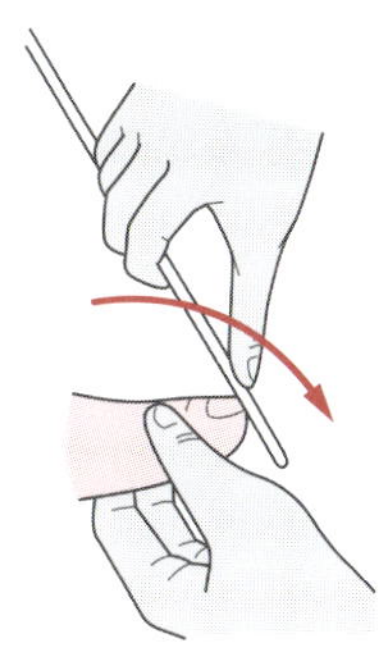

［宮川晴妃：特集 高齢者のフットケア．GPnet **52**(6)：27，2005］

6—整える

- **3倍希釈の外傷消毒薬**を浸した綿花を固く絞って，**爪先から足首近く**まで，また，**趾間**も忘れずに**角質や汚れを拭き取る**．皮膚に残った角質を拭き取る目的なので，ぬるま湯や水を用いてもよい．
- 手で爪を触ってみて，とくに切り口の断面で引っかかる部分がないかどうか（なめらかな手触りになっているかどうか）確認する．

7—保　湿

- **爪や皮膚の乾燥を防ぐ**ため，**趾間を除いた足全体に，ハンドクリームなどを薄く伸ばすように塗る**．もし，白癬で処方された外用薬がある場合は，ケア後，指示された部分に塗布すると効果的である．

Bさんのケア後……

- Bさんに，メディカルフットケアを行った.
- (写真を見ると) 母趾の凹みから，両母趾をおおっていた肥厚爪が，直下の皮膚を圧迫していたことがわかる.
- 母趾の肥厚爪表面が乾燥による白濁とザラザラ感は，電動グラインダーによってなめらかにけずられている.
- 両母趾への圧迫が除かれたため，循環障害が軽減し，皮膚の色がよくなり，Bさんに笑顔で喜んでもらえた.
- たかが足の爪1本と油断はできない．爪1本のトラブルから，壊死，転倒，引きこもりに発展し，心身全体の健康問題につながるおそれも否めないからである．ふだんの継続的な爪切りが重要であることを説明し，「異常な爪をつくらない」「悪化させない」ためのケアを患者自身で実施できるように患者にはたらきかけることが重要である．メディカルフットケアの実践は，患者自身の次回のセルフケアにつなげるための実演(見本)としてとらえてもらう，という視点が重要である.

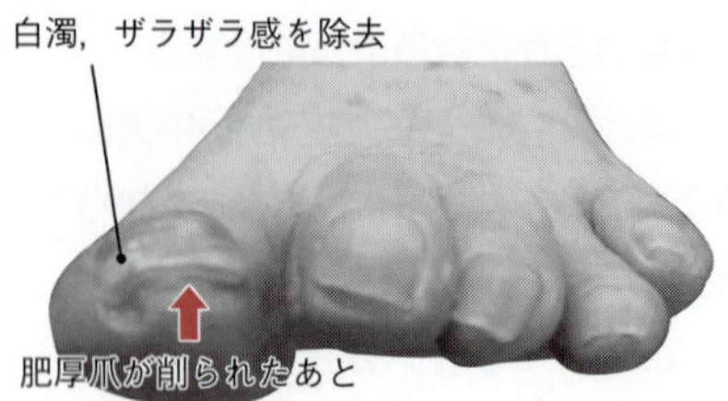

●文献

1) 宮川晴妃：メディカルフットケア実践マニュアル，東京法規，2004

6 アセスメントして，環境を整え，誘導する 集団活動のなかで行う転倒予防

- 施設で集団活動を行う場合は，**各参加者のアセスメント**，**集団活動のプログラムの選択**，**活動を実施する環境**，**誘導の手順**が転倒を予防するために重要である．

参加者のアセスメントのポイント

- アセスメントのポイントとして，それぞれの参加者の日々の状態把握のなかでも，過去の転倒歴，身体機能，精神状態・性格傾向，薬物療法などを行っているかどうかなどの情報が重要である．

[転倒歴のアセスメント]

- 転倒歴は，いつ，どこで，どのような原因で転倒しているかという情報から，集団活動のときに同じ状況になる可能性がある場合は要注意となる．
- 夜間トイレに行こうとして転倒した場合は活動中のリスクは低いと考えることができるが，日中の食事中でも立ち上がりに転倒がある場合はリスクが高いと考える．

[身体機能・精神状態のアセスメント]

- **身体機能面**では，座位保持・立ち上がり動作・歩行の能力を把握する．座位保持が集団活動中困難である参加者，立ち上がりや立位保持，歩行が十分できない参加者は要注意となり，転倒予防の対策を講じる必要がある．
- **精神状態**は，混乱や妄想などの状態だけでなく，前夜不眠で覚醒が低い場合などでも活動に集中できるかが重要である．さらに集団活動のような環境で能力以上に頑張ろうとする性格傾向は転倒のリスクを高めるため，そのような参加者がいないかも把握しておく．

[薬物療法を行っているかどうか]

- 薬物療法については，**抗精神病薬**をはじめ，歩行などの身体機能に影響を及ぼす可能性があるものだけでなく，その日に**坐薬**などが投与されている場合は，排泄の有無だけでなく，その性状などから活動中に便意が再び生じる可能性がないかを把握することも必要である．

アセスメントの結果をもとに参加者の転倒リスクを一覧にする

- 以上のアセスメントの結果を表にまとめて，参加者個々のリスクを一覧のもと把握できるようにする．

個別リスク表

H○.○.○作成	リスクランク	事故リスク	事故予防策/転倒以外のリスク
○内○子	A	転倒・転落	ソファー
○本○代	B		リクライニングソファー使用
○○由○	A	立ち上がり	ソファー（3人かけ中央へ）
○石○ゑ	B	立ちあがり・歩き出し	肘かけ椅子
野○○末	C	車椅子自走による衝突暴力	出入りしやすい位置へ他の患者とのトラブル注意
○野○由	B	移乗時の転倒　立ちあがり	
○白○子	C	歩行時の転倒	椅子にて要観察
○黒○子	B	歩行時の転倒	椅子にて要観察
○木○雄	A	離着席時歩行時の転倒	ソファー
山○里○	C	徘徊時の転倒	赤椅子
○野○○	B	立ち上がり	車椅子のまま指定位置へ
○保○子	B	立ち上がり時の転倒	肘かけ椅子
○田○ゑ	C	ずり落ち	リクライニングソファー使用

転倒・転落のリスクを「**常に状態把握を必要とする（高リスク）＝A**」「**十分な対策をして参加する必要がある（中リスク）＝B**」「**転倒リスクは低い＝C**」の3つに大まかに分類し，さらに，どのような状況で転倒しやすいかの**傾向**と，集団活動において個々にどのような**対策**を行えばよいかの対策を付け加え，**集団活動時の参加者の配置に活用する**と便利である．たとえば「立ちあがり」と事故リスクに書かれているのは，「立ち上がれば即転倒につながるおそれがある参加者」であることを示し，その予防策として「ソファー」とあるのは，「立ち上がって転倒したときにソファーに倒れ込めば転倒による外傷などを最小限にすることを目的とした」対策をとることを示す．

集団活動プログラムと参加者のマッチング

- 活動にどのような**参加者**がいるのか，そこで実施する**活動**はどのようなものかが，参加者が活動に集中できるようにするために重要であり，転倒予防につながる．
- 身体運動を伴う場合は，座位での体前屈ような**転倒リスクが高まる運動**は，どのように行うのか，誰がよりリスクが高いのかをスタッフ間で打ち合わせる．

参加者が楽しめる活動の実施

- **歌唱などのプログラム**は，参加者に興味をもって受け入れられるかが重要である．さまざまな要素を取り除くことで転倒リスクが減じても，参加者がつまらないと思い，活動に集中できない状況が生まれると，参加者はその場を離れようとして立ち上がったり，覚醒が低くなったりする．そのような状態では転倒・転落のリスクが高まる．そのために，**参加者の興味や関心**を常にリサーチし，参加者がどのようなプログラムに興味をもって参加できるかを把握する必要がある．

集団活動を実施する環境

- 活動を実施する前に**参加者の配置(隊形)**，活動中の**スタッフの動線**を決め，活動中に生じる**スタッフからの死角を把握**し，**転倒リスクの高い参加者がスタッフの視野に入る**ようにリスク分けに応じて参加者を配置することで，スタッフはリスクの高い参加者の状態把握が行いやすくなり，転倒につながる立ち上がりなどの動きに対応しやすくなる．
- 活動の場では，**さまざまな物品**，**車椅子**などがあるが，それらも事故につながる要素となる．活動場所にある柱などの死角ばかりでなく，参加者の姿が隠れるくらいのボールや，大きな布を広げて行うことで死角が生じ，参加者の体の動きがよく見えなくなることで，転落の予兆を見落とすことがある．また活動を途中で離れる参加者が歩く可能性のある動線に車椅子のフットプレートなどがないかも確認する必要がある．

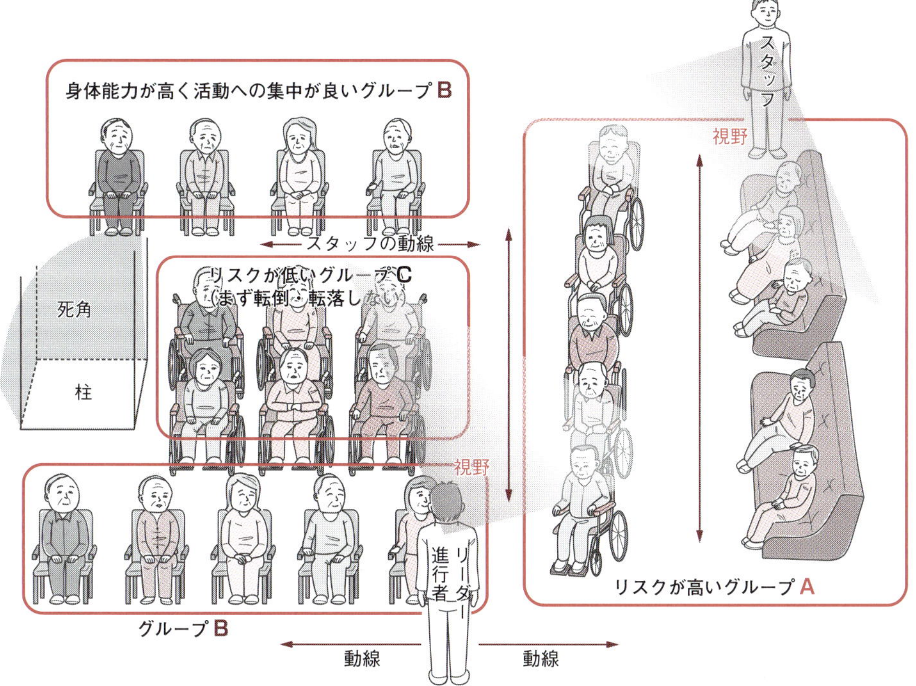

正面を向いての活動隊形

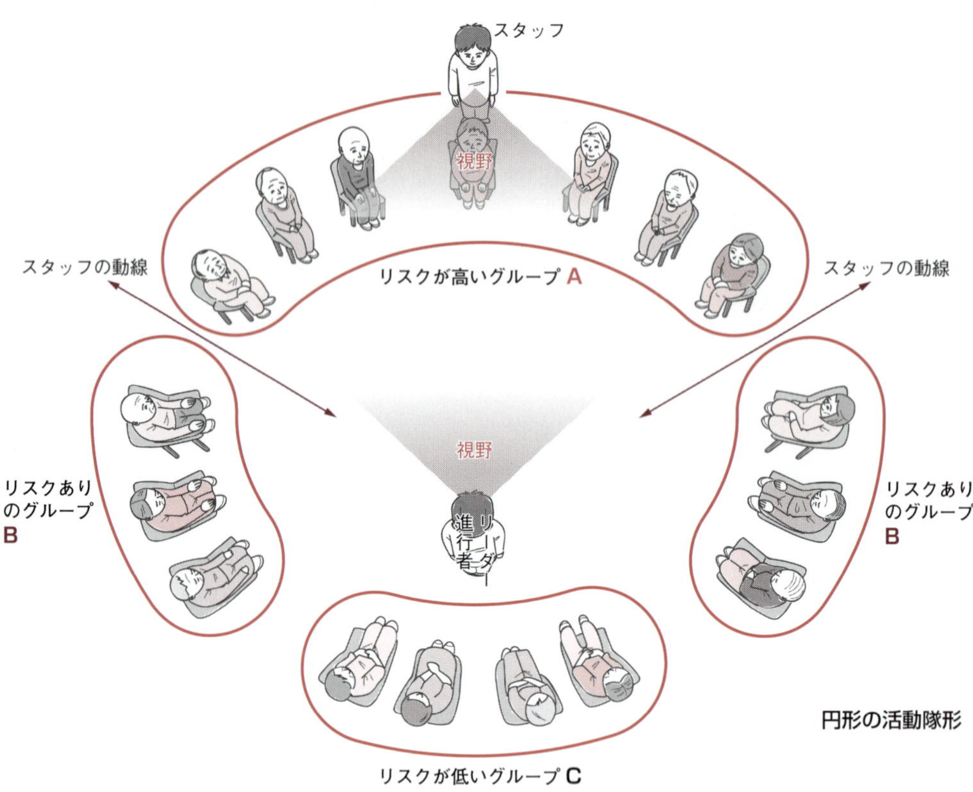

集団隊形の作り方とスタッフ配置のポイント

転倒リスクに応じて集団活動の隊形をつくるポイントは，図のように，①**スタッフの視野に転倒リスクの高い参加者を配置する**こと，②**転倒リスクの高い参加者に対応できるようにスタッフの動線を確保する**ことである．転倒リスクが高い参加者ほど，複数のスタッフの視野に入り，複数のスタッフがすぐに対応できるように，スタッフの動線を設けた位置へ配置することが望ましい．

集団活動前後の誘導

- 集団活動でもっとも転倒・転落が多いのは，**活動前後の誘導時**である．集団隊形をつくるスタッフは隊形をつくりながら，リスクの高い参加者の状態把握まではできない．
- スタッフが状態把握をしやすいように，**リスクの低い参加者から誘導**し，**リスクが高い参加者**は誘導先でスタッフが誘導された参加者の配置などの対応が落ち着き，転倒リスクが高い参加者に**十分な見守りと対応ができる体制が整ってから行う**．

●文献

1) 阿部邦彦，木下沙央里，建木　健：認知症高齢者の集団活動時のリスク管理—個別リスク表と集団体系の作成による効果．静岡県作業療法学会誌 21：50，2008

7 チームでとりくむ リスクの情報共有とその生かし方

- 病院では，常に患者とかかわっている**看護師たちが継続して転倒予防にとりくまなければならない**．しかし，転倒予防を，看護部のみの問題としてではなく，病院全体の課題としてとらえ**多職種（医師，看護師，理学療法士，作業療法士，薬剤師，栄養士など）各々の専門性を生かしながら，職種横断で連携し，その力を総合してアプローチすることにより，効果的に予防できる**．多職種チームを組むことのメリット，情報共有の方法について，松山市民病院のとりくみを紹介する．

用語 以下に紹介する"情報共有"は，"院内LAN"のように皆が簡単に共有できるような環境設定になっているとより望ましい（①縦割りになりがちな情報を共有できる，②患者情報以外にも，チーム内で必要な連絡事項や離床センサー使用状況などを共有することができる，③自由な意見を書き込むことができる，などのメリットがある）が，いわゆるアナログ的な方法でも，リスクの情報共有とその生かしかたに関するエッセンスについて参考にすることができる．

その1　転倒予防のために情報を共有する

- 情報を多職種で共有するためには，まず**情報を一元化**する．そのためには，**施設の統一的なフォーマットを決める**必要がある．
- たとえば，**転倒・転落アセスメントスコアシート**（表1，以下，スコアシート）のようなツールを用いて，患者・家族とともに転倒・転落の危険度を点数化する方法である．
- スコアシートは，①年齢，②既往歴，③視聴覚障害，④身体的機能障害，⑤精神的機能障害，⑥活動状況，⑦排泄，⑧薬剤の8カテゴリー41項目の，転倒・転落に関する危険因子を集積する．これらの情報は，リハビリテーション科や薬剤部の介入が必要かどうかを判断する際の基準にもなる．

スコアシートはどう生かされるか

- **転倒予防対策チームによりスコアシートを評価・判定する**　松山市民病院では，看護師が作成した「スコアシート」は，多職種で構成される**転倒予防対策チームのもとに集められ**，そこで**危険度の評価・判定**が行われる．
  たとえば，①**リスク要因をアセスメント**し，PT（理学療法士）による評価も含めながら**リハビリテーションの実施を依頼**する，②視聴覚障害など，その科ではまかないきれない領域の問題を抱える場合には，チームを通じて，**より問題解決にふさわしい院内の専門医につなげられるようにする**，③**薬剤部へ服薬指導を依頼する**とともに，**服薬内容が適切かどうかについて再度，評価を依頼する**など，具体的な対策も盛り込むかたちで判定する．
- **「評価・判定」を各病棟へ返信する**　転倒予防対策チームによる「評価・判定」提案（転倒予防対策チーム評価・返信用紙，表2）は，スコアシート情報の収集元である病棟に返信される．
- **「評価・判定」に基づいて対策を実施する/他部署に援助を要請する**　転倒予防対策チームからすすめがあった対策を実施する．必要に応じて，

（　　　）科　主治医

転倒・転落アセスメントスコアシート

□ 入院（□ 新規　□ 転科）
□ 安静度や活動状況の変化時
□ 転倒・転落事故発生時（今回　　回目）
□ 前回評価日から1ヵ月後

氏 名

項　目	危険因子（チェックポイント）	評価スコア	評価月日 月　日
A 年齢	□ 75歳以上	3点	
B 既往歴	□ 転倒・転落事故発生	1点	
	□ 過去 6ヶ月以内に1～2回転倒したことがある	1点	
	□ 過去 6ヶ月以内に3回以上転倒したことがある	2点	
	□ 失神・痙攣・脱力発作	1点	
C 視聴覚障害	□ 視力障害　□ 聴力障害	1点	
D 身体的機能障害	□ 下肢に拘縮・変形がある　□ 下肢に欠損がある	1点	
	□ 下肢の痺れ（感覚障害）　□ 下肢の麻痺 □ 下肢の浮腫	2点	
	□ 筋力の低下　□ ふらつき	3点	
	□ 異常歩行がある（突進歩行など） □ その他（　　　）	1点	
E 精神的機能障害	□ 判断力・理解力・注意力の低下 □ 記憶力の低下があり、再学習が困難 □ 見当識障害	3点	
	□ 不穏行動（多動・徘徊）　□ 認知症 □ その他（　　　）		
F 活動状況	□ 車椅子・歩行器・杖を使用　□ 移動時介助	3点	
	□ 姿勢の異常	1点	
	□ 付属品：点滴類・胃管・ドレーン類・バルンカテーテル □ その他（　　　）	1点	
G 排泄	□ 夜間トイレに行く	3点	
	□ トイレ介助が必要　□ ポータブルトイレを使用	2点	
	□ 頻尿　□ 下痢　□ 尿・便失禁がある □ その他（　　　）	1点	
H 薬剤	□ 睡眠薬	3点	
	□ 降圧・利尿剤	2点	
	□ 麻薬　□ 鎮痛剤 □ 化学療法	1点	
	□ 血糖降下剤　□ 抗パーキンソン薬 □ その他（　　　）	1点	
備考	□ ベッド上安静　□ 寝たきり　□ 進行再発悪性腫瘍 □ リハビリ施行中		

【危険度と評価スコアの合計】

危険度 1	（0～2点）	転倒・転落を起こす可能性がある
危険度 2【黄】	（3～9点）	転倒・転落を起こしやすい
危険度 3【赤】	（10点以上）	転倒・転落をよく起こす

評価者サイン		合 計	
主治医サイン		危険度	

表1　転倒・転落アセスメントスコアシート

転倒予防対策提案書

No 0

病棟　　ID

患者名　　診断名：　　転倒歴　回

主治医　　Dr　　入院年月日　　入院後発生日までの日数　日

転倒日時　　転倒予防対策チーム訪室日 2008/04/26

状況

【病棟での対応策】

問題となった要素	病棟で行った対策

【転倒対策チームコメント】以下の項目チックした結果と必要となる対策について

	状況	コメント
①ベッドの高さは適切か		
②ベッドの柵は適切か		
③ベッドの周囲は整頓され危険な物は無いか		
④ベッドの周囲は濡れてないか		
⑤ナースコールは手の届く範囲にあるか		
⑥尿器ポータブルトイレ等の位置は適切か		
⑦ベットのストッパーはかかっているか		
⑧履物		
*薬剤に関するもの		
*筋力など身体に関わるもの		
*理解力に関するもの		

記録について

客観性 ☐　医師へ報告・対応 ☐
経時的 ☐　説明と同意 ☐
観察内容 ☐　看護計画 ☐

その他

看護師長サイン　　医師サイン

作成日 2008/04/26　　転倒予防対策チーム 記入者　　他

表2　転倒予防対策チーム評価・返信用紙

主治医は，他科の主治医，薬剤部，PTなどの他部署に依頼し，転倒を予防するための対策を要請する．

- **援助を受けた他部署が協力する**　依頼されたPT・薬剤師などは，実際にベッドサイドにて直接的に患者評価や指導を行う．その内容は，「リハビリテーション評価報告書」，「服薬指導報告書」の作成・提出を通じて，主治医・看護師に報告される．看護師は，スコアシートにより分類された危険度に応じて，患者・家族に説明し，協力を依頼し，転倒予防策の実施と結果について，診療記録に記載する．
- **再度チームに報告する**　他部署から協力を受けたことを含む介入内容を「返信用紙」に記入し，再度，転倒予防対策チームに送付する．**転倒対策のプロセスも一元化**し，単に転倒リスクの項目を挙げるだけでなく，それに対する具体的介入方法までも含めた，パッケージのかたちで情報を共有するとよい．

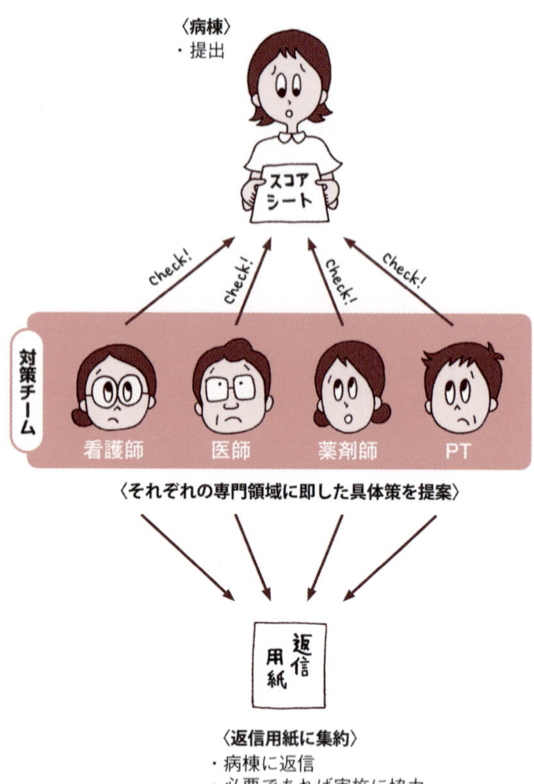

その2 （転倒後）再発予防のために情報を共有する

- 次は，実際に転倒がおこったあとの対策である．事故後においても，1つ1つの**転倒事故の報告をうながし**，それを**集積し**，各病棟における**転倒事故危険度の分布状況やリスク要因を可視化する**ことが求められる．それらの情報も共有することで，職員全体の意識を向上させ，病院全体の再発予防につなげることができる．
- 転倒事故後には，「**転倒・転落後チェックシート**」を使用する．**いつ・どこで・どのような（転倒状況）事故がおこったかを記入**し，①**集計**・分析によって，**施設の中でリスクの高い場所を絞り込んだり**，②院内の**転倒事故の特徴や推移など傾向を把握**したり，②**ラウンド**（☞次ページ）**時の基礎情報**としたり，再発予防の具体的な援助や，的を絞った対策を立てるための参考資料とすることができる．

転倒・転落後，チェックシートを作成する

- **転倒事例発生時**は，ただちに「**転倒・転落後チェックシート**」**を記入し**，**チームに提出**する．予防策と同じく，**情報をデータベース化**し，発生した転倒事例の状況把握や問題点の明確化をはかることを目的としている．
- **転倒発生後は，転倒のおこった原因**（患者におこりうる異常）**を見落とさないことが重要**である．それを見逃して状況が改善されない場合には，再度転倒をおこす危険性がかなり高くなる．
- **統一フォーマットを作成する**　転倒・転落後チェックシートは，①**受傷機転を含めた状況の把握**，②**患者状態の把握**，③**緊急性の判断**，**が確実に統一的に行えるように工夫**する．予防策のときと同様に，施設で統一的なフォーマットを作成

することが望ましい.

- **転倒した！……記録の際に注意すること** 転倒後の記録(転倒・転落後チェックシート)を作成するうえでのポイントをいくつかみてみよう.

☞高齢者に多い骨折の観察基準を表示し，**看護師の経験年数による判断能力の格差が出ないようにする**(この問題は，フォーマット自体の善し悪しが大きく影響する).

☞観察項目は，転倒・転落後チェックシートに沿って，意識レベル，気道開通・呼吸の評価，循環の評価，骨折部位の確認を含めた初期評価を行う．また，受傷機転・初期評価で観察した受傷部位やショックの有無，行った処置について簡潔明瞭に医師に報告する.

☞**転倒直後の情報**は**チェックシート**に，**継続観察**については**看護記録**へ記載する.

その3 再発予防のために，多職種参加でラウンドする

- 転倒事故をおこした患者のなかから，とくに**多角的な援助を要する患者**を対象として，**多職種参加によるラウンド**(以下，ラウンド)を行う.
- ラウンドでは，専門的な見地から事例を検証して，**多角的な視点で問題を抽出し，「転倒予防対策提案書」として具体的対策案をまとめる**．そして，口頭での説明とともに，文書で各病棟の転倒予防対策に反映させる.

ラウンドでの実践

- ラウンド時に検証するのは，おもに以下の2点である.

転倒現場の環境 ベッドの高さ・ベッド柵が妥当かどうか，周囲の環境，ナースコールの位置，尿器やポータブルトイレの位置は適切か，ベッドのキャスターはロックがかかっているか，使用している履物の種類・形は妥当かなど.

その他の転倒因子 くすりに関すること，筋力など身体機能，理解力，栄養に関することなど.

- 現場検証では，実際に転倒した状況を再現しながら記録する．**記録の際の注意点**として，記録の内容が，①**客観的**であるか，②**経時的**に記載されているか，③**観察内容が十分か**(バイタルサインも含む)，④**医師への報告事実**や，**医師の初期対応**，**診察結果**や行った**治療内容の記載**があるか，⑤**本人・家族への説明と同意**があるか，⑥**看護計画の評価が適切に記載されているか**，を確認する.
- 多職種の役割分担としては，

〈転倒現場の検証〉

●看護師
生活パターン，
バイタルサイン
などからチェック
●薬剤師
くすりとの関係
をチェック
●PT
ADL などの身体
機能からチェック
転倒原因は何だったのか…？

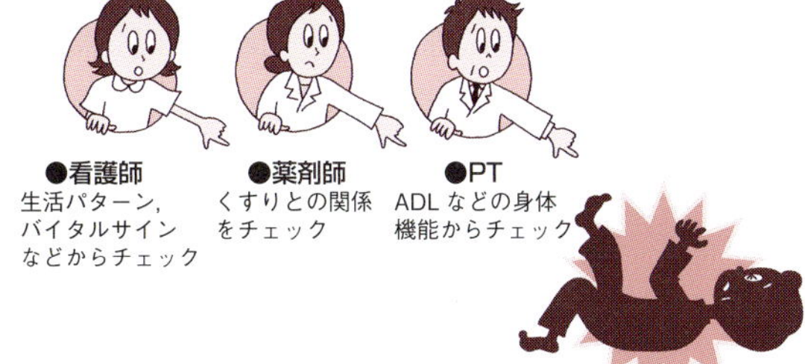

PT リハビリテーション面から，ADLの評価・理学的検査[バランス能力・MMT(徒手筋力テスト)・ROMT(関節可動域テスト)・基本動作能力の評価]を行う.

薬剤師 処方されているくすりと転倒の関連性をアセスメントする.

看護師 患者の生活行動パターンや性格・理解力など，また栄養状態や疾患的要素，データ異常やバイタルサインとの関連についてアセスメントする.

8 現場で活用したい インシデントレポートの分析法

- 医療事故の分析は，さまざまな手法が提案されているが，いずれも医療分野から発展してきたものではなく，航空機や原子力プラントなどの事故分析技法や品質管理手法から発展している．**ヒトとシステムにおける事故は，一般にヒューマンエラーとよばれ**，とくに心理学や人間工学などの分野において研究されている．なお，医療過誤の分野では，ヒューマンファクター（human factor）を人的要因という形で取り扱っているが，ヒューマンファクターは広義の人間工学を意味する．
- ヒューマンエラーの専門家は，**システムに人間がかかわる以上，そこには必ずヒューマンエラーが潜んでいる**という認識に基づいて，組織的に再発を防止することを提唱している．具体的な手法は，情報収集・分析・改善策立案・改善策の実施および評価という一連のプロセスを経て，**システムの構築や改善をとおし，安全性を向上させる**必要がある．
- これまでに提案され，実用に供された事故分析手法には，4M4E，SHEL，FMEA，FTA，RCAなどがある．どの方法も一長一短あるが，本書では**SHEL**および**RCA**を紹介する．なお，ヒューマンエラーに起因する事故分析結果は，あくまでも事故原因を明確にして再発を防止するものであって，犯人捜（さが）しをするものではない．

SHELによる分析

SHELモデルとは

- **SHELモデル**とは，航空機の事故分析に用いられた手法で，1972年にEdwardsが基本モデルを提案し，1975年にHawkinsによってわかりやすいよく改良されたものである（図）．
- このモデルは，**当事者である人**（L：liveware）を中心に**ソフトウエア**（S：software），**ハードウエア**（H：hardware），**環境**（E：environment），**当事者にかかわった人**（L：liveware）との**関係を分析する手法**である．
- **①中心に位置するL（当事者）**と，**②下側のL（関係者）**は，医療従事者や患者であり，場合によっては周囲の者であり，事故によって異なる．
- **③ソフトウエア（S）**は，規則，手順，書類を意味し，マニュアルやガイドラインのことを指す．
- **④ハードウエア（H）**は，機械，設備を意味し，医療器械から建物までのすべてのものが含まれる．
- **⑤環境（E）**は，温熱，音，光などの物理的環境だけではなく，職場の人間関係，さらには規範や道徳などを含めた社会的環境を示す．

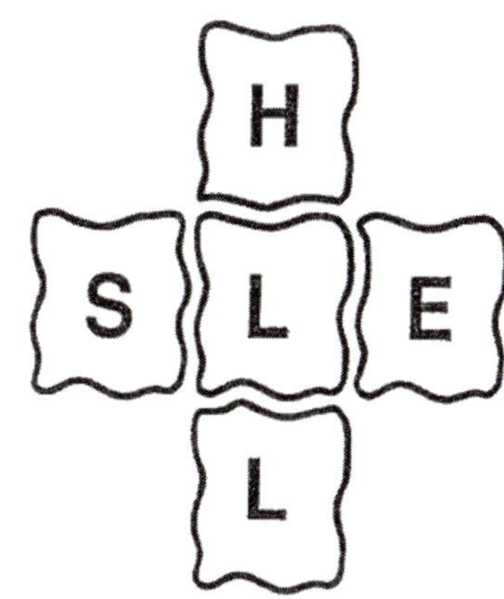

SHELモデル
S：software（ソフトウェア）
H：hardware（ハードウェア）
E：environment（環境）
L：liveware（人間，中央のLは当事者，下のLは関係者）

それぞれの要素の相関性をみる

- 分析は，中心のL自体の問題と併せて，L-S，L-H，L-EおよびL-Lの**それぞれの関係に問題がなかったかどうかを分析**し，その結果に基づいて改善方策を検討することになる．
- このモデルの各要素の外縁は，でこぼこした形状になっており，人間やそれを取り囲む要素の能力や限界が一定のレベルではないことを表している．
- SHEL分析は，**それぞれの要素の相関性を記述し，最終的には事故予防の対策を提案できる**利点がある．
- 1994年に河野が電力業界においてSHELモデルにマネジメント（management）を加えたm-SHELモデルを提案し，分析に供している．

SHELを実践に生かしてみよう

- ここで，実際にあった転倒事故の事例をSHELによって分析した例を示す．

ケース 1

「Aさんは95歳，要介護2に認定されていた女性で某施設に入所していた．Aさんは，自分でポータブルトイレの排泄物を捨てるため入居施設内のトイレに行き，併設されている汚物処理場において，出入り口の高さ87mm，幅95mm製凸状仕切りに足を引っかけ転倒した．Aさんは右大腿骨頸部を骨折，事故後は1人で歩行することが困難となり，要介護3になった．」(『判例時報』1838号，116ページ)

- 事例をSHELにて分析し，各項目（相関関係）において「リスクの要因」と「事故を防ぐための対策」を検討する（表）．

表　SHEL分析の結果

Event	SHEL	要　因	対　策
入居施設内の障害物に足を引っかけ転倒，右大腿骨頸部を骨折	L-S	・ポータブルトイレは定期的に職員が清掃することになっていたが，当日はされていなかった． ・Aさんが要介護状態（要介護2）であった．	・マニュアル等に記載し，職員に周知徹底する． ・職員に当事者が要介護状態であり，転倒のリスクがあることを周知させる．
	L-H	・汚物処理場の出入り口に高さ87mm，幅95mmのコンクリート製凸状仕切が存在した．	・出入り口の構造をバリアフリータイプに改造する．
	L-E	・汚物処理場がトイレの脇に併設され，誰でも入れる構造になっていた．	・施設内の危険な場所に職員以外の者が入れないような構造を構築する．
	L-L	・職員がポータブルトイレの清掃を怠った． ・Aさんは要介護状態（要介護2）であるにもかかわらず自分で汚物を処理しようとした． ・Aさんがナースコールで依頼しなかった．	・ポータブルトイレの清掃状況を確認し，他の職員にも知らせ，早期に清掃を行う． ・職員にナースコールで依頼するなど，入所者が自分で処理を行わないようにさせる．

- **分析結果**は，各項目において「危険な要因」と「事故を防ぐための対策」が記述され，**L-S要因**において職員がポータブルトイレの定期的な清掃を当日は怠っていたことと，Aさんが要介護2であったことである．これらの**対策**としてポータブルトイレの清掃は，マニュアルに記載し，職員に周知徹底させるともに，Aさんに転倒のリスクがあることを周知させることである．
- 次に**L-H要因**は，汚物処理場の出入り口に高さ87mm，幅95mmの突起物が存在したことである．**対策**は，出入り口の構造をバリアフリータイプに改造するか，人が出入りできないようにすることである．

- また**L-E要因**は，汚物処理場がトイレの脇に併設され，誰でも入れる構造になっていたことである．前述のL-H要因と重複するが，**対策**として，職員以外の者が汚物処理場内に入れないような建築構造にすることが提案された．
- 最後に**L-L要因**は，職員がポータブルトイレの清掃を怠ったことと，Aさんがナースコールで清掃を依頼せずに自分で汚物を処理しようとしたためである．**対策**は，ポータブルトイレの清掃状況を確認し，できるだけ他の職員の協力も得て早期に清掃を完了するべきである．一方で，Aさんもポータブルトイレの清掃を職員にナースコールで依頼するなど，自分で行わないようにし，職員もこれを周知徹底することが必要であるとの結論を得た．
- このような対策を施すことによって，少なくとも今回のような事故は未然に防げたのでないかと推察する．いずれにしてもシステムに人間が関わる以上，そこには必ずヒューマンエラーが潜んでいるという認識に立ち，組織的に再発を防止するよう「**情報収集**」，「**事故分析**」，「**対策の立案**」，「**対策の実施および評価**」というプロセスを経て安全なシステムを構築する必要がある．

RCAによる分析

RCAとは

- **RCA**(root cause analysis) **分析**は，**事故の根本的な原因把握をねらいとする**ことから，根本原因分析とよばれる．根本原因分析法は，1953年に，石川によって，「特性要因図」という名称で，品質管理技法として日本で考案された．この技法が日本から海外へ輸出され，1997年代に，米国(退役軍人病院)で，医療の事故分析に応用され，その後日本に逆輸入された経緯がある．

RCAの4つのステップ

- RCAの分析の流れは，4つのステップがある．
- **ステップ1**は，できごと流れ図の作成で，発生した**インシデントやアクシデントを時間経過にしたがって，いくつかの事象に分割する**ものである．
- **ステップ2**は，「なぜ・なぜ」分析といわれ，**できごと流れ図の各事象について「なぜそのようになったのか？」という疑問を繰り返し，根本原因を探る**ものである．この段階で「なぜ」を3回以上繰り返すことが望ましいが，回数にこだわることなく，質問が出なくなった最後の答えを根本原因の候補とする．**質問のポイント**は，**システム**(機器・機材，管理)，**ヒューマンファクター**(医療従事者，患者，コミュニケーション)，**環境**(労働，人間，教育)などの諸要因から行う．分析をすすめていく仮定で，事実確認を必要とする場合があり，情報の追加が必要なこともある．
- **ステップ3**として，「**因果関係図**」の作成および「**根本原因確定**」を行う．
- **ステップ4**として，「**対策立案**」を行う．

用語 **ヒューマンファクター**●human factor．医療過誤の分野では，人的要因として解釈されているが，広義には「人間工学」を意味する．

RCAを実践に生かしてみよう

- ここで，例として，実際に転倒事故に発展しそうなインシデント事例をもとに，RCAによって分析してみることにする．

ケース 2

Aさんは，78歳の男性で，以前から心房細動，高血圧の既往があり，最近は脳虚血によるめまいやふらつきがあった．この日も，朝から不整脈を感じたため，妻に付き添われて受診．
処置室のベッドで，抗不整脈薬の点滴を受けていた．妻が電話をかけに院外に出たあとで，Aさんは尿意を感じたため，1人で点滴スタンドを押しながら歩いてトイレへ向かった．途中で，Aさんは，めまいとともにふらつき，転倒しそうになったが，目の前にあった待合室のソファに手をつき，そのまま着座した．Aさんにけがはなかった．

[ステップ1 できごと流れ図]

- ステップ1のできごと流れ図では，4つの事象が確認できる．

Ⅰ．不整脈を感じたため，妻に付き添われて受診した．	Ⅱ．処置室のベッドで点滴を受けて休んでいた．	Ⅲ．妻が電話をかけに外に出た．	Ⅳ．トイレに行こうとしてふらつき，転倒しそうになった．

[ステップ2 「なぜなぜ」分析]

- このなかで「Ⅰ．受診した．」「Ⅲ．妻が院外に出た．」という事象を外し，残り2つの事象に「なぜ・なぜ」分析（ステップ2）を行ってみる．
- 「**Ⅱ．処置室のベッドで点滴を受けて休んでいた．**」では，点滴時の患者の用便に関する対処方法について，看護師側および患者側から2つの疑問を投げかけられることができ，それをもとに分析を行った結果，2つの根本原因が見出される．

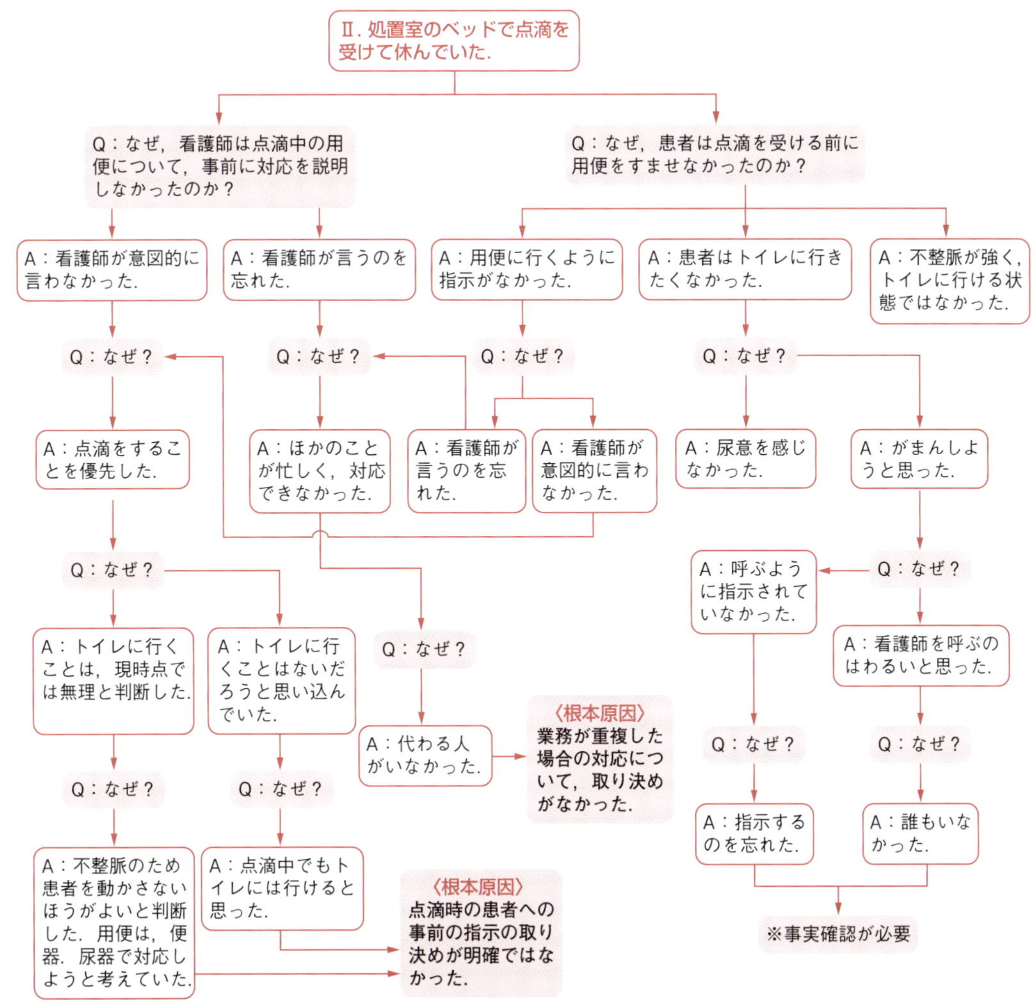

- また，「**Ⅳ．トイレに行こうとしてふらつき，転倒しそうになった．**」でも，患者側因子から出発した2つの疑問に対して，根本原因を2つ挙げることができる．
- 最終的に得られる根本原因は，「点滴時の患者への事前の指示が徹底されていなかった」「看護師の業務が重複した場合の対応について取り決めがなかった」および「看護師が処置室の患者と連絡をとるシステムがなかった」の3つに集約することができる．

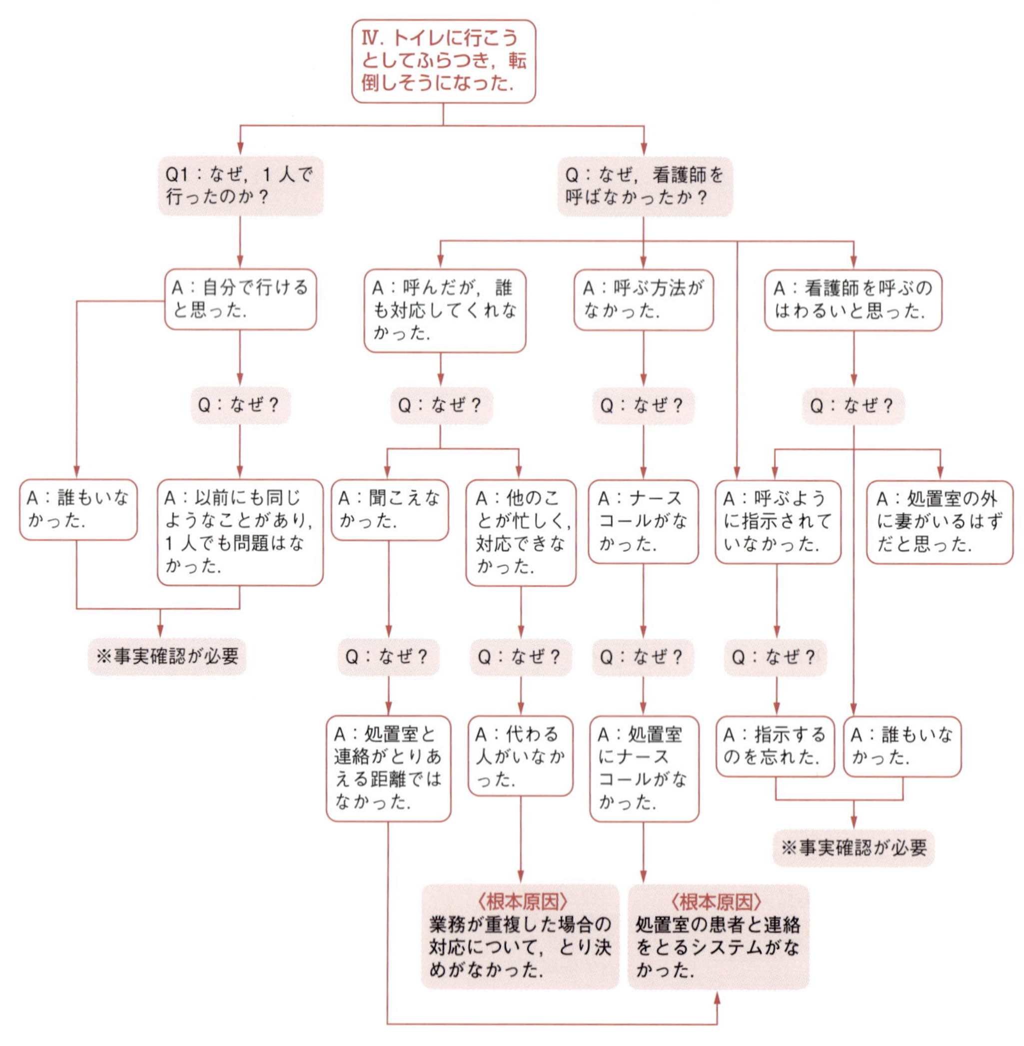

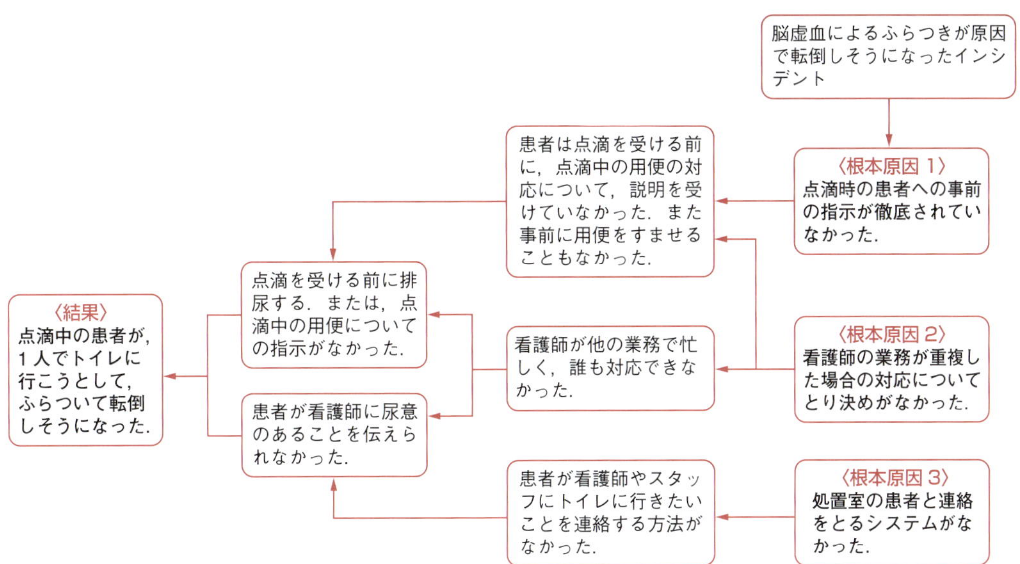

[ステップ3 「因果関係図」を作成し「根本原因確定」]

- さらに，これらの根本原因と結果との間の因果関係を表すと，上図のように表現することができる．すなわち，点滴中の患者がふらついて転倒しそうになった事故は，**点滴前の排尿や点滴中の用便への対応をあらかじめ明確にしておかなかったこと**と，**実際に患者が尿意を催したときに看護師へそのことを伝えられなかったこと**に起因することがわかる．さらにそれらは，前述の3つの根本原因が，単独あるいは相互に作用したことによってひきおこされていることがわかる．

[ステップ4 対策立案]

- 最後に対策立案を行う．**根本原因1**の「点滴時の患者への事前の指示」は，周知徹底することで解決可能なことである．また，**根本原因2**の「看護師の業務が重複した場合の対応についての取り決め」は，看護師不足によるもので，基本的に人員の配置や業務の見直しなど管理的な内容となるため容易ではないが，実施することで高い効果が期待できる．また**根本原因3**の「看護師が処置室の患者と連絡をとるシステム」は，すぐにでも実行可能であり，費用対効果の観点からも推奨される内容である．

●文献

1) 佐野　晶：層別・特性要因図の徹底的活用法，日本規格協会，1986
2) 東京電力ヒューマンファクター研究室：Human Factors TOPICS, 1994
3) 石川雅彦：RCA 根本原因分析法実践マニュアル―再発防止と医療安全教育への活用，医学書院，2007

9 転倒・骨折の退院後，地域で連携する
転倒予防のための地域サポートシステム

- **転倒予防ケアの継続**は，病院内だけで終わるわけではない．患者は，退院したのちも転倒のリスクがあるため，別の医療機関や在宅に移った場合も同様に，転倒予防ケアを継続する必要がある．
- その場合，移動先（受入れ先）にとって，前施設で得られた患者の転倒・転落予防に関する情報がとても有用となるため，これらの情報をいかに共有するかといった**地域連携**が重要となってくる．転倒・骨折退院後の地域連携には，①**医療サービス間での地域連携**，②**介護予防サービスと連携**する地域連携とがある．
- さらに，高齢者が在宅において自立した生活を継続して送ることができるための介護予防事業などの**地域支援事業**がある．

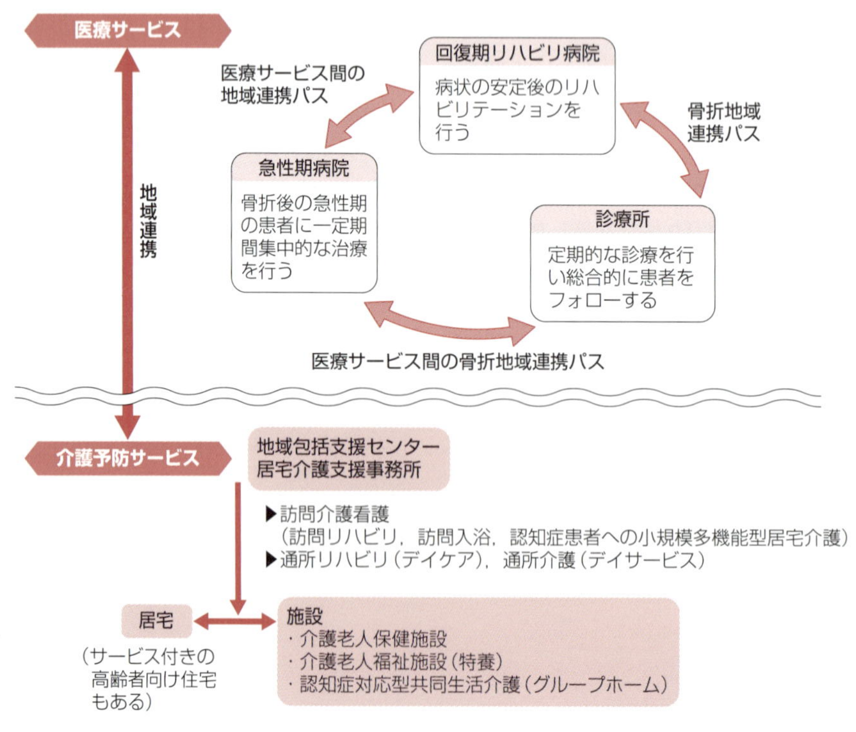

骨折退院後の地域連携

地域連携その1　医療サービス間での地域連携

地域連携パス（クリティカルパス）とは

- 転倒・骨折した患者は，**急性期病院**で，一定期間に集中的な治療を受ける．急性期が終わって病状が回復した場合，**転院先の病院**と連携する必要がある．そこで用いられるのが，患者や相手先病院（診療所）とで情報を共有化するための，**地域連携パス**（クリティカルパス，退院支援計画書，退院時共同指導書）である．

［記入内容］

- 人工骨頭・関節の状態，くすりの投与状況など，**今後の患者の回復にとって重要な情報**を記入する．これは，大腿骨頸部骨折術後において，急性期と在宅の維持期の連携がADLを向上させたかどうかといった，**患者の病状回復の要因を分析するうえでも有用な情報**となる．

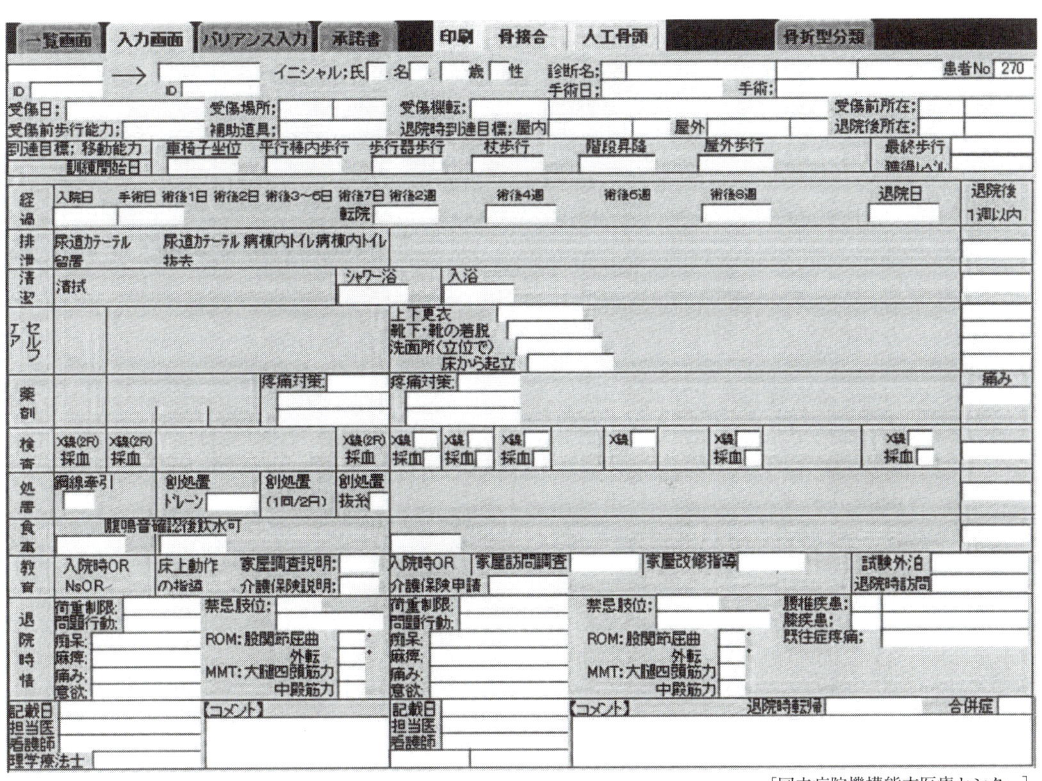

［国立病院機構熊本医療センター］

地域連携パスの入力画面

地域連携パスの利点と患者支援

- **地域連携パスの利点**は，①患者の**通院負担を軽減**し，診療所のスタッフも**急性期病院の状況について把握でき**，治療やケアを連携することによって，**患者の満足度の上昇させる**ことができること，②**医療者-患者・家族間との情報の共有化**がはかれること，である．
- なお，患者の状況は日々変化する可能性があるため，その時々の患者の状態に合ったケアを提供するためにも入院元の医師・看護師，受け入れ先の医師・看護師，居宅ケアマネジャーなどの介護福祉の専門家による合同カンファレンスによって，随時，**地域連携パスの見直し**を行っていく．

地域連携その2　介護予防サービスとの地域連携

介護予防サービスの目標

- 介護予防サービスの目標は，急性期が終わった維持期において，①**患者が在宅などの生活の場で適切・快適に療養できる**ように，介護予防サービスと連携して医療やケアを実施すること，②**在宅での療養を望む患者に対して最期まで安らかな看とりを行う**ことである．

介護予防サービスとの連携

- 東北大学病院などの急性期病院では，地域医療連携センターを設けて，医療ソーシャルワーカー（社会福祉士）・精神保健福祉士（看護師）・ケアマネジャー（看護師）・事務員がお互いに協力し，適切な医療を提供するために，院内および院外の関係機関（地域の保健・医療・福祉機関）との密接な，また効率的・効果的な連携をはかっている．
- たとえば，患者が急性期病院を退院し，居宅や介護老人施設などに入所した場合，運動器の機能向上などの介護予防サービスが受けられる．その際には，ケアマネジャー，社会福祉士，保健師のチームアプローチによって，再骨折の予防をはかり，主治医と十分に連携をはかることが重要となる．

地域支援事業

- **地域支援事業**は，各市町村において実施される**介護予防事業**，**包括的支援事業**，**任意事業**の3つをいう．

介護予防事業

- **目的**　**介護予防事業**は，高齢者が在宅において自立した生活を送れるようにするため，**要支援状態や要介護状態になることをできるだけ防ぎ**，あるいは，**要支援・要介護状態が悪化することを防ぐ**ことを目的とする．
- **おもな予防活動**　通所型の介護予防事業として，(1)ストレッチング，有酸素運動や筋力トレーニングなどの**運動器の機能向上の事業**，(2)栄養改善に向けた食事計画作成のための支援などを行う**栄養改善の事業**が，転倒・骨折予防にとって重要である．

メモ　滋賀県大津市では，平成22年度介護予防事業（運動器の機能向上）のための「運動 de・リフレッシュ教室」を開催した．教室開催前後の運動機能の比較を行った結果，平衡感覚機能の測定評価である開眼片足立ちの向上，歩行速度のアップ，運動回数の増加，などの効果が認められた．運動器の機能向上のための運動教室が，転倒予防に役立つことがわかる．

包括的支援事業

- **包括的支援事業**は，各市区町村に設置された地域包括支援センターが実施する事業である．地域包括支援センターでは，**保健師・社会福祉士・主任介護支援専門員（ケアマネジャー）**の3職種が，チームとして業務にあたる．
- 改正介護保険法（平成18年4月施行）によって，要介護認定によって**要介護者**と認定された者は，**居宅介護支援事業所（ケアマネジメント事務所）を通じて，介護給付**が受けられる．
- 同様に，**要支援者**と認定された者は，**地域包括支援センター（介護予防ケアマネジメント）を通じて，新予防給付**が受けられる．また，要支援・要介護以外の者で，**要支援・要介護になるおそれのある者**は，**地域支援事業（介護予防サービス）**が受けられる．

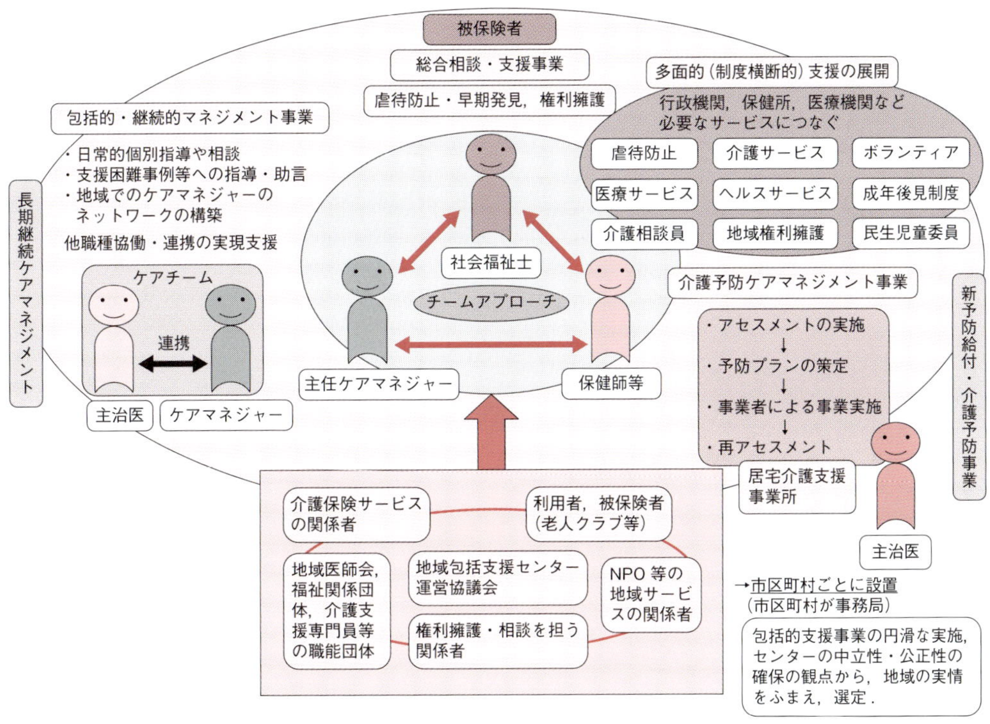

地域包括支援センターの業務のイメージ

［奈良県ホームページ，長寿社会課，介護予防より．http://www.pref.nara.jp/dd_aspx_menuid-14595.htm］

付　録

アセスメントツールの上手な活用のしかた

転倒・転落予防のためのアセスメントツールは多くあるが，問題は，これらをいかにして日常のケアのなかで活用していくかである．看護師の業務は忙しく，アセスメントに割ける時間はとても限られているからである．それぞれのアセスメントツールは，いっけん複雑そうにみえて，素早く使いこなすのはむずかしそうである．転倒・転落予防のために実践的・日常的に活用できるアセスメントスケールについて，その実践的な活用方法をみていきたい．とくに，それぞれのアセスメントツールの活用方法やカットオフ値(問題ある・なしを判断する分かれ目になるポイント)の見極め方など，どのように実践に生かすことができるかをおさえる．

時間がないなかで 数多い・複雑なアセスメントツールをいかに活用するか

転倒アセスメントツールの活用

①アセスメントの目的

- 入院・入所するすべての人々に手厚い転倒予防を行うことは，かえって不要な行動制限やスタッフの疲弊をまねき，患者の生活の質の低下につながりかねない．多くの患者のなかから，**転倒事故をおこすリスクが高い患者をスクリーニング**し，**転倒につながりやすい要因**（リスク）**を明らかにし，その程度や内容に応じて，適切なケア方法を選択するためにアセスメントする**．転倒の内的要因（患者に起因する転倒リスク）を網羅した総合的なアセスメントツールを用いれば，当初は予測していなかった転倒リスクにも気づくことができる．

②何をアセスメントするか

- アセスメントツールには，歩行速度など**実際に測定する方法**と，日常生活でみられる活動や身体機能などを**観察する方法**がある．看護師が日常的に使うものには観察式が多い．
- 多くのツールに共通する観察項目には，①**転倒経験**，②**認知機能**，③**身体機能**（移動の障害），④**排泄**に関すること（失禁・利尿薬や緩下薬など），⑤**くすり**（降圧薬，睡眠薬など），がある．これらの項目に該当する場合は，とくに注意が必要である．
- たとえば，**武蔵野赤十字病院が作成したアセスメントシート**（☞211ページ）をはじめ，多くのアセスメントツールには，「ふらつき」「足腰の弱り」「判断力の低下」など，**明確な判定基準をもたない項目**があり，**看護師の臨床的判断が求められる**ものが多い．「ふらつき」や「足腰の弱り」については，“Timed Up & GO test”（☞213ページ）の観察項目を参考にする．

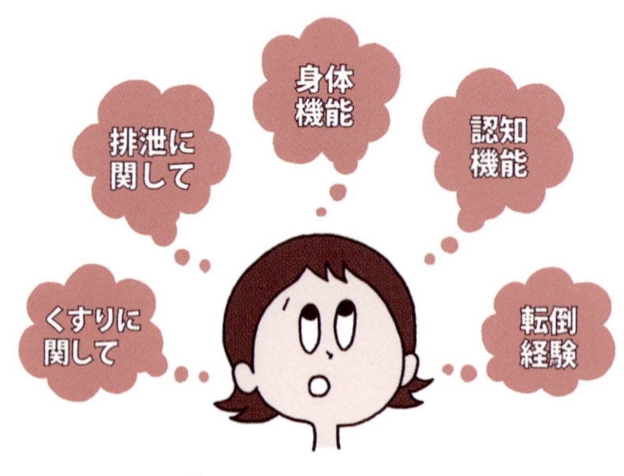

- また，動作観察のプロである理学療法士から助言や研修を受ける，**危険予知トレーニング**（KYT，☞171ページ）を行うことなどにより，看護師のアセスメント能力を養うことができる．

③いつアセスメントするか

- **入院後24～48時間以内**など，**初回のアセスメントは，できるだけ早く行う**．その後は，**患者の状態・状況が変化したときに行う**．
- その目安としては，よくもわるくも**ADLや病状が変化**したとき，**いつもと異なる言動**があったとき，などにアセスメントする．変化は見落とされがちなので，申し送りのように，患者の変化を報告する場で，アセスメントの必要性を判断するとよい．変化の少ない回復期や療養の場では，時期を決めて定期的にアセスメントを行う．

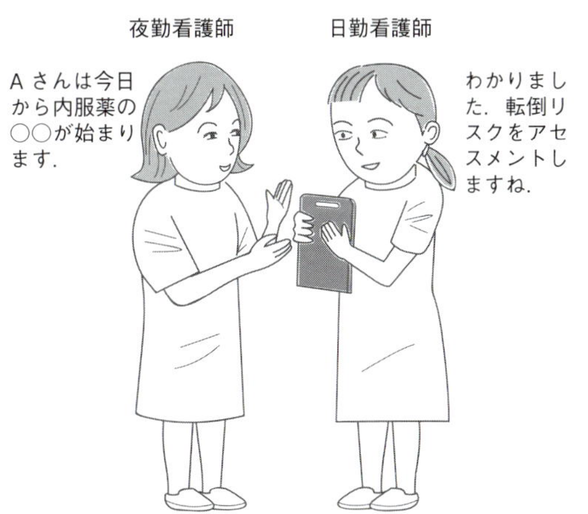

④他者，多職種の視点を生かす

- 施設内の転倒事故予防について管理する責任を担う**看護師**は，その危機意識から**転倒リスクを高めに見積もる**ことがある．一方で，**理学療法士**は，動作の評価の専門家であり，また，リハビリテーションを通じて患者の最大限の身体機能を把握しているが，日常の生活環境や夜間・病状変化時の様子を十分に把握していないため，**転倒リスクを低めに見積もる**ことがある．
- このような**転倒リスクの評価の差異はできるだけなくす**ことが望ましいため，時には，多様な職種，あるいはベテランから新人までが**一堂に会してアセスメントする**ことが必要となる．そのことによってアセスメントがより正確になり，また，これまでは気づかなかった転倒リスク（あるいはその視点）に気づく能力を養うきっかけともなり，**より多様多彩な対策へとつなげることができる**ようになるだろう．

⑤アセスメント結果をどうケアにつなげるか

- 転倒事故のハイリスク患者のスクリーニングでは，点数に注目するが，患者の転倒要因を知り，**対策を立てるため**には，あまり点数にとらわれすぎず，その患者が**どのリスクに該当したか**，また**リスクがどのように変化しているか**について実質的に把握する必要がある．
- 多くの施設で，施設の実情や患者の特性に応じ，危険度（点数）やリスクに応じた対策をあらかじめ立てている．しかし，**決められたプロトコールにしたがって機械的にアセスメントや計画立案するだけでは，リスクに気づく力や患者それぞれがかかえているリスクに対処する力が養われにくい**．
- すべての患者には無理としても，とくにリスクが高い患者には，④で述べたように，**多様な視点でアセスメントする**必要がある．また**患者の生活の場で転倒リスクをアセスメントする**ことで，より実際的なアセスメントと対策につなげることができる．

時間がないなかで，いかにスケールを活用するか

- 看護師が使いやすいと思われる転倒リスクのためのアセスメントツールをまとめた．これらは，①**日常ケアを通じて得た情報を思い出してチェックできる観察式の指標**，あるいは，②**廊下や病室で比較的簡便に計測・評価できる指標**である．このほか，直接転倒リスクをスクリーニングするものではないが，**認知機能やせん妄の評価指標**なども必要に応じて活用するとよい．

転倒リスク全般	泉らの改訂版アセスメントツール 入院高齢者の転倒予測アセスメントツール（泉・平松・加藤） 看護協会の転倒・転落リスクアセスメントスコアシート 武蔵野赤十字病院のアセスメントシート　など
移動・歩行能力	10m（5m）全力歩行時間 Timed Up & Go Test（TUG）　など
バランス能力	ファンクショナルリーチ（FRT） Berg Balance Scale（BBS）　など
認知機能	Mini-Mental State Examination（MMSE） 改訂長谷川式簡易知能評価スケール（HDS-R）
認知症高齢者の身体機能・行動	SMA日本語版 Stops walking when talking GBSスケール　など
せん妄	日本語版ニーチャム混乱・錯乱状態スケール　など

- これらのアセスメントツールのうち，**急性期**の医療施設で用いるときに簡便でとくに有用なスクリーニング方法は，①**泉らの改訂版アセスメントツール**と，②**武蔵野赤十字病院のアセスメントシート**である．②は，アセスメント項目は多いがアセスメント結果に基づく看護計画と直結しているため，結果的には**短時間でアセスメントから計画までできる**簡便なツールといえる．

［問題点］

- これらのアセスメントツールを**施設利用者に適用する場合，ほぼ全員が転倒のハイリスクとなり，近い将来転倒するかもしれない人**（本当に緊急の援助が必要な人）**の判別がむずかしくなる**という難点がある．また，人員配置の限られている施設では，頻繁にアセスメントする人員的・時間的余裕が確保できないという問題もある．

［対　策］

- すべての施設利用者に，一般的な転倒予防対策を講じたうえで，**ⅰ排泄**にかかわること，**ⅱ認知症の周辺症状**に関する項目，**ⅲ**転倒につながる**患者（利用者）の変化**の3点だけでも，アセスメントツールから抜粋して評価し，個別の状況に応じた転倒予防策を考えると，**素早く，しかも比較的有効なアセスメントが可能**となる．
- **ⅰ**は，失禁，利尿作用のあるくすりや下剤の使用，排泄（一部）介助，トイレまでの歩行や移動・移乗動作の観察，**ⅱ**は，とくに落ち着きのない表情や言動の観察，**ⅲ**は，泉らの改訂版アセスメントツール（①の6.）にあるところの観察である．
- **患者の身体状態**（くすり，ADL/安静度，症状）**の変化**，とりわけ起居動作や排泄に関連する状況の変化，患者の精神・心理状態（認知症様症状，落ち着きのなさ，不眠など）の変化など，**「変化」「何かがちがう」ことに敏感になる**ことで，直近の転倒の予測につなげたい．

- 以下，各アセスメントツールを紹介するとともに，必要に応じて，それを使う際のポイントを挙げていく．

1 転倒リスク全般①

泉らの改訂版アセスメントツール

1. この患者さんはここ1～2年くらいの間に転倒したことがありましたか？
   0. いいえ　4. はい　(いつごろですか　　　　　　　　)
2. この患者さんの知的活動は以下のどれですか？
   0. 特に問題ない
   1. 問題あり（a 混乱している，b 部分的に忘れる，c 過大評価する，d その他 ＿＿＿＿＿＿＿＿＿＿＿＿）
3. この患者さんは日常生活に影響を及ぼすような視力障害があると思いますか？
   0. いいえ　0.5. はい（判断のてがかりは　　　　　　　　）
4. 排泄の介助が必要ですか？
   0. いいえ　1. はい（どんな介助ですか　　　　　　　　）
5. この患者さんの移動レベルは以下のどれですか？
   0. 自立またはベッド上安静　0.5. 歩行器や杖などの補助具を使用　1. 車いす
6. 最近3～4日くらい前から患者さんに次のような変化がありましたか？
   （薬がかわる，発熱，部屋替えなど環境がかわる，家族に変化があった，施設での行事，他）
   ＊入院・転病棟・転室時は「はい」になります
   0. いいえ　1. はい（どんなことですか　　　　　　　　）
7. あなたは（直感的に）この患者さんが転倒の危険があると思いますか？
   0. いいえ　1. はい（特に判断した手がかりは　　　　　　　　）

総得点 ＿＿＿＿＿＿

- **項目数が少なく，看護師が日常的に使いやすい**アセスメントツールの1つである．
- なかでも，6．のように，患者の心を騒がせるできごとや身体変化など，転倒の引き金になるできごとや，7．のように，転倒を予測する**看護師の直感的な判断に着目している**ことが改訂版アセスメントツールの特徴である．
- 配点からわかるように，**過去の転倒歴**は，今後の転倒を予測するうえで**重要な情報**となる．多くの研究成果でも報告されており，必ず確認してほしい．
- 患者は外傷をともなうような転び方をしたときが転倒だと勘違いしていることもあるので，患者にわかりやすい説明が必要となる．転倒歴がない患者では，「4．排泄の介助」を要する場合，「5．移動レベル」で車椅子や歩行補助具を使用している場合，さらに「2．知的活動等」に該当がある場合に，転倒リスクが高いと報告されている（泉ら，2005）．
- **カットオフ値**　施設の特性に応じたカットオフ値が示されている．

	入院時	定期アセスメント時
一般病院の一般病棟	4点	5点
一般病院のリハビリテーション病棟	5点	5点
大学病院		2点

●文献

1）泉キヨ子：転倒リスクアセスメントツールの臨床での活用と評価．エビデンスに基づく転倒・転落予防，81-86ページ，中山書店，2005

2 転倒リスク全般②

転倒予測アセスメントツール（改訂版）

転倒経験（0・4点）
知的活動（0・1点）　□ 混乱している
　□ 部分的に忘れる
　□ 過大評価する
　□ その他（　　　　）
視力障害（0・0.5点）
移動能力（独歩0点・歩行補助具0.5点・車椅子1点）
排泄介助（0・1点）
トリガー（0・1点）
ナースの直感（直観）（0・1点）

- 慢性期は廃用症候群や加齢によるさまざまな機能低下，慢性疾患をもつことによるうつの発症などがあるため，**包括的に転倒・転落リスクをとらえる**必要がある．転倒予測アセスメントツールは，7項目から成り，**該当した項目について深くアセスメントし，介入計画を立案する手立てにできる**．
- たとえば，「**知的活動**」に1点がつき「混乱している」に該当した患者は，どのようなときに・どのような環境がより混乱や不穏をおこさせるのか，もしくは，どのような環境が静穏をもたらすのかをアセスメントする．なお，過去1～2年間に転倒経験のある患者は，再転倒のリスクが非常に高いことを示す．
- 「**トリガー**」とは，転倒につながる引き金になるできごとであり，発熱，睡眠薬の開始・変更，環境変化などのことをさす．
- 「**ナースの直観**」とは，患者が転倒する可能性を看護判断することであり，うつの発症による危険行動の予測や患者が靴を履く際に前傾姿勢をすることによる前方への転倒を予測し，履物の位置や補助具を整える，といった個別性のある臨床判断のことである．

文献

1）泉キヨコ，平松知子，加藤真由美ほか：入院高齢者の転倒予測に関する改訂版アセスメントツールの評価．金沢大学つるま保健学会誌 **27**：95-103，2003

転倒リスク全般③

アセスメントシート（武蔵野赤十字病院看護安全委員会，2003）

No.（　　）

査定日は入院時，2～3日目（生活に慣れたころ），
1週間後（患者の性格なども把握できるころ），
その後1週間ごと，事故発生時，その他病状変化時

分類	特徴	評価スコア	患者評価						
			／	／	／	／	／	／	／
年齢	65歳以上，9歳以下	2	□	□	□	□	□	□	□
既往歴	転倒・転落したことがある	2	□	□	□	□	□	□	□
感覚	平衡感覚障害がある	2	□	□	□	□	□	□	□
	視力障害がある	1	□	□	□	□	□	□	□
	聴力障害がある		□	□	□	□	□	□	□
運動機能障害	足腰の弱り，筋力の低下がある	3	□	□	□	□	□	□	□
	麻痺がある	1	□	□	□	□	□	□	□
	しびれ感がある		□	□	□	□	□	□	□
	骨・関節異常がある（拘縮，変形）		□	□	□	□	□	□	□
活動領域	ふらつきがある	3	□	□	□	□	□	□	□
	車椅子・杖・歩行器を使用している	2	□	□	□	□	□	□	□
	自由に歩ける	2	□	□	□	□	□	□	□
	移動に介助が必要である	1	□	□	□	□	□	□	□
	寝たきりの状態であるが，手足は動かせる		□	□	□	□	□	□	□
認識力	認知症の症状がある	4	□	□	□	□	□	□	□
	不穏行動がある		□	□	□	□	□	□	□
	判断力・理解力・記憶力の低下がある		□	□	□	□	□	□	□
	見当識障害・意識混濁・混乱がある		□	□	□	□	□	□	□
薬物	睡眠・精神安定薬服用中	2	□	□	□	□	□	□	□
	鎮痛薬服用中	1	□	□	□	□	□	□	□
	麻薬服用中		□	□	□	□	□	□	□
	下剤服用中		□	□	□	□	□	□	□
	降圧・利尿薬服用中		□	□	□	□	□	□	□
排泄	尿・便失禁がある	3	□	□	□	□	□	□	□
	頻尿がある		□	□	□	□	□	□	□
	トイレまで距離がある		□	□	□	□	□	□	□
	夜間にトイレに行くことが多い		□	□	□	□	□	□	□
	ポータブルトイレを使用している	1	□	□	□	□	□	□	□
	車椅子トイレを使用している		□	□	□	□	□	□	□
	膀胱留置カテーテルを使用している		□	□	□	□	□	□	□
	排泄には介助が必要である		□	□	□	□	□	□	□
病状	38℃以上の熱がある	2	□	□	□	□	□	□	□
	貧血を起こしやすい		□	□	□	□	□	□	□
	手術後3日以内である	2	□	□	□	□	□	□	□
	リハビリテーション開始時期，訓練中である	1	□	□	□	□	□	□	□
	病状・ADLが急に回復・悪化している時期である		□	□	□	□	□	□	□
ナースコール要因	ナースコールを押さないで行動しがちである	4	□	□	□	□	□	□	□
	ナースコールを認識できない・使えない		□	□	□	□	□	□	□
患者特徴	目立った行動を起こしている	3	□	□	□	□	□	□	□
	何事も自分でやろうとする		□	□	□	□	□	□	□
	環境の変化（入院生活，転入）に慣れていない	1	□	□	□	□	□	□	□
		合計							
		危険度							
		看護計画修正・変更	あり・なし	あり・なし	あり・なし	あり・なし	あり・なし	あり・なし	あり・なし
		サイン欄							

危険度Ⅲ：20～43点　転倒・転落をよく起こす
危険度Ⅱ：10～19点　転倒・転落を起こしやすい
危険度Ⅰ：1～9点　転倒・転落することもある

＊危険度Ⅱ以上または認識力とナースコール要因の両方にチェックされた患者は看護計画に進む

- 項目数が多く，いっけん評価が大変そうだが，チェックされた**リスク要因に対応した標準ケアプランをあらかじめ作成しておけば**，ケアに生かしやすい．
- 各枠のなかで，1つ以上の該当項目がある場合，評価スコア欄に示された得点とする．
- 入院時や定期アセスメント時は，すべての項目をアセスメントし，**得点が10点以上（危険度Ⅱ，Ⅲ）のときは，転倒看護計画を立案する**．その後，患者の疾病や状況に合わせて，ケアプランの追加修正を行う．

4 移動・歩行能力①

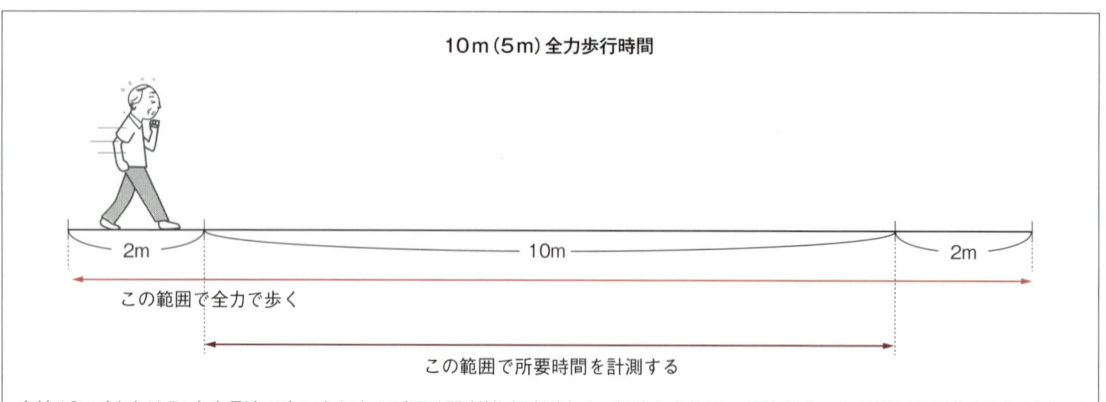

直線10m（または5m）を最速で歩いたときの所要時間（秒）を計測する．加速のために，前後各2mの予備区間を設ける（すなわち5mの場合は計9mを歩行し，真ん中の5mの歩行時間を計測する）．計測者が並行して歩きながら測定してもよい．

- カットオフ値は定まっていないが，地域高齢者を対象とする年齢別の基準値が報告されている．

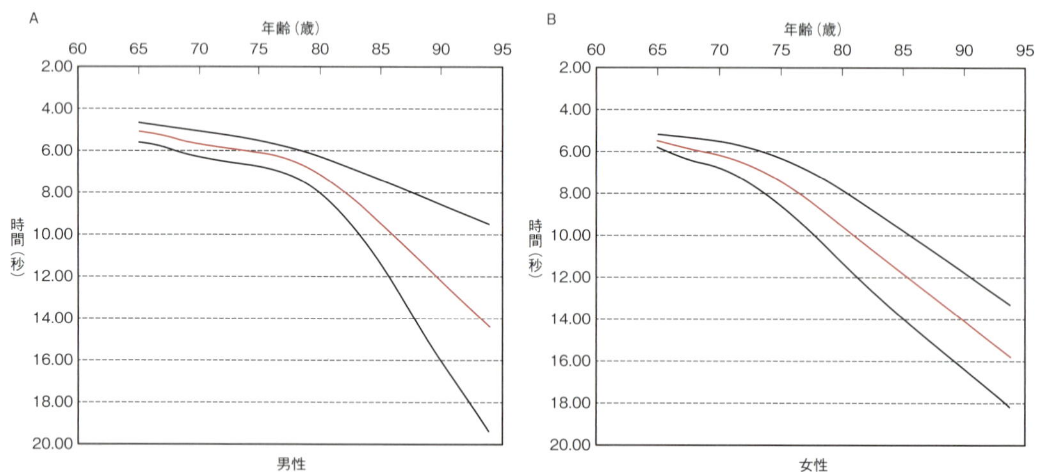

地域高齢者を対象とした調査（文献1）をもとに，10m全力歩行時間の性・年齢別の基準値が提示されている．3本ある曲線のうち，色の線はその年齢における10m全力歩行時間の平均値，上の線は平均値－0.5SD（標準偏差），下の線は平均値＋0.5SDを示す．

● 文献

1）上岡洋晴，岡田真平：健脚度の測定・評価．転倒予防教室—転倒予防への医学的対応，第2版（武藤芳照ほか編），89-97ページ，日本医事新報社，2002
2）岡田真平ほか：農村在住高齢者の移動能力・バランス能力とその関連事項に関する考察—北御牧村研究．身体教育医学研究 2（1）：13-20，2001
3）岡田真平ほか：自治体の介護予防の取り組みを評価する指標について．身体教育医学研究 4（1）：43-51，2003

5 移動・歩行能力②

Timed Up & Go Test (TUG)

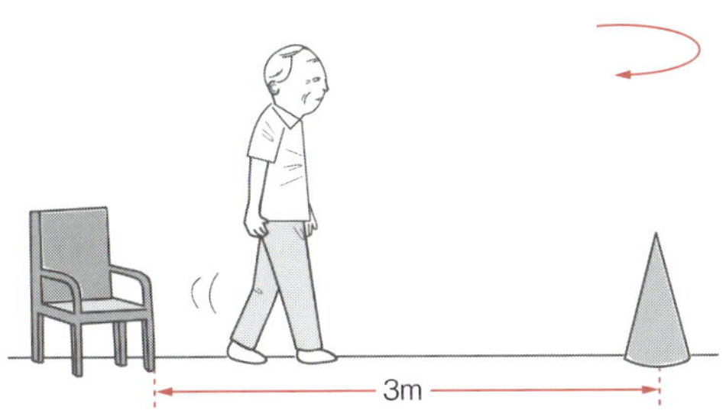

肘かけのついた椅子にゆったりと腰かけた状態から立ち上がり，3mをいつもの（心地よい）速さで歩き，方向転換してから再び深く腰かけるまでの様子を観察し，所要時間（秒）を評価する．所要時間は，椅子から背中が離れたときから，再び背中をつけて座るまで計測する．

- 総合的な歩行能力をアセスメントする．

［所要時間の目安（カットオフ値）］

- 転倒リスクのカットオフ値は，**13.5秒**である［ポドシアドロ（Podsiadlo）ら］．日本整形外科学会では，11秒以上を運動器不安定症の機能評価基準の1つとしている．

［観　察］

- TUGの観察項目は，たとえばベッドに腰かけた状態から洗面所に行き，戻ってくるなど，**日常ケアのなかで転倒リスクを観察する際にも役立つ**．
- TUGの前身であるGet up and Go testの評定方法やティネッティ（Tinetti）のバランスと移動・歩行のアセスメントなどを参考に，**観察ポイント**を挙げる．**以下の症状がある場合，移動にかかわる筋力の低下や平衡機能の低下がおきている可能性**がある．
- **座位の保持**　傾く，ずり落ちる
- **椅子からの立ち上がり**　一度で立ち上がれない，肘かけや座面を支えにして立ち上がる，立ち上がれない．
- **起立直後**　ふらつく，体幹がぐらつく，立ち上がりの勢いで足が動く，足を左右に広げて立つ
- **歩き始め**　1歩目をためらう，速度が遅い
- **歩　行**　左右の1歩幅が等しくない，足を床から完全に浮かせられない，非連続的なステップ，まっすぐ歩けない，歩行補助具を使用する，腕を広げたり前に出したりする，壁や人などにつかまろうとする
- **方向転換**　よろめく，同じ場所で数歩かけて方向を変える，腕を広げたり前に出したりする，壁や人などにつかまろうとする
- **肘かけ椅子への腰かけ**　肘掛けにつかまる，ドスンと勢いよく座る

文献

1) Podsiadlo D, Richardson S : The timed "Up & Go" : A test of basic functional mobility for frail elderly persons.J Am Geriatr Soc **39** (2) : 142-148, 1991

2) Mathias S, Nayak USL, Isaacs B : Balance in elderly patients ; The "get-up and go" test. Arch Phys Med Rehabil **67** : 387-389, 1986

6 バランス能力

ファンクショナルリーチ(FRT)

片腕(または両腕)を前方に水平に伸ばしたときの指先を基点とする．そこから可能なかぎり前傾姿勢をとり，立位を保てる最大の到達点までの距離(cm)を計測する．かかとを浮かせてはいけない．また，片腕のみで行う場合は，体幹をねじらないように注意する．

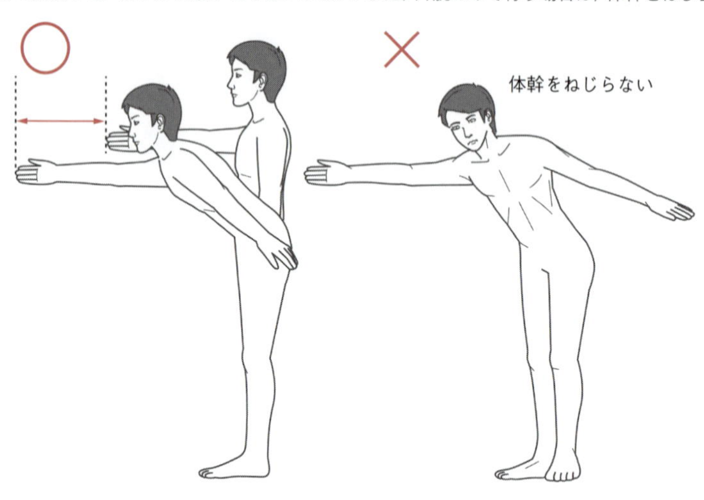

- **柔軟性**と**静的なバランス能力**を評価する．片腕のみ，両腕で測定する方法などがある．
- カットオフ値は，**15cm**である．

●文献

1) Duncan PW, Weiner DK, Chandler J, Studenski S : Functional reach ; A new clinical measure of balance. Journal of Gerontology **45** (6) : 192-197, 1990

7 認知症高齢者の身体機能・行動①

認知症を有する高齢者における移動能力評価尺度

SMA 日本語版

A. 坐位～立位（4点満点）

口頭指示：「立ち上がって下さい」

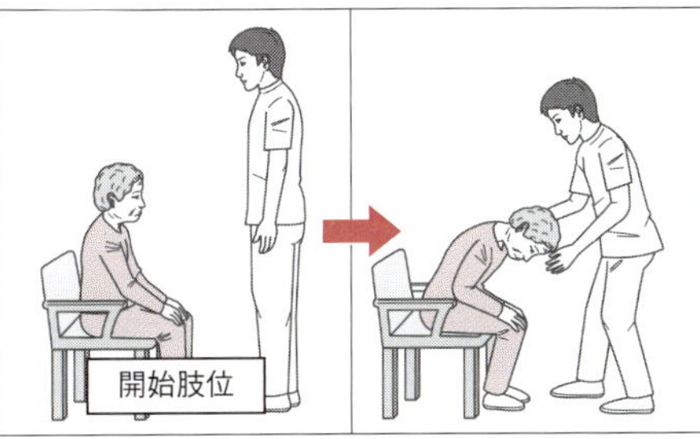

No.1
両足底を完全に接地したままで上半身が前方に傾くか？

YES なら次へ，No ならば中止

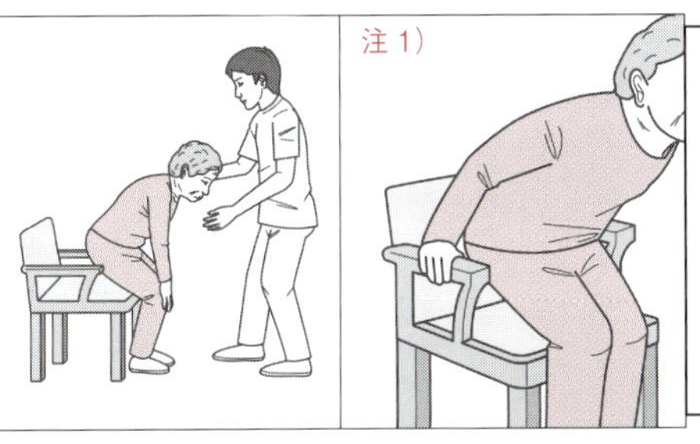

No.2
外観上，明らかに両足底に体重がかかり，両股関節部が持ち上がっているか？
注 1）このとき，椅子の肘あて部分を使用しても差し支えない．

No.3
両股関節部の高さが椅子の肘あての高さか，またはそれ以上の高さであるか？

No.4
体重支持の部分が，両方の足底のみか？

B. 立位保持・立位バランス（6点満点）

口頭指示：「そのまま立っていて下さい」（検査時，椅子などの立位保持補助具の使用は差し支えない）

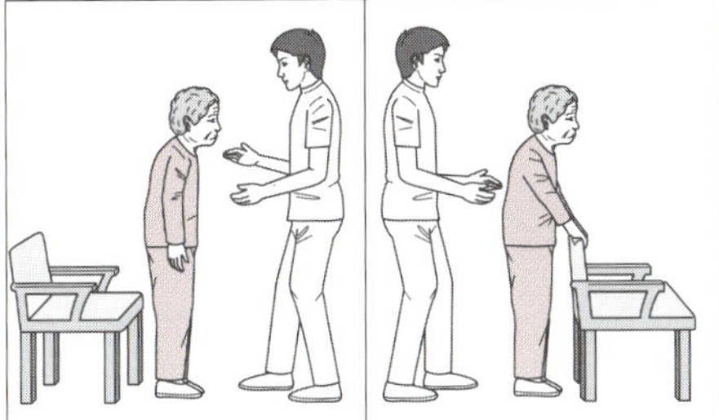

No.5
立位開始から 3 ～ 5 秒間，安定した立位が可能か？

No.6
立位開始から 15 秒間の立位が可能か？

No.7
立位開始から 30 秒間の立位が可能か？

No.8
立位開始から 45 秒間の立位が可能か？

No.9
立位開始から 1 分間以上の立位が可能か？

すべて YES なら No.10 へ，No の項目があれば中止

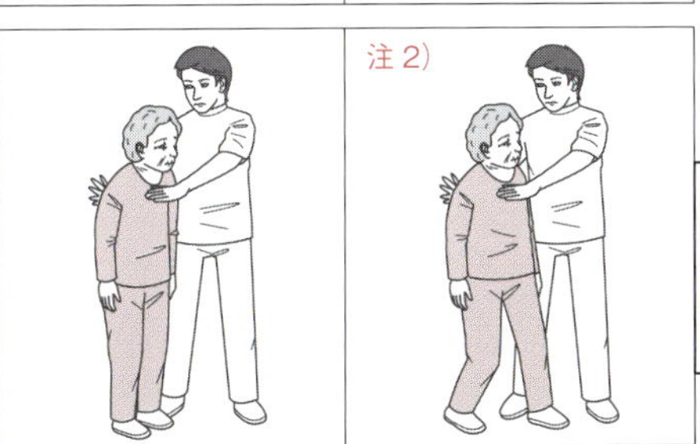

No.10
評価者が患者の胸部を軽く 3 回押したとき，開眼し，安定した立位を保っているか？
注 2）このとき，正常な足の踏み換え（踏み位置の変換）の反応があっても差し支えない．

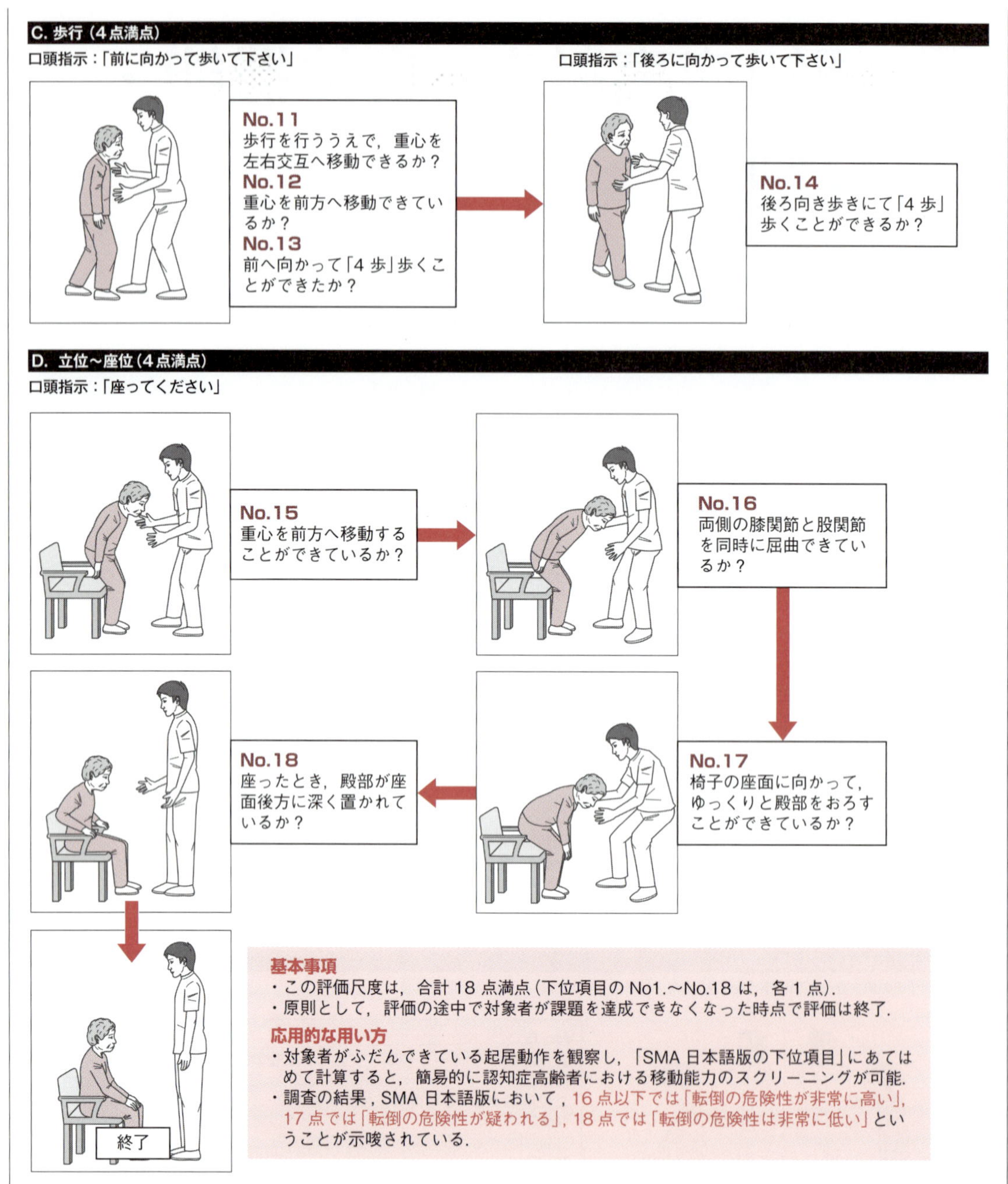

- Southampton Mobility Assessment（SMA）の日本語版で，**座位からの立ち上がり動作，立位でのバランス能力，歩行能力，立位から座位への移行動作**について，フローチャート式のプロトコールが示されている．画像と明快な判定基準が示されており，とてもわかりやすい．
- **16点以下が転倒の危険性が非常に高い**という目安がある（Sato ら）．

文献

1) Sato M, Nara I, Kaneko F, et al：Mobility rating scale for elderly people with dementia；Preparation of the Japanese-language version of the Southampton Mobility Assessment. Physiotherapy **91**：223-228, 2005
2) Pomeroy VM：Development of an ADL oriented assessment-of-mobility scale suitable for use with elderly people with dementia. Physiotherapy **8**：446-448, 1990

8 認知症高齢者の身体機能・行動②

Stops walking when talking

歩き慣れて障害物のない場所を，検査者が並行して歩く．歩き始めて10秒たったところで，検査者が，服用しているくすりなどについてオープンクエスチョンで会話の口火を切る．それに対し，1秒以上歩行を止めたら「歩行停止」とみなす．対象者が歩行を止めても，研究者はさらに1歩以上歩き続け，研究者が歩行を停止させないようにする．

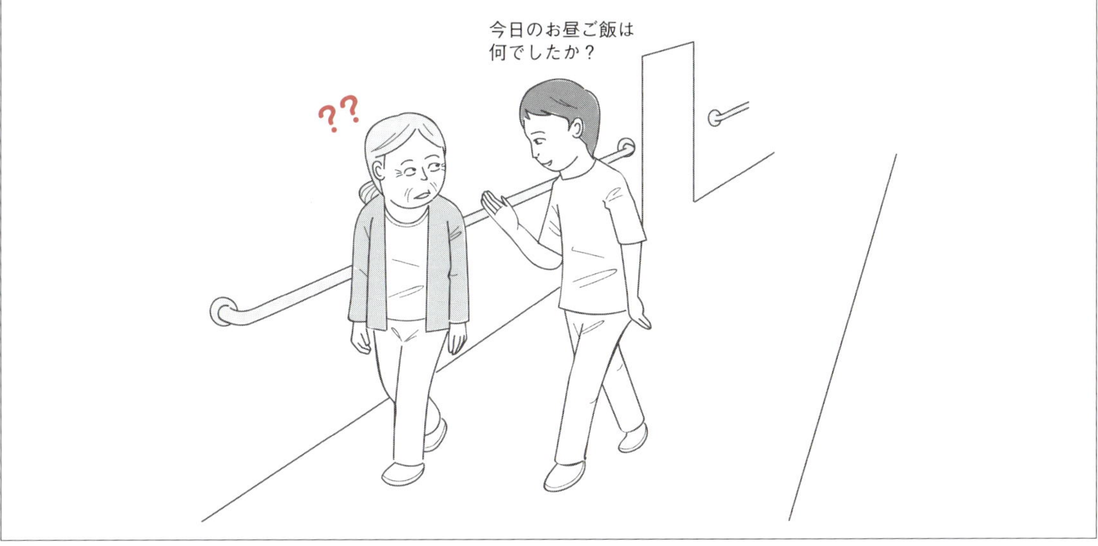

- **歩行**と**会話**という**2種の課題を同時に両立できない高齢者は，転倒リスクが高まる**と報告されている（Lundin-Olsson）．
- 歩行と会話という課題の両立を検査しなくても，**日常のケア場面で，2つ以上のことを同時にできない，にぎやかなところで作業に集中できない，話しかけられると作業が緩慢になる，または止まる**などの徴候があれば，安全に注意をはらいながら歩行することがむずかしくなっている可能性が考えられる．

●文献

1）Lundin-Olsson L, Nyberg L, Gustafson Y：'Stops walking when talking' as a predictor of falls in elderly people. Lancet **349**：617, 1997

索 引

あ

アセスメント 33
——シート 33, **209**, **210**, **211**
——ツール 205
アルツハイマー型認知症 7
安全ベルト 38

い

医師への報告 116
泉らの改訂版アセスメントツール 209
移動中の転倒事故の法的責任 132
移動能力のアセスメント **147**, 212
インシデントレポート 192
——書き方 117

う・え

運動障害のリスク **6**, 8
運動不足のリスク 9
運動プログラム 173
遠慮のリスク 25

お・か

置き型手すり 44
思い込みのリスク 15
介護保険サービス 112
介護予防サービスとの連携 202
介助の方法と法的責任 130
回復期の予防 42
片付けのリスク 80
家庭での役割とリスク 105
環境 60
——整備 140
——リスク 10, **31**, **60**
看護記録と紛争予防 136

患者行動(リスク) 8, 11, **31**
——日課表 49
——把握 19
患者個別のリスク 6, **32**
管理体制のリスク 10, 32

き

危険予知トレーニング 171
救急対応 114
急性期の予防 35
起立性低血圧のリスク **22**, 40

く・け

くすりのリスク 9, **23**, 34, 40, 56, 64
クッションによる予防 65
車椅子(リスク) 62, 64, 66, 152
——座り方 153
——整備 142
——ブレーキ 52, **66**
けがと法的責任 134
玄関環境のリスク 88
見当識障害のリスク 77, **83**

こ

高次脳機能障害のリスク 15, **50**
抗精神病薬のリスク 24
抗てんかん薬のリスク 24
抗パーキンソン病薬のリスク 24
興奮状態のリスク 72
小股歩行のリスク 45

さ

座位姿勢 63, 65
在宅要介護高齢者のリスク 87
裁判事例 124

し

事故後の対処 114
——法的責任 137
自宅トイレのリスク 94
失行 83
失語症と対応 50
失認 83
自動ドアと法的責任 129
集団活動の転倒予防 183
10m(5m)全力歩行時間 210
手術のリスク 36
障害たしかめ体験 **42**, 43
情報共有と生かし方 187
照明のリスク 10
視力障害のリスク 7
身体拘束 3, **154**
——統一基準のつくり方 156
——3つの要件 154
——許される基準(判例) 133

す

睡眠のアセスメント 165
睡眠薬のリスク **23**, 34
すくみ足のリスク 45
すべりやすさと法的責任 128

せ・そ

生活リズム援助 164
生活リズム観察表 85
センサー 16, 31, 52, **143**
せん妄のリスク 36
足浴とフットケア 180
訴訟事例 124

た

ターミナル期の予防 55
大腿骨頸部骨折 4

体調不良のリスク　27
タクティール®ケア　176

ち・つ

地域サポートシステム　200
地域支援事業　200
地域連携パス　201
チームアプローチ　187
注意喚起の方法　162
注意障害のリスク　15, **50**, 83
中核症状のリスク　66, 77, **82**, 176
鎮痛薬のリスク　40
杖　68, **151**
つまずきやすさと法的責任　127
爪切りとフットケア　180

て

低血圧のリスク　22, 40
手すり　44, 93, **94**, 161
点滴のリスク　70
転倒経験のリスク　8, **21**
転倒・転落の傾向　124
転倒・転落の原因　6, 12
転倒予測（リスク）アセスメントツール　209, 210

と

トイレ　13, 16, **18**, 28, 74, **77**
　——介助　158
　——，自宅　94
　——動作アセスメント　158
　——パターン　19
動線の環境整備　140
疼痛治療薬のリスク　24

な・に

ナースコール　48
　——位置　25
ニーチャム混乱・錯乱状態スケール　39
入浴介助　160
入浴習慣のリスク　91
入浴による身体の変化　91
認知症（リスク）　7, **59**
　——，アルツハイマー型　7
　——行動・心理症状　**82**, 176
　——高齢者アセスメントツール　213
　——心理的ニーズ　169
　——治療薬のリスク　24

は

パーキンソン症状のリスク　24, **45**, 47
バーグ・バランス・スケール　147
パーソン・センタード・ケア　168
徘徊のリスクとアセスメント　74, 168
排泄☞トイレ
廃用症候群のリスク　13
白内障のリスク　7
バランス能力アセスメントツール　214
半側空間無視のリスク　50

ひ

肥厚爪除去とフットケア　179
非日常性のリスク　99
ヒヤリハット報告　117
　——書き方　117
病院における転倒・転落予防　30
疲労のリスク　89

ふ・へ

ファンクショナルリーチ　214
防げる事故・防げない事故の区別　126
フットケア　179
不適切な介護のリスク　108
ふらつきのリスク　22
ブレーキ　52, **66**
　——工夫　67
風呂場　91
ベッドの環境整備　140
　——位置　141
　——高さ　140

ほ

包括的支援事業　203
法的責任　124
暴力（リスク）　72
　——防止法　73
ポータブルトイレ　97
歩行器　152
歩行障害　83
歩行能力アセスメント　147, 212
補助具（リスク）　9, 68, **147**
　——工夫　69

ま・も

マットレスのリスク　60
まひのリスク　14
麻薬のリスク　56
慢性期の予防　42
持ち越し作用　23

や・よ

役に立ちたい気持ちのリスク　105
欲求のリスク　102

り・れ・ろ

緑内障のリスク　7
レビー小体型認知症のリスク　7
連絡ノート　104
老年症候群のリスク　10

欧文

ADL　13
——，受傷前　21
BBS　147
BPSD　**82**, 176
——観察表　85
FRT　214
J-NCS　37
KYT　171
RCA　196
SHEL　193
SMA日本語版　215
Stops walking when talking　217
TUG　213

ベッドサイドですぐにできる！
転倒・転落予防のベストプラクティス

2013年 8月25日　第1刷発行
2018年 9月20日　第2刷発行

編集者 鈴木みずえ
発行者 小立鉦彦
発行所 株式会社 南 江 堂
〒113-8410 東京都文京区本郷三丁目42番6号
☎（出版）03-3811-7426 （営業）03-3811-7239
ホームページ http://www.nankodo.co.jp/
振替口座 00120-1-149
印刷・製本　真興社

定価は表紙に表示してあります.
落丁・乱丁の場合はお取り替えいたします.

Printed and Bound in Japan
ISBN978-4-524-26333-2